U0290230

黄帝四经今注今译

——马王堆汉墓出土帛书

陈鼓应　注译

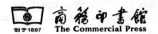

商务印书馆
创于1897　The Commercial Press

图书在版编目(CIP)数据

　　黄帝四经今注今译:马王堆汉墓出土帛书 / 陈鼓应
注译. —北京:商务印书馆,2007(2021.10重印)
　　(道典诠释书系)
　　ISBN 978-7-100-05007-4

　　Ⅰ.黄… Ⅱ.陈… Ⅲ.①四经—注释 ②四经—
译文 Ⅳ.R221

　　中国版本图书馆 CIP 数据核字（2006）第 043506 号

道典诠释书系

黄 帝 四 经 今 注 今 译
——马王堆汉墓出土帛书
陈鼓应　注译

商 务 印 书 馆 出 版
（北京王府井大街 36 号　邮政编码 100710）
商 务 印 书 馆 发 行
北 京 冠 中 印 刷 厂 印 刷
ISBN 978-7-100-05007-4

2007 年 6 月第 1 版　　　　开本 880×1230 1/32
2021 年 10 月北京第 8 次印刷　印张 15⅝
定价:58.00 元

北京商务印书馆重排版序

陈 鼓 应

帛书《黄帝四经》和《管子四篇》是研究先秦黄老道家的重要文献，我先后对这两书作了详尽的解释，现在由北京商务印务馆以简体字重排出版。

战国百家争鸣，黄老独盛；黄老学说，可说是显学中的显学。

先秦是中国哲学的开创期，学界不少人由于对战国黄老缺乏基本的认识，因而对先秦各学派思想的交互流向显得含糊不清，例如保存在《管子》书中的材料，具有哲学内容的作品，多属黄老道家的遗著（其中以〈内业〉〈心术〉上、下与〈白心〉为代表）。又如《吕氏春秋》这一巨著中，黄老学说成为该书的主体思想。如果不了解黄老道家在战国中后期向各地传播的情况，就不会注意到《庄子》外、杂篇吸收了不少黄老的思想；也不会留意到荀子的自然观和认识论直接来自黄老思想；当然更不会想到《易传》由天道推衍人事的思维方式以及〈系辞〉"天尊地卑，贵贱位矣"等等思想观念可能受到《黄帝四经》的影响。

先秦道家派别繁多，早先我留意老、杨、列、庄四子，马王堆帛书出土后，才由老、庄而用心研究黄老。春秋末的老子到战国中期崛起的黄老学派和庄子学派之所以统称道家，由于他们都以形上之道为宇宙本体之最高范畴,并以道德统摄性命之学。道家各派间虽有很大的殊异特点,正如儒家中孟子不同于孔子而荀子又不同于孟子一样,但各派都有以"道"统摄众说的气概。

道家的开创者老子,首次视人的思想视野从现象界提升到"道"的领域,从而将道与物的关系纳入到整体性的理论建构中,老子在道论的哲学系统中,阐发自然、无为、虚静、有无等学说,凡此皆化为黄老与庄学等后继者共同倡导的哲学论题,一如孔、孟、荀共同发扬仁、礼、孝悌的人伦德行(儒、道在视角上最大的不同,不完全在政治议题上,而在于道家从事于哲学思考,儒家仅着眼于社会文化层面问题)。道家各派,有其共性,也有其个性,我们不可因其共性而无视于其殊性,更不可因其殊性而否定其共性。如庄子"游心"、"忘"境的哲学精神,不仅为老子思想中所未曾想像,而其〈逍遥游〉篇旨所展现的"以游无家"的精神境界和〈齐物论〉之表达的齐物思想,也为诸子百家所未曾触及。同理,黄老思想的殊性,也有别于老庄。

战国黄老在道家阵营中具有这些重要的特点:(1)引法入道:周代礼制社会到春秋末已呈礼崩乐坏之势,战国时代法制应时而兴,为治理政局所必需,黄老道家迎接时代思潮,乃在道论的前提下,援引礼、法以入道,《黄帝四经》开篇便揭示"道生法"的宗旨。(2)主时变:老子提示行动要掌握时机("动善时"),黄老更加强调主时变——掌握时代动脉,推动政治社会变革。(3)君臣各司其职:老子说"无为而无不为",意指不妄为就什么事情都做得好。黄老转化而为君主"无为"而臣下"无不为"——君主掌握基本方针政策("主道约"),不得越权干预下位者职务,各级官吏专职分工,各尽其能。黄老这一政治主张,影响至为深远(魏晋时郭象注庄子,犹反复倡导黄老各司其职的观点)。此外黄老倡导以"虚无为本,因循为用"以及采各家之长、动用众智等,黄老是老学治道更加向现实世界落实的一派学说。

目　　录

序

一九七三年底，在湖南长沙马王堆三号汉墓的发掘中，发现了一批极有价值的古代帛书，尤其《老子》乙本卷前的古佚书《经法》、《十大经》、《称》、《道原》四篇最为重要。据唐兰等学者考订，认为这便是见于著录而久已失传的《黄帝四经》。此帛书的发现，引起学界的普遍关注，并先后出版过几种校释、整理的本子，这其中有一九七四年文物出版社出版的《老子乙本卷前古佚书》、一九七六年文物出版社出版的《经法》、一九八〇年文物出版社再出版的《马王堆汉墓帛书(壹)》等，各本以后者为优。此外还有友人余明光教授著《黄帝四经与黄老思想》(黑龙江人民出版社一九八九年版)及其新作《黄帝四经今注今译》(湖南岳麓书社一九九三年版)。这些版本、著作，都是我主要的参考书。

一九九二年春天，我在北京大学哲学系研究生班开帛书《黄帝四经》研究的课程，一方面我注意到这书和《管子》、《文子》、《鹖冠子》等战国黄老之学著作的内在联系，另方面我也留心到它和《易传》的思想脉络发展的关联。《黄帝四经》是现存最早也最完整的黄老道家的作品，它的出土，使我们对于在战国百家争鸣中取得思想界主导地位的黄老学派的发展线索，有一个重新的认识与评估。可以说，由于它的问世，不仅丰富了中国古代思想史，也使得我们对先秦各学派之间的流脉关系需要做一番重新的省察与探索。为此,我投下了不少的心力来阐释这一珍贵的出土文献。

　　本书在撰写当中,试图建构起一个较完整的注译体系。出于这样的思考,因此体例是这样拟定的:每篇下列解题,每小节下列内容提要,每小段由原文、注释、今译、阐述等四部分组成,书末附《帛书黄帝四经校定释文》。"阐述"部分有助于更具体、更明确地了解全书的文义和思想底蕴。本书主要依据一九八〇年帛书小组整理出版的《马王堆汉墓帛书(壹)》本,书末所附即依据此帛书小组本为蓝本。

　　我在本书写作的过程中,经常和北大哲学系副教授王博讨论书中的细节。在本书告竣即将付梓之时,我要特别感谢青年学者、北京大学古文献研究所毕业硕士研究生赵建伟副教授,书稿的全部核对工作是由他帮助完成的。还要感谢《道家文化研究》主编助理沈红宇女士,她承担了全部书稿的打字工作。商务印书馆(台湾)负责本书编辑工作的陈淑芬小姐,为之付出极大的心力,在此一并致谢。

　　　　　　　　　　　　　　　　　陈鼓应
　　　　　　　　　　　　　　一九九五年春序于台北

先秦道家研究的新方向

——从马王堆汉墓帛书《黄帝四经》说起

晚近，由于考古文献的出土，丰富了古代思想史，也改写了古代哲学史。

出土的众多文献之中当属道家类古佚书最受瞩目，其他大批的医书、数术、方技、兵书也和道家思想有着不同程度的联系。仅就明确的道家出土文献来说，如马王堆帛书《老子》甲、乙本和《老子》乙本卷前古佚书《经法》等四篇（通称《黄帝四经》）、《老子》甲本后古佚书《伊尹·九主》以及不久前刚公布的帛书《系辞传》。此外还有河北定县出土的《文子》残卷、湖北荆州出土的《庄子·盗跖》篇，再则一九四二年长沙子弹库出土的楚帛书也和道家思想有所关联。总之，近一二十年来，逐渐公布的珍贵文献，给我们在道家的研究上提供了一个广阔的新领域。从而使我们重新认识到黄老道家在战国中后期之所以成为百家争鸣中主要思潮的概况。

在众多出土的文献之中，道家黄老之学这一系的古佚书的确最为丰盛。一九七三年河北定县出土的《文子》残卷，原件虽然至今尚未公布，但这一实物证据最低限可以证实它并非伪书，并可证实它的成书在《淮南子》之前。文子是先秦道家的重要人物，《文子》一书是文子学派之作,以老子哲学为主体而融合了庄子思想和黄老之学的一部道家典籍。《鹖冠子》是战国后期楚国黄老道家的重要作品,此书长期受到冷落,近来由于马王堆《黄帝四经》的发现,参加帛书整理的学者开始注意到它与《鹖冠子》的关系。英国著名学者葛瑞汉(A.C.Graham)发表了〈一部被忽视的汉以前哲学著作《鹖冠子》〉的论文,提出不少新颖的见解。在马王堆汉墓帛书公布之前,《鹖冠子》曾被视为伪书,近来李学勤教授撰文〈鹖冠子与两种帛书〉,推定鹖冠子活动年代在战国晚期前半,并论证《鹖冠子》成书在秦焚书之前,并非伪书[①]。在各地出土的古文献之中,以马王堆帛书《老子》甲、乙本最受海内外的重视,至今已有多国的译本,论文更是不计其数。不过个人以为,从思想史的角度来看,最重要的出土文献莫过于《黄帝四经》(即《经法》、《十大经》、《称》、《道原》四篇)。然而这书迄今未受到应有的重视,主要原因是大陆学者多推断它是战国末期的作品,为此我曾作过详细的考订,论证它的成书可能早于《孟》《庄》,当在战国中期之初或战国初期之晚(详见《〈黄帝四经〉成书年代的问题研究》),因此可以说它是现存最早的一部黄老之学著作。《黄帝四经》全文约一万一千多字,第一篇《经法》主要是讲论自然和社会中所存在的恒定的法则。第二篇《十大经》主要讲形名、刑德、阴阳、雌雄等对立统一及相互转化的关系。第三篇《称》主旨是通过对阴阳、雌雄节、动静、取予、屈伸、隐显、实华、强弱、卑高等矛盾对立转化关系的论述,为人们

---

① 李学勤:〈鹖冠子与两种帛书〉,刊在陈鼓应主编,香港道教学院主办《道家文化研究》第一辑,上海古籍出版社一九九二年版。

权衡选出最有效的治国修身的方案。第四篇《道原》就是对"道"的本体和功用进行探源。由于这部《四经》的出土，使我们对先秦道家发展的脉络有了一个新的认识与评估，同时对于先秦学术流脉也提供了许多新的认识。兹分别申述如下：

一、帛书《黄帝四经》和《老子》的关系

（一）首先引起我们注意的是：帛书《黄帝四经》的发现，给《老子》成书早期说提供了有力的新证。

《老子》的哲学思想散见于《四经》各篇。据我概略的估计，《黄帝四经》一书引用《老子》的词字、概念，多达一百七十余见。成书于战国早中期的《四经》以及成书于战国中期前后的《管子》书中，处处流溢着《老子》思想观念的影子，可证《老子》一书传布的久远，而司马迁《史记》所述老聃自著上、下篇当近于史实。

（二）由于帛书《老子》将"德经"置于"道经"之前，这使得学者们对于帛本与通行本顺序的不同，引起了广泛的争论。帛书《四经》的篇目排列，可以帮助我们解答这一疑案。

早先，高亨等学者便认为"从先秦古籍的有关记载来看，《老子》传本在战国期间，可能就已有两种：一种是《道经》在前，《德经》在后，这当是道家的传本。……另一种是《德经》在前，《道经》在后，这当是法家的传本"，并认为"《韩非子·解老》首先解《德经》第一章，解《道经》第一章的文字放在全篇的后部，便是明证"[①]。这

---

① 高亨、池曦朝〈试谈马王堆汉墓中的帛书老子〉，载《文物》一九七四年第一一期。

种看法,在众多的观点中是较为可取的,而在我们对于帛书《四经》进行深入研究后,可以得出这样的结论,即:"道经"在"德经"前的《老子》通行本维持了《老子》的原貌,是老子道家的传本;而"德经"在"道经"前的帛书《老子》本,应该是黄老道家的传本。"道"的向社会性倾斜,是黄老学派对老子思想的一种发展,也是黄老道家的一大特点。《黄帝四经》《经法》在前、《道原》在后,恰与帛书《老子》《德经》在前、《道经》在后相一致,这乃是黄老学派落向现实社会的表现。而以老子道家为宗的《淮南子》,则将《原道》列于书首,这恰与《老子》通行本"道"在"德"前的次序相吻合,《淮南子》之重视《原道》,似可作为祖本《老子》顺序的一个佐证。

(三)在《老子》与《四经》之间,仅从"道论"角度,便可看出老学到黄老之学的差异发展。

帛书《四经》继承了老子的道论,而向社会性倾斜。比如,无始、无名、无形、隐晦莫测等特征,构成了老子的"道"的本体论。而《四经》则从相对立的角度,从既不可感知又可以感知的二律背反的角度来阐释"道",认为它既有原又无端、既隐微又显明、既运动变化又静止恒定、既高深不可企及又浅近可以企及、既虚无又实有……。《四经》这种重新整合的"道"的本体论,就为人们对"道"的"握"和"操"提供了可能性和必要的依据,也为人们有效地掌握"道"的本体以最大限度地创造社会功用提供了前提。老子道家与黄老道家在"道"的本体论方面的差异,就构成了道家的两个不同走向:高深超诣与易简世俗,正与禅宗之北宗与南宗之分化相似。

"道"的具现,也即社会性,黄老道家对老子道家在此点上有着更突出的发展,并且多所谠正。《四经》关于雌节的论述,对刚柔的论述，对争与不争的论述等等，都对老子道家有所诶正，这是众所周知的。关于无为与无不为（有为）的论述，黄老道家与老子道家有着明显的分歧。老子的治国次序是"无为而无不为"，"无为"是术、是手段，"无不为"是目的。因此"道经"在前而"德经"在后。而《四经》的治国次序则是有为—无为。有为，包括法、术、势、形名等等。有为是手段，无为是目的。这种理国的次序，用《四经》的原话说便是"太上无刑，其次（正法），其下斗果讼果……太上争于（化），其次争于明，其下救患祸"。所以，《四经》是《经法》在前而《道原》在后。

二、帛书《黄帝四经》和范蠡的关系

帛书《黄帝四经》引用范蠡的言论达十七八条之多，从其中思想线索来看，便可见范蠡可能是由老学发展到黄老之学的关键人物。

我们从《老子》、《国语·越语下》和帛书《黄帝四经》三书，可以看出老子、范蠡到黄老思想的发展脉络。范蠡是春秋末期人物，比老子晚约三四十年，从《国语·越语下》可以明显地看到范蠡受到老子的直接影响，在"圣人因天"、"必顺天道"、"知天地之恒制"的论点，以及"赢缩转化"之道和推天道以明人事的思维方式等重要论题，都显示出范蠡上承老子思想而下开黄老学之先河。范蠡身处国家存亡危续之际，他的时代特点及其所处地位，使他将老子思想灵活运用到军事上，他认识到说："兵者，凶器也；争者，事之末也。阴谋逆德，好用凶器，始于人者，人之所卒也。"这也是老子所说的：“兵者，不祥之器”、“不以兵强天下，其事好遂”。范蠡说：“天道盈而不溢，盛而不骄，劳而不矜其功”。老子尝言：“大盈若冲”（四五章），戒人“果而勿骄”（三〇章），劝人“不自伐”、“不自矜”（二二章），并谓“自伐者无功”（二四章）。范蠡替越王勾践灭吴国，“勾践以霸，而范蠡称上将军”。权倾一朝的范蠡则“以为大名之下，难以久居”，遂“浮海出齐”（《史记·越王勾践世家》）。在中国历史上，范蠡是第一位真正体现老子“功成身退”哲理的人。

范蠡是楚人，他的入齐，在楚越文化与齐文化的交流上起着重要的作用。这一点，由现存《管子》和帛书《黄帝四经》抄录不少范蠡的言论可以为证。此外，老子思想的入齐，范蠡有可能是第一个重要的老学的传播者。并且，由于春秋末的范蠡之巧熟运用老子的哲理，这也给予《老子》成书早期说提供了另一个有力的新证。

三、《黄帝四经》和《管子》的关系

《管子》是一部“稷下丛书”[①]。这部书汇集了战国中后期在齐国首都稷下学宫百家争鸣时各家各派的论文，但“中心是黄老之学的论文。这部书还是稷下学术中心的情况的反映。”[②]20 世纪 30 年代以来，《管子》四篇（〈内业〉、〈白心〉及〈心术〉上、下）被视为稷下道家的代表作而受到学界的重视。其中的精气说，为稷下道家首次提出，为《易传》和后代哲学及医学广泛接受。

---

① 顾颉刚：〈周公制礼的传说和周官一书的出现〉，北京中华书局《文史》第六辑。
② 冯友兰：《中国哲学史新编》。

　　《黄帝四经》的问世，由于它和《管子》有太多的相似之处，这两书的内在联系首先引起学者们的极大兴趣，同时也使得《管子》书中保存的黄老学说的文献，越发受到关注。

　　根据唐兰先生所列的"《老子》乙本卷前古佚书引文对照表"，可以看到《黄帝四经》和《管子》两书相同或相近的段落文句有二十三处之多（举例如：(1)〈道法〉："道生法"，《管子·心术》引作："法出乎权，权出乎道"。(2)〈道法〉："虚无（刑）形"，《管子·心术》引作："虚无刑谓之道"。(3)〈道法〉："故同出冥冥，或以死，或以生；或以败，或以成。"《管子·内业》引作："道也者，……人之所失以死，所得以生也。事之所失以败，所得以成也。"(4)〈道法〉："使民之恒度，去私而立公。"〈四度〉："去私而立公，人之稽也。"《管子·正》引作："废私立公能举人乎。"(5)〈观〉："春夏为德，秋冬为刑。"《管子·四时》引作："德始于春，长于夏；刑始于秋，流于冬。"等等）。经过我们仔细考查，认为当是《管子》沿袭《黄帝四经》。《管》书袭取《四经》的，计有〈内业〉、〈心术〉、〈白心〉、〈枢言〉、〈九守〉、〈四时〉、〈五行〉、〈势〉、〈正〉及〈重令〉、〈幼官〉等篇。除〈重令〉、〈幼官〉之外，其余九篇都是属于稷下道家的作品。黄老思想之盛行于稷下道家，于此可见。

　　在帛书《四经》发表之前，虽然司马迁曾一再提到稷下道家人物，如环渊、田骈、慎到、接子等"皆学黄老道德之术"，还说"申子学本于黄老"。然而学界普遍以为这说法可能是出于司马谈崇尚黄老而以己意立说，直至帛书《四经》公布，才证实"黄老"并不只是个名词，而是实际兴盛于战国中期的学说思潮。

　　"黄老"是黄帝、老子的合称，它以老子哲学为基础，而寓托于黄帝以进行现实政治的改革。这股政治哲学的思潮兴起于战国中期,它之渊源于齐或楚越固有争议①,但它昌盛于齐,为稷下道家所倡导并在稷下学宫百家争鸣中取得主导地位,当无疑义。黄老思想经稷下道家的发扬而流传于全国各地,儒家的孟、荀和法家的申、韩,都受到黄老道家的重大影响。

黄老学说为稷下道家所倡言,它的中心思想为"道法"。帛书《四经》开首便标示:"道生法",《管子·心术》亦说:"法出乎权,权出乎道"。这派学说以老子道论为其哲学理论而融入齐法家的形名法度思想。稷下道家流派繁多,可能有的讲老学,有的讲易学,不必然全都是主张黄老"道法"思想。而主张黄老之学的,也可能有不同的倾向,有的偏重于治身,有的偏重于治国,前者如〈内业篇〉的作者,着意于修心静意、养精理气,这一系可能直接继承杨朱贵生思想(也发挥老子"专气致柔"的摄生观念),后者则致力于现实体制的改革,为纠正传统文化中人治之弊(儒家之推崇人治为其代表),故而提出"道法"思想——这一系成为整个战国中后期的主流思潮。

稷下道家的人物,除彭蒙之外多有著作传至汉代,《史记》称环渊著上、下篇,《汉书·艺文志》则载〈蜎子〉十三篇,今佚。田骈,《汉书·艺文志》道家类有〈田子〉二十五篇,已佚。慎到,《史记》称他"著十二论",《汉书·艺文志》著录〈慎子〉四十二篇,明时仅存五篇,现〈慎子〉七篇,为钱熙祚校本。接子,《汉书·艺文志》道家类

---

① 　学者多主张黄老思想渊源于齐,晚近青年学者王博独持异议,请参看王文〈论《黄帝四经》产生的地域〉,《道家文化研究》第三辑马王堆帛书专号。

载〈捷子〉二篇,已亡佚。宋钘,《汉书·艺文志》著录〈宋子〉十八篇,已佚。尹文,今传《尹文子》一书,似是尹文的语录集,可视为尹文学派的作品。这些齐道家都是战国时代在稷下学宫讲学著名的"稷下先生",环渊、田骈、接子、季真等人的思想或许较近于原始道家,宋钘可能是道墨融合的人物,班固说:"孙卿道宋子,其言黄老意",依此可归黄老道家。现存尹文学派的《尹文子》,则明显是属于黄老学派。慎到学派的归属问题,学界看法不一,一般认为他是由道转法的关键人物,有的学者认为他是兼有道家、法家思想的早期道家①。自帛书《四经》见世后,晚近学者认为他属于黄老学派②。可惜这些稷下道家的著作多已佚失,幸赖《管子》一书保存较完整的稷下各派的言论。

《管子》一书,虽然杂纂各家各派的论文,但如为冯友兰先生所说的,其"中心是黄老之学的论文"。统观《管子》全书,虽编入法家、阴阳家、兵家、农家、儒家、墨家等论文,但以论"道"为核心,现存七十六篇之中言道论道者有六十五篇,"道"字约四五〇见,而老子所提出的作为万物本原的"道",散见于《管子》重要篇章之中。明确属于稷下道家作品的,除了通常所说的《管子》四篇之外,〈水地〉、〈枢言〉、〈宙合〉也被公认为稷下黄老的作品。此外,〈形势〉、〈势〉、〈正〉、〈九守〉、〈四时〉、〈五行〉等篇,亦属稷下道家之作,我们把这几篇和《老子》及帛书《四经》对照,便可明白看出它们的学派性质。

---

① 见吴光著:《黄老之学通论》第八四至八九页,浙江人民出版社一九八五年版。
② 参看江荣海:〈慎到应是黄老思想家〉,《北京大学学报》一九八九年第一辑。

四、《黄帝四经》与庄子学派的关系

帛书《黄帝四经》对于稷下道家的影响,如上所述,保存在《管子》书中的稷下道家作品(如〈内业〉、〈心术〉、〈白心〉、〈枢言〉、〈九守〉、〈势〉、〈正〉及〈四时〉、〈五行〉等篇)都曾征引《黄帝四经》中文字,可证《四经》与《管子》有着密切的内在联系。如果我们再考察《管子》与《庄子》两书,就会发现它们之间也有不少相同或相近观念与文句,这反映出稷下道家与庄子学派相互交流的迹象。这一点,学界鲜有人探讨。由于《黄帝四经》的出土,它联系着《管子》及其他战国黄老著作,这可看出黄老思想流传之广,而庄子后学之渗透着黄老思想,就有着较为明确的线索可寻。

庄子本人是否到过齐都稷下,史无记述。但《庄子》书中文句曾被稷下道家所引述,则由《管子》书中〈枢言〉、〈白心〉等篇可以为证。王叔岷老师曾说:"五十年前,岷曾撰〈管子袭用庄子举正〉一文,所举《管子》与《庄子》相关之文约二十条(未发表)。"他在近作《先秦道法思想讲稿》书中曾列举主要的七条,以见在论道问题,修养、处世、乃至生死问题,《管子》所受庄子思想的影响①。《管》书引用《庄》之文,最明显的有这几条:(一)《管子·白心篇》("白心",盖取《庄子·人间世篇》:"虚室生白"之义。"虚室",喻心):"为善乎无提提,为不善乎将陷于形。"《庄子·养生主篇》:"为善无近名,为恶无近刑。"即《管子·白心篇》二句所本。(二)〈白心篇〉:"故

---

① 　王叔岷先生:《先秦道法思想讲稿》。

曰：功成者隳，名成者亏。孰能弃名与功，而还与众人同。"《庄子·山木篇》："功成者隳，名成者亏。孰能去功与名，而还与众人。"〈白心篇〉既言"故曰"明是引自《庄子》。（三）《管子·枢言篇》："故曰：有气则生，无气则死，生者以其气。"《庄子·知北游篇》："人之生，气之聚也。聚则为生，散则为死。"《管子》既言"故曰"，亦明是引自《庄子》。凡此，可以见出庄子对稷下道家有所影响。此外，《管子·心术》："能专乎？能一乎？能毋卜筮而知吉凶乎？能止乎？能已乎？能毋问于人而自得之于己乎？"《管子·内业》："能抟乎？能一乎？能无卜筮而知吉凶乎？能止乎？能已乎？能勿求诸人而得之己乎？"而《庄子·庚桑楚》亦云："老子曰：卫生之经，能抱一乎？能勿失乎？能无卜筮而知吉凶乎？能止乎？能已乎？能舍诸人而求诸己乎？"《管》书与《庄》书互见重出，这里又是一个显例。于此可见庄子学派与稷下道家有所交流。而《黄帝四经》的出土，我们又在《十大经》的最后一段文字中看到这样的语句："能一乎？能止乎？能毋有已，能自择而尊理乎？"这些语句，在文义上与上下文之间是整体而完足的。而且，《十大经》的成书要早于《庄子·庚桑楚》和《管子·内业》与〈心术〉。还有一点值得我们留意的是：〈庚桑楚〉引述之文称"老子曰"。而战国中期的道家已将黄、老混同起来，例如《列子·天瑞篇》曾引《老子》之文而称《黄帝书》，这个旁证，或可说明《庄子·庚桑楚》的引文是来自黄老之作。总之，庄子后学已有吸收黄老思想的痕迹，最明显的莫过于〈天道篇〉第三节"夫帝王之德"至"非上之所以畜下也"一大段。此外，〈在宥篇〉的最后一段："贱而不可不任者，物也"至"主者，天道也；臣者，人道也。天道之与人道也，相去远矣，不可不察也"这一大段明显是黄老思想。以前我写《庄子今注今译》时将它们删除,现在看来,庄子后学确曾受到黄老思想的影响,帛书《黄帝四经》的出土,更加修正我以前的看法。

《庄子》一书的形成年代约在百年之内,庄子本人在中青年时代就可能有作品问世(孟子要到晚年才退而与万章之徒著书立说,这在《史记》有明文记载)。其后学之作较晚的〈盗跖篇〉,不晚于战国后期(年前《文物》发表的荆州出土战国竹简〈盗跖〉可以推翻"古史辨"学者疑〈盗跖篇〉作于两汉之说)。一般来说,《庄子》外杂篇成书晚于内篇,战国中后期是道家黄老派成为百家争鸣中的主潮,这一思潮对庄子后学有所冲击,也是很自然的。

五、《黄帝四经》与《易传》的关系

《易传》的解《易》受到当时哲学思想的启发,这在作品中有充分的反映。三十年代以来曾有极少数学者指出《易传》在宇宙观方面,来自于老庄哲学。晚近,我们才注意到在哲学思维方式上(如天道推衍人事的思维方式及天地人一体观),《易传》受到黄老道家的重大影响。而《系辞传》之抄录《黄帝四经》中的文句,尤足为证。

《易传》与道家的关系,最初引起我兴趣的是《系辞传》里出现如此之多的老子思想及其概念,甚而有的语句也模仿《老子》(如"其孰能……哉","古之……","是以……"乃《老子》书中惯用的语法)。以此,我在一九八八年写了〈《易传·系辞》所受老子思想的影响〉。接着,我又发表〈《易传·系辞》所受庄子思想之影响〉和〈象传与老庄〉等文。其后,我由于对稷下道家和《黄帝四经》的研究,逐渐注意到黄老思想在《易传》中的体现。

在《易传》的七个传中,《彖传》的写作最早,它成书约在战国中期孟、庄之后,《彖传》的主体部分乃是自然观、宇宙论。中国古代的宇宙论始建于老子,发扬于庄子学派与稷下道家,为《彖传》所继承发展,而战国中期以前的孔孟儒学,则未涉及自然观、宇宙论。孔孟大儒以礼学与仁学为核心,遍查《彖传》全书,却没有出现过一个"仁"字,也没有出现过一个"礼"字。反之,《彖传》中重要的哲学概念:"天行","刚柔","阴阳"等范畴,均源于道家著作,尤其屡见于黄老道家作品中。如"天行"概念("天行",指天体或自然的运行变化及其规律,这是道家自然哲学上的重要概念),最早见于《黄帝四经》,《十大经·正乱》:"夫天行正信,日月不处,启然不息。"此外,见于《庄》书的〈天道篇〉、〈刻意篇〉及《管子》的〈白心篇〉。有趣的是,这概念全出现在黄老思想色彩的作品中。"刚柔"是《彖传》中的另一个重要概念,《黄帝四经》出现十一次。"阴阳"概念,《四经》出现四十七次之多,而孔孟著作则既不谈"阴阳",亦不见"刚柔"。再则,尚阳思想与待时而动的观念,《彖传》也完全继承黄老道家,前者见于稷下黄老作品《管子·枢言篇》,后者屡见于《黄帝四经》(《四经》一书"时"的概念多达六十五见),司马谈《论六家要旨》称赞道家的一大特长为善于掌握时机("与时推移"),指的就是黄老道家。

饶有意趣的是,我们将《黄帝四经》与《系辞传》对照,发现不少互见重出之处,这反映了它们在思想观念上的一些内在联系。成书于战国后期的《系辞传》在许多重要的思想观念上继承着稷下道家、黄老思想而发展,如众所周知的精气说是取自稷下道家;"天尊

地卑,贵贱位矣",这种天道推衍人事的思维模式本于道家——尤
其是黄老道家①。而"贵贱位矣"的观念屡见于《黄帝四经》(如《经
法·道法》宣称:"贵贱有恒位"、"贵贱之恒位",〈君正〉指称:"贵贱
等"、"贵贱有别",《十大经·果童》进一步强调:"贵贱必谌");《系
辞》的动静观、阴阳观、刚柔说、三极之道以及尚功思想,都受到黄
老道家深刻的影响。我们再将《系辞传》与《黄帝四经》两书原文仔
细对比,就会发现《系辞》里有不少文句与《黄帝四经》相同或相近
之处,兹举数例为证:(1)《经法·国次》:"天地位,圣人故载",《系
辞》引作:"天地设位,圣人成能"。(2)《经法·六分》:"物曲成焉",
《系辞》引作:"曲成万物"。(3)《十大经·本伐》:"方行不留",《系
辞》引作:"旁行而不流"。(4)《称》:"麋论天地之纪",《系辞》引作:
"弥纶天地之道"。其他相近的句例也可发现,如:《经法·道法》:
"明于天之反,……察于万物之终始",《系辞》则作:"明于天之道,
察于民之故。"《经法·君正》:"地之本在宜",《系辞》则作:"与地之
宜"。凡此,可见《系辞》作者熟读《黄帝四经》。

---

①　天道推衍人事的思维方式,遍见于《黄帝四经》,举例如下:(1)《经法·道法》:
"天地有恒常,万民有恒事,贵贱有恒立(位)。"(2)《经法·国次》:"天地无私,四时不
息。天地立(位),圣人故载。"(3)《经法·君正》:"因天之生也以养生,胃(谓)之文,因
天之杀也以伐死,胃(谓)之武。"(4)《经法·四度》:"动静参于天地胃(谓)之文。""因天
时,伐天毁,胃(谓)之武。""极而反,盛而衰,天地之道也,人之李(理)也。"(5)《十大
经·兵容》:"兵不刑天,兵不可动。不法地,兵不可昔(措)。……天地刑(形)之,人因
而成之。"(6)《十大经·三禁》:"天道寿寿,番(播)于下土,施于九州。是故王公慎令,
民知所由。天有恒日,民自则之。"(7)《十大经·前道》:"圣人举事也,阖(合)于天地,
顺于民。"(8)《十大经·顺道》:"慎案其众,以隋(随)天地之从(踪)。"(9)《称》:"知天之
所始,察地之理,圣人麋论天地之纪。"(10)《称》:"凡论必以阴阳明大义。天阳地
阴,……上阳下阴,男阳女阴,……诸阳者法天,天贵正,……诸阴者法地,地[之]德安
徐正静,柔节先定,善予不争。"

六、从出土文献重新评估黄老之学

战国黄老学派的发展，向来为学界所忽略，主要的一个原因是黄老派"稷下先生"的著作多已亡佚，而残存的作品亦被误判为伪书。近十年来，由于马王堆汉墓帛书的陆续公布，使我们对先秦黄老学派有了新的认识。除了上述《黄帝四经》之外，尚有多种与黄老思想有关的帛书，兹分项介绍如下。

（一）帛书《老子》甲本卷后古佚书《伊尹·九主》亦属黄老学的佚文

《伊尹·九主》是一篇政治性较强的论文，它和《管子·七臣七主》一文有直接的联系，余明光教授认为〈七臣七主〉一文是借鉴于〈九主〉写成的。我们再把《黄帝四经》和《伊尹·九主》两件帛书对比，仍可发现它们之间有不少相同或相似之处，如：(1)〈九主〉的"天企"和《四经》的"天开"观念相同。〈九主〉云："天不失企（启），四纪［是］则"与《十大经·顺道》云："大庭氏之有天下也，不辨阴阳，不数日月，不志四时，而天开以时，地成以财。"可以看出两者之间在思想上的联系。"天企（启）"与"天开"同义，魏启鹏教授认为"天启"是商周时期天命观的重要内容之一①。(2)天、道"无朕"、"无端"说法一致。〈九主〉云："天无胜（朕），……天不见端，故不可得原，是无胜（朕）。"《十大经·前道》云："道有原而无端"。用"无

---

① 参看魏启鹏：〈前黄老形名之学的珍贵佚篇——读马王堆汉墓帛书伊尹·九主〉，陈鼓应主编《道家文化研究》第三辑。

端"、"无朕"形容天与道,两者近似。(3)两书都强调"明分"。〈九
主〉云:"法则明分"。又说:"法君明分,法臣分定"。《四经·道
原》:"分之以其分,而万民不争。"(4)两书都强调"无为"。〈九主〉
云:"以无职并听有职"、"佐主无声"。《十大经》云:"形恒自定,是
我愈静。事恒自施,是我无为"。〈九主〉之作,约在战国中期或稍
晚①,当在《黄帝四经》成书之后。

(二)《易》说古佚文《缪和》中的黄老思想

马王堆出土的汉墓帛书,至今已迄二十年,部分说《易》的佚书
尚未正式公布,目前在我主编的《道家文化研究》第三辑马王堆帛
书专号中,首次公布了帛书《二三子问》、《易之义》、《要》以及帛书
《系辞》的释文。所剩帛书《缪和》、《昭力》两篇,未及刊出。这两篇
古佚《易》说,虽未问世,我有幸阅读到原件的释文,写了〈帛书《缪
和》、《昭力》中的老学与黄老思想之关系〉一文,在《道家文化研究》
第三辑刊出。这两篇古佚《易》说,不仅吸收了许多《老子》的观念,
也表现出不少黄老的思想,现在只就《缪和》与《黄帝四经》两者的
联系加以对照。如(1)《缪和》云:"古之君子,……上顺天道,下中
地理,中[合]人心"。相同的说法亦见于《黄帝四经》,《十大经·前
道》:"治国有前道,上知天时,下知地利,中知人事。"相类的语句亦
见《经法·四度》和《十大经·果童》。(2)《缪和》:"凡天之道,一阴
一阳,一短一长,一晦一明,夫人道则之"。这思想继承《黄帝四
经》。《十大经·果童》有言:"天有恒干,地有恒常,合[此干]常,是
以有晦有明,有阴有阳。"《经法·论》云:"天明三以定二,则一晦一

———————————
① 见余明光〈帛书伊尹·九主与黄老之学〉,《道家文化研究》第三辑。

明。"而《缪和》的"长短",即《四经》的"赢绌"。(3)《缪和》云:"……
〔动〕则有功,静则有名。""动""静"配合的观点见于《黄帝四经》,
《经法·亡论》云:"赢极必静,动极必正"、《十大经·果童》云:"静
作得时,天地与之。"(按"静作"即静动)功名相抱的观念也见于《四
经》。《经法·四度》云:"名功相抱,是故长久"、《经法·论约》:"功
合于天,名乃大成。"(4)《缪和》云:"诸侯无财而后有财,今吾君无
身而后有财。"而《经法·六分》有言:"贱财而贵有知,故功得而财
生;贱身而贵有道,故身贵而令行。"此外,在守愚、名实、趋时取福
以及反对群臣比周、擅权外志方面,都可看出帛书《缪和》承袭《黄
帝四经》的思想脉络之发展。

(三)《易》说古佚书《二三子问》、《易之义》、《要》中的黄老思想

以《黄帝四经》为代表的黄老思想,不仅在同一流派中有着重
大的发展,即使在儒家的作品中也产生广泛的影响。如近日公布
的帛书《二三子问》、《易之义》、《要》等《易》说古佚书,在形式上是
属于儒学的作品,但在内容上则以黄老思想为主导。兹举原文为
证:

1. 帛书《二三子问》全文约二千六百余字,为战国末至秦汉间
儒生依托"二三子"与孔子对话,主要讨论乾坤与卦爻辞的意义。
这篇文章形式上为儒派之作,但对原始儒家的中心思想仁学与礼
学却无所阐释,通观全文其重要概念多出自黄老道家。例如:(1)
文中反复出现的"精白"这一概念,为道家所喜用,道家常说"抱素
守精","素",即"白";庄子说"虚室生白",亦即稷下道家所谓的"白
心"(《管子·白心》)。"精"与"白"为庄子学派与稷下道家所普遍
推崇,但《二三子问》中所标举的"精白"概念,可能直接取自于《黄

帝四经》。《四经》的第一篇《经法·道法》谓："至素至精，……然后可以为天下正"。《经法·论》云："宁则素，素则精，精则神"。《道原》云："前知太古，后[能]精明"。"能精明"，或与"能精白"通。《二三子问》文末还说："能精能白"，而"能精"一词已见于《道原》："服此道者，是胃能精"。《黄帝四经》将守道称为"能精"，从这里可以了解《二三子问》所重视的这一概念乃源于黄老道家。（2）文中提到"黄帝四辅"以及"立三卿"之事，这一说法已见于较早的帛书《黄帝四经》。按《十大经·立命》讲述黄帝"方四面"以及"立国置君、三卿"之事，此为《二三子问》所袭取。廖名春〈帛书二三子问简说〉文中也认为"它写成时，也受了战国黄老思想的影响。……先秦儒家尊崇尧舜，《论语》、《孟子》、《荀子》诸书对尧舜的推崇盈篇累牍，但从不提及黄帝，更不会将黄帝置于尧前"。此说甚是。（3）文中强调务"时"，谓："时至而动"。"动善时"的观念源于老子（语见《老子》第八章）。黄老之学的先驱者范蠡强调要善于掌握时机，他说："夫圣人随时而行，是谓守时"，又说："圣人之功，时为之庸（用）"。在《黄帝四经》中更加强调，"时"字出现多达六十五见，散见全书。《二三子问》中之务"时"（"时至而动"）乃继承黄老思想而来。（4）文中将天地人与鬼神并提，谓："天乱骄而成嗛（谦），地辟骄而实嗛（谦），鬼神祸[骄而]福嗛（谦），人亚（恶）骄而好[嗛（谦）]。"这是抄袭《彖传》释《谦》卦。而天、地、人与鬼神并举之例，较早见于稷下黄老之作《管子·枢言》："天以时使，地以材使，人以德使，鬼神以祥使。"更早屡见于帛书《黄帝四经》（如《十大经》的〈前道〉与〈行守〉），这一黄老学派的说法，为《二三子问》作者所接受。（5）《二三子问》文中，"广德"一词，源于老子（见《老子》四十一章)。慎戒骄,高的观念谓:"骄下而不殆者,未之有也。圣人之立正也,若遁(循)木,俞(愈)高俞(愈)畏下",亦源于老学。"德与天道始,必顺五行",这是黄老思想的表述。

2.帛书《易之义》全文约三千一百字,可能也是战国末至秦汉间作品。句首"子曰:易之义",全文均为依托于经师之言而立说。《易之义》首先引起我们注意的是:帛书本《系辞》比通行本少约近千字,而通行本增加的字数约计五四六字,竟出自《易之义》——其中如"三陈九德"以及"《易》之兴,与文王之事"等重要段落,均见于《易之义》(疑通行本的形成可能在汉武帝置五经博士期间,其编纂或与经学博士的设置有关,为编定本,乃自帛本的基础上抽取《易之义》与《要》篇的若干段落补续而成)。再则,《易之义》文中亦散见黄老思想。如:(1)它通篇的重点在于以"阴阳"解易,这是出于道学的传统。盖儒家著作无论《论》、《孟》、《学》、《庸》,均无一字言及阴阳。朱伯崑教授在《易学哲学史》曾说:"从《庄子·天下》……解易的倾向看,以阴阳变易说明《周易》原则,是可以肯定的。此种解《易》的倾向,不是出于孔子的传统,而是来于春秋时期史官的阴阳说。此说后被道家和阴阳家所阐发,用来解释《周易》的哲学。"此说甚确。(2)《易之义》将阴阳概念与刚柔、动静结合——阴阳相感、刚柔相济、动静互涵,这是道家黄老派在论述自然法则与人事规准时反复强调的。(3)《易之义》将刚柔与文武并举,文中对"文、武"概念之阐释,明显是沿袭《黄帝四经》而发挥的。在先秦诸子典籍中,"文"、"武"并提始见于帛书《四经》,《经法·四度》有言:"动静参于天地谓之文,诛禁时当谓之武。静则安,正则治,文则明,武则强。……文武并立,命之曰上同"。又说:"二文一武者王"。《易之义》的"文、武"观念明显是继承《黄帝四经》而发展的。(4)《易之义》使用"神明"概念,亦源于道家。"神明"一词,为庄子所喜用,且见于《黄帝四经》,如《经法·名理》篇首便说:"道者,神明之原也。神明者,处于度之内而见于度之外者也。……神明者,见知之稽也。"可见黄老学之推崇"神明"。

3.帛书《要》全文约一千六百余字,成书当在西汉前期。《要》文中有言:"《尚书》多于(阙)矣,《周易》未失也。"这话反映了秦火之后的情况。因秦焚《诗》、《书》而不及《周易》,故而说《尚书》多缺失而《周易》无损。而且,《尚书》乃汉以后的名称("尚"即上,指上古之书),战国以前皆称《书》,先秦典籍可以为证。《要》篇中的黄老思想,如:(1)贵身益年之说("安得益吾年乎?……□而贵之","君子安其身而后动,易其心而后评,定位而后求"),为杨朱及黄老中的一派所重视(如稷下道家保存在《管》书的〈内业〉、〈心术〉等篇)。(2)刚柔相济之说("易刚者使知瞿(惧),柔者使知刚"),较早见于帛书《黄帝四经》。(3)天道、地道、人道三者并举,并谓"天道"——"不可以日月生(星)辰尽称也,故为之以阴阳","地道"——"不可以水火金土木尽称也,故律之以柔刚"。这种思想也见于黄老著作中。

七、从《黄帝四经》与传世文献看黄老思潮

道家黄老派与老庄一系的最大不同,在于它的援法入道。黄老思想的起源或可能早于稷下道家,但它的盛行于全国各地而成为战国的显学是因着稷下道家的倡导。倡导黄老学说的各家彼此

间虽仍有歧异,但多推崇老子的道论或自然无为说,同时强调形名法度的重要性。从这共同主张看来,现存《尹文子》、《鹖冠子》、《文子》,固然是典型的黄老著作,而现存《申子》、《慎子》的辑本,仍可视为黄老学派之作。这些作品的学派性质和真伪问题,需要在这里作一点说明。

《文子》等著作,曾被古史辨派学者误判为伪书,所幸河北定县已有《文子》残卷出土,则伪书之说得以澄清。《鹖冠子》、《尹文子》也有专家学者结合出土帛书(如《黄帝四经》等)论证其非伪书。[①]从《黄帝四经》的关系上来说,《文子》、《鹖冠子》与它的内在联系最为密切,两书与《四经》重出互见之处触目皆是。依唐兰先生列举的引文对照表,高达二十三处,《鹖冠子》征引《四经》多达十七处(每处征引二至十余文句不等)。《尹文子》是尹文学派的作品,这书的黄老色彩比《慎子》较为明显。卷首云:"大道无形,称器有名",《系辞传》即谓:"形而上者谓之道,形而下者谓之器"或直接本于此。《尹文子》书中引《老子》六十二章文:"道者,万物之奥,善人之宝,不善人之所保"。认为:"是道治者,谓之善人;借名法儒墨者,谓之不善人",这里强调"道治"。并谓:"大道治者,则名法儒墨自废;以名法儒墨者,则不得离道。"《尹文子》把"道治"凌驾于名法儒墨之上,它以"道治"为主导,故而认为:"人君之事,无为而能容下"。(见《说苑·君道》)尹文一派反对人治,主张法治,书中记录彭蒙的一段谈话说:"圣人者,自己出也;圣法者,自理出也。理出

---

① 有关《尹文子》的辨伪和论述的文章,请参看胡家聪:〈尹文子与稷下黄老学派〉(刊在《文史哲》一九八四年第二期),〈尹文子并非伪书〉(刊在《道家文化研究》第二辑)。

于己,己非理也;已能出理,理非己也。故圣人之治,独治也;圣法之治,则无不治矣。"这是黄老学派的一段极为精辟的言论。《尹文子》的最大特色,是从道家立足点出发,阐发了"正名"的形名学说和名为法用的政治思想。这种宣扬道法形名的学说,正是稷下道家黄老学派的共同处。

《慎子》的黄老色彩,不如《尹文子》明显,但它的"因道全法"的思想,仍是属于黄老学派的。司马谈《论道家要旨》,谓"其术以因循为用。"《慎子》有〈因循篇〉,阐扬因循之义云:"天道因则大,化则细,因也者,因人之情也。""因人之情",正合道家之旨。而"因天道而顺人情"——这种以天道为准则而推及人事的思想,正是黄老之学的一大特点。慎子主张:"君臣之道,臣事事而君无事",这种"君道无为"、"臣道有事"的思想,正是黄老派对老子思想的发展。慎子主张:"以道变法"(《艺文类聚》卷五十四引),这与《黄帝四经》:"道生法"的观点是一致的。而《慎子》征引《四经》之文约五处(如《十大经·本伐》:"诸库藏兵之国,皆有兵道"。《慎子》引作:"藏甲之国,必有兵道"。《称》云:"不受禄者天子弗臣也,禄泊者弗与犯难。"《慎子·因循》引作:"是故先王见不受禄者不臣,禄不厚者不与入难。"此外,《称》中"故立天子[者不使]诸侯疑焉"、"天有明而不忧民之悔也"及"臣有两位者其国必危"三段文字,亦俱见于《慎子》残篇内)。凡此可见两者的内在联系。

申不害是介于道、法之间的人物。《史记》称:"申子之学,本于黄老",又说:"太史公曰:申子卑卑,施之于名实"。申子是否依托于黄老而立说,不得而知,但从残存的《申子》辑文来看,它之推崇老学是无疑的①。其引形名法治入老学,大体上合于黄老派思想,但申子之学能否称为黄老之学,则有争议。

综上所论,帛书《黄帝四经》与战国中期以后的学术流派有不可分割的关系,它和《管子》、《慎子》、《文子》、《鹖冠子》有着更为紧密的内在联系。而《黄帝四经》和《易传》的某些思想脉络的发展,尤为值得深入研究的崭新课题。

八、古代道家的现代化

黄老学说崛起于稷下而独盛于战国,稷下道家著述繁多,到汉代还流传着,其后由于独尊儒术,在攻乎异端的空气下,黄老道家则首当其冲受到排斥,以致著作难以保存于后世。长期以来,由于稷下道家典籍的尽多亡佚,致使先秦黄老之学几近淹没,所幸马王堆大批汉墓帛书出土,而其中埋藏二千年之久的《黄帝四经》得以重见于世,从这部目前所能看到的最早黄老作品为基准,可以窥见先秦黄老之学的发展概况。兹将战国黄老学派著作列表于下:

---

① 《申子》中沿用《老子》思想观念者颇多,举数例为证:(1)"故善为主者,倚于愚,立于不盈,设于不敢,藏于无事,……示天下无为"。《申》文此处所用"愚"、"不敢"、"无事"、"无为",皆为《老子》习用语词。(2)"名自正也,事自定也,是以有道者自名而正之,随事而定之也"。此处"有道者"、"自定",亦为《老子》常用语词。(3)"天道无私,是以恒正,天道常正,是以清明;地道不作,是以常静。……"此处所用"大道无私"、"正"、"明"、"静"见于《老》书中。(4)"治乱安危存亡,其道固无二也。故至智弃智,至仁忘仁,至德不德,无言无思,静以待时,时至而应,心暇者胜,反应之理,清静公素而正始卒焉。……"

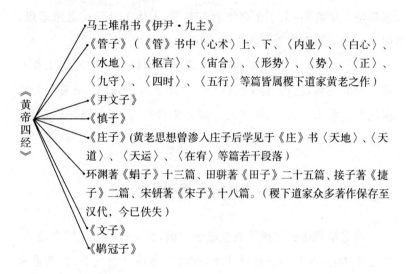

《黄帝四经》——
马王堆帛书《伊尹·九主》
《管子》(《管》书中〈心术〉上、下、〈内业〉、〈白心〉、〈水地〉、〈枢言〉、〈宙合〉、〈形势〉、〈势〉、〈正〉、〈九守〉、〈四时〉、〈五行〉等篇皆属稷下道家黄老之作)
《尹文子》
《慎子》
《庄子》(黄老思想曾渗入庄子后学见于《庄》书〈天地〉、〈天道〉、〈天运〉、〈在宥〉等篇若干段落)
环渊著《蜎子》十三篇、田骈著《田子》二十五篇、接子著《捷子》二篇、宋钘著《宋子》十八篇。(稷下道家众多著作保存至汉代,今已佚失)
《文子》
《鹖冠子》

　　此外,根据《汉书·艺文志》的记载,尚有:《太公》二百三十七篇、《鬻子》二十二篇、《黄帝君臣》十篇、《杂黄帝》五十八篇、《力牧》二十二篇,这些较可能都是属于黄老学派的作品。而一九七三年河北定县已出土竹简《太公》,惜迄未公布。从以上所举黄老之学的著作篇目之多,也可见出黄老道家在战国的盛况。

　　再则,从《管子》和《吕氏春秋》这两部最具有时代总结性的巨著中,也可反映出道家(尤其是黄老学派)在战国思想史上所占的突出地位。《管子》是一部反映战国百家争鸣的言论总汇,《吕氏春秋》则是作为先秦各家融合趋向的思想总结。这两部具有时代经验与智慧特色的著作,都显示出道家在哲学思想的领域里占据着主体的地位。

　　另方面,从先秦儒家集大成者的荀子著作中所受稷下道家的深刻影响,以及先秦法家集大成者的韩非所受黄老思想的巨大影响,也充分反映了道家黄老学派的炽盛景况。

此外,从道家文献出土之丰富,也可证实老学及黄老之学的主导地位。马王堆出土的这批珍贵帛书,确实是"道家学派的资料汇编"①。《老子》甲、乙本及《黄帝四经》之震撼学坛固不用说,新近帛书《系辞》之全文公布,可以看出它是现存最早的道家抄本②,而其他《易》说类的佚书《二三子问》、《易之义》、《要》及《缪和》、《昭力》等,则全都渗透着浓厚的黄老思想。

总之,由于马王堆珍贵文献的出土,给我们在道家研究上带来了一个新的方向。

长久以来,人们一提起道家,就联想到老庄。除此之外,战国初期"天下之言不归杨即归墨"的杨朱学派固然被一笔带过,而影响庄子颇深的列子,其学派之作《列子》,竟人云亦云地误判为魏晋之作。至于作为百家争鸣中取得主导地位的黄老道家,更少人讨究。由于马王堆《黄帝四经》等珍贵帛书的出土,结合传世典籍,给我们在老学、庄学重作评估的同时,也给我们在黄老之学的兴盛与发展带来了新的研究课题:老学在经历百余年之后,不仅在庄学中获得了无限的发展,也在黄老之学中获得了巨大的生命力。"黄老独盛"的局面,在中国思想史上延续了三四百年之久,它建构了一个具有强大活力的政治哲学——在这方面一直影响到汉代董仲

---

① 见陈松长:〈马王堆汉墓帛书的道家倾向〉,《道家文化研究》第三辑。

② 详见陈鼓应:〈马王堆出土帛书易系辞为现存最早的道家传本〉,刊在《哲学研究》一九九三年第二期。收在《易传与道家思想》书中。

舒①；它建构了一个相当完整的宇宙论，并发展了道家独特的思维方式（天道推衍人事的思维方式与循环往复的思维方式）——在这方面对《易传》有着难以估量的影响。对于先秦黄老道家的重新认识与评估，也为先秦道家主干说提供了更为坚强的论据。

在中国哲学史上，儒家经历过三次重大的质变，第一次重大的质变是先秦的荀子，第二次重大的质变是汉代的董仲舒，第三次重大的质变是宋明理学。前两者是直接受到黄老道家的启迪与渗透，荀子的自然哲学与认识论，直接继承稷下道家，董仲舒的天道观亦沿袭黄老思想。从哲学思想方式与理论建构的角度来看，儒学的发展过程其深层结构实为道学化的过程。儒学的道学化是另一个有待发掘的新课题。

黄老独盛于秦汉数百年之久，自有其时代的必然因素，值得我们深入探讨。

诸子起于救世之弊，各家关切的一个重大的议题便是制度改革的问题，老子首先批评行之已久而弊端丛生的旧制度，孔子则欲图在体制内作若干改良而多方维护不合时宜的礼制，墨子则针对孔儒对宗法"亲亲"之政的曲意坚持，猛烈抨击"骨肉之亲，无故而富贵"的血缘政治。对于制度改革以及施政方案的争论，诸子的见解虽各有所长，但儒家滞于拘泥守旧②，墨家流于自苦为极，法家则过于严酷绝情，在这方面司马谈在《论六家要旨》中有过敏锐的

---

① 从帛书《黄帝四经》看董仲舒与黄老之学的关系，晚近为中外学者所关注，请参看余明光：〈董仲舒与黄老之学——黄帝四经对董仲舒的影响〉（刊在《道家文化研究》第二辑）；萨拉·奎因（Sarah A.Queen）：〈董仲舒和黄老思想〉（刊在《道家文化研究》第三辑）。

② 司马迁《史记》批评孟子，则说他"迂远而阔于情事"。

观察,他指出:"儒者博而寡要,劳而少功,是以其事难从。……墨者俭而难遵,是以其事不可偏循。……法家严而少恩。"百家中,唯有道家能博采众长而发挥自己的特点。司马谈论说:"道家使人精神专一,动合无形,赡足万物。其为术也,因阴阳之大顺,采儒、墨之善,撮名、法之要,与时迁移,应物变化。立俗施事,无所不宜。指弱而易操,事少而功多。……其术以虚无为本,以因循为用。无成势,无常形,故能究万物之情,不为物先,不为物后,故能为万物主。"

司马谈所说的道家,主要是指黄老派道家。道家各派虽多分歧,但有容乃大的精神,却是共同特有的。黄老派正继承老子"容乃公"的开放心态,一方面发挥本身的长处,另方面吸收各家的特点。所谓"因阴阳之大顺,采儒墨之善,撮名法之要",正是融合他人之所长;而"精神专一"为道家各派所专注持修的生命内在之凝聚力,"指约而易操,事少而功多",正是《黄帝四经》所说的:"夫百言有本,千言有要,万言有总。"(《十大经·成法》)把握事理的"总纲本要",正是黄老道家的一大突出的优点。这一点班固在《汉书·艺文志》里也再度加以肯定("道家……知秉要执中")。"与时迁移,应物变化",则是黄老道家的另一个特出的优点。《黄帝四经》有言:"圣人不朽,时反是守"、"圣人之功,时为之庸","因时秉[宜,兵]必有成功"、"静作得时,天地与之",这些都是黄老派的名言。黄老道家的重"时",在哲学上对《易传》有深刻的影响,在政治上讲时功、重时效及其善于掌握时机,这正是黄老派在现实上取得数百年主导地位的重要因素。

总之,以"道法"为其中心思想的黄老派,一方面继承老子的道论,同时又引进时代所急需的法治观念,两者结合,以推动先秦政治体制的改革。老子之"道"以"无为"为特点,所谓"无为",即是缩减领导意志,任各物自生、自化、自成、自长。老子的"道",具有浓厚古代民主性、自由性的讯息,这为黄老派所全面接受,并进而援法入道提出"道生法"的主张。"道法"结合,也正是古代民主性、自由性与法治的结合。这是古代道家现代化的重大课题。

关于帛书《黄帝四经》
成书年代等问题的研究

　　本文论证马王堆出土的《经法》等四篇古佚书,即《汉书·艺文志》所称的《黄帝四经》,它的成书当在战国中期,要早于《孟子》、《庄子》和《管子》四篇。由于这些古佚书的发现,使我们看到先秦黄老派最重要的一条线索——从《黄帝四经》、《管子》四篇、《伊尹·九主》、《尹文子》、《慎子》、《文子》、《鹖冠子》这一系列现存黄老著作中,可以窥见道家黄老派在战国中期以后成为当时时代主潮而居于战国至汉初数百年间的显学地位。

　　考古学的成果经常会改写古代思想史,古代文献的出土尤其能起到这种作用。七十年代,考古工作者在汉代的墓葬中发现了大批古代文献,其中尤以一九七三年山东临沂银雀山出土的竹简《孙子兵法》、《孙膑兵法》以及湖南长沙马王堆出土的帛书《老子》甲乙本最受海内外学术界的瞩目。但我个人以为,从思想史的角度来看,帛书《老子》乙本卷前的四种古佚书——《经法》、《十大经》、《称》和《道原》的重要性,要超过帛书《老子》及两种《孙子兵法》。之所以如此说,乃是基于如下的理由:

　　1.《经法》等四篇是现存最早的一部黄老学著作。

2.《经法》等四篇作品与作为稷下论丛重要代表作的《管子》，在概念、思想以至文句上都有非常多的相同或相似处。它和《管子》应是同类书，似乎出于同一个作者群。

3.先秦到汉初引用它的古代典籍近三十种，多达一百余处，由此可见其影响之大。

4.在黄老学派系统中，《管子》、《慎子》、《文子》、《鹖冠子》等都引用或大量引用此书。

5.法家的申不害和韩非都受到此书的重大影响。此外儒家的荀子及兵家的尉缭子等，也受到它的影响。

6.两汉独尊儒术的董仲舒，许多重要思想都来源于此书。由此我们可以了解黄老之学是董仲舒的一个重要思想来源[①]。

7.司马谈心目中的道家即是稷下黄老之学，他论道家主旨在很大程度上是基于此书。

8.由于《经法》等大量引用了范蠡的思想，因而此书的发现，实显出范蠡在哲学史、思想史上的重要地位[②]。

9.该书引用了《老子》的大量文句，是老子思想的重要发展。由此我们可以知道，《老子》书形成得相当早，它在春秋末期即影响了范蠡，以后入齐，更结合了齐法家传统。老子思想本就是入世的，这时就更为积极，这方面的一个重要表现就是道和法的结合。用我们现在的话来说，就是古代民主与法制的结合。

总结地说，《经法》等四篇的出土，使我们对黄老思想发展的脉

---

① 　参见余明光：〈董仲舒和黄老之学〉，《道家文化研究》第二辑，上海古籍出版社一九九二年八月出版。
② 　参见李学勤：〈范蠡思想与帛书黄帝书〉，《浙江学刊》一九九〇年第一期。

络与规模有了一个更深入的了解。同时也认识到黄老之学不只是发展兴盛于汉初，而且在战国中后期就已经成为显学。以下，我们就探讨一下有关《经法》等四篇的几个问题。

一、书名问题

《经法》等四篇既然如此重要，那我们首先就会讨论到它的书名问题。在这方面，唐兰先生的意见最值得重视①。他认为，《经法》等四篇就是《汉书·艺文志》道家类中的《黄帝四经》，其主要论据为：第一，四篇虽体裁各异，但互为联系，构成一个整体。且一共四篇，与《黄帝四经》篇数相合；第二，帛书抄写于汉文帝初期，处在宗黄老的气氛中，抄在《老子》前面的有关黄帝之言，只有《黄帝四经》才能当之；第三，《隋书·经籍志》云："汉时诸子道书之流，有三十七家……其黄帝四篇、老子二篇，最得深旨"，此所谓"黄帝四篇"，显然指《黄帝四经》而言。这更可证明抄在《老子》前面的四种古佚书为《黄帝四经》。

唐文发表后，有些学者提出了不同的看法，如以《经法》四篇为田骈遗著，或以第二种佚书《十大经》为《黄帝君臣》、《黄帝外经》，但或因篇数不合，或因主旨相异，这些看法都未能为学界所接受。从目前来看，仍然是唐兰先生的说法论据为最强，影响也最大，为多数学者所接受。如余明光先生著书即以《黄帝四经》为名，后又

①　唐兰：〈马王堆帛书老子乙本卷前古佚书的研究〉，《考古学报》一九七五年第一期。

撰文加以考证。现在看来,《经法》等四篇就是《汉书·艺文志》记载的《黄帝四经》,应无大问题。只有这样,我们才能理解这四篇在古代思想史上的重要地位,才能理解司马谈在论述道家时,为什么在很大程度上是依照了这四篇的文字。

《经法》等四篇虽是《汉志》记载的《黄帝四经》,但是,汉代人称其为《黄帝四经》是否恰当,仍然是一个值得讨论的问题。从历史上来看,黄帝只是一个传说中的人物,其事迹多为附会。而且在较早的记载中(《左传》、《国语》、《逸周书》、竹简《孙子兵法》等),黄帝的传说多与战争有关,《十大经》之依托黄帝,当与其主张通过战争来统一天下有关。但是,在《经法》等四篇中,这仅仅是一部分内容。从哲学理论来看,它们基本上是从老子(及范蠡)出发,以老子思想为基础的。文中虽未有标明是直接引用《老子》,但是整个四篇都可以看出是已经融化了《老子》。这种依托黄帝、而又以老子学说为基础的作品,正是汉代人所说的黄老之言。由此可见,汉代人命名的《黄帝四经》,究其实不如称为"黄老四经"更为恰当。不过,为了与《汉志》记载相吻合,本文姑且称《经法》等四篇为帛书《黄帝四经》。

这里顺便讨论一下"黄学"及"新道家"等说法。有很多学者以《经法》等为"黄学"的代表作,并把它和"老学"平行甚而对立起来,这是欠妥的。"黄学"的提法之所以出现,当然是由于《十大经》中有依托黄帝的文字,但是,当时依托"黄帝"的著作非常多,如与《黄帝四经》同墓出土的房中养生著作《竹简十问》中就有"黄帝问于天师"、"黄帝问于大成"、"黄帝问于曹敖"、"黄帝问于容成"等段落,

《天下至道谈》中也有"黄帝问于左神"一段①。另外,像《列子》、《庄子》中也有许多依托黄帝的段落。如果我们看一下《汉书·艺文志》,就会发现大部分学派都有依托黄帝的著作,据余明光先生统计,共有十二类二十六种之多,其中包括道家、阴阳家、兵家、小说家以及天文、历谱、五行、医经、房中、神仙等等,如果提出"黄学"的概念,应该包括所有这些内容。但这样一来,"黄学"就成了很多杂而无统的东西的合称,没有一个明确一贯的主旨。因此,"黄学"概念的提出并不恰当。另外一个就是"新道家"。有人称黄老之学为新道家,也不合适。这种提法的出现,是以老庄为道家的正宗和早期形态,而黄老之学只是兴起于汉初为前提的,但现在随着帛书《黄帝四经》的出土,以及人们对道家认识的深入,那样的前提已经不能成立了。事实上,黄老之学之出现可能比庄子还要早,这当然就无所谓"新"可言了。而且,道家的正宗,如果按照汉代人的看法,再衡之于先秦思想史的实际,正是老学和黄老之学,而不是世人常说的老庄。这样的话,新道家的提法也就不能成立了。

二、一人一时之作

先秦诸子作品多非一人一时之作,这个观点目前已被学者们普遍接受。但是帛书《黄帝四经》则打破了这个一般观念。这部书主要是一人一时之作。实际上诸子中的《老子》也是一人一时之

---

① 可参看《马王堆汉墓出土房中养生作试译》,周一谋译注,香港海峰出版社一九九一年出版。

作,司马迁说老子自著道德之意五千言,应该是正确的。文体、文风、思想等的一贯与独特可以帮助说明这一点。

说《黄老帛书》四篇是一人一时之作,主要是基于如下的事实:

第一,这四篇在思想上是一个整体,整本书以道、法为主,道是来源和基础,法是准则。另外,四篇中一直贯穿着一些共同的思想观念如道和天道、时和动静、法度和刑名、阴阳和刑德以及天道环周论和天道推衍人事的思维方式等等。

第二,有些特殊的概念、词句在四篇之间重出复见,从而更表现出整本书的内在联系。例如:

1.《经法》的〈道法〉和〈四度〉都有"称以权衡"句,而此句亦见于《称》篇。

2.《经法·道法》的"天地有恒常"句,也见于《十大经》的〈果童〉和〈行守〉。

3."夺"和"予"相对使用,既见于《经法·国次》:"夺而无予,国不遂亡",也见于《十大经》的〈兵容〉:"天固有夺有予",及〈行守〉:"夺之而无予,其国乃不遂亡"。

4.《经法·国次》云:"毋阳窃,毋阴窃",《十大经·观》则云:"举事毋阳察,力地毋阴敝。阴敝者土荒,阳察者夺光"。

5."天极"的概念同见于《经法》的〈国次〉、〈论〉和《称》篇。

6."襦传""达刑"并见于《经法·亡论》及《十大经》的〈观〉和〈兵容〉。

7."天刑"一词既见于《经法·论约》,又见于《十大经》的〈正乱〉及〈姓争〉。

8."过极失当"同见于《经法·国次》和《十大经》的〈正乱〉和

〈姓争〉。

9.《十大经·雌雄节》讲"雌节",《称》也讲"雌之节"、"柔节"。

10.《十大经·成法》云:"一者,道其本也",《道原》云:"虚同为一,恒一而止"、又云:"一者其号也"。

11.《十大经·成法》云:"少以知多",《道原》云:"握少以知多"。

12.《十大经·行守》云:"无形无名,先天地生"。《道原》云:"古无有形,大迥无名;天弗能覆,地弗能载"。

13.《十大经·顺道》云:"安徐正静,柔节先定",《称》云:"地之德安徐正静,柔节先定"。

14.《经法·名理》云:"循名究理",《十大经·成法》云:"循名复一"。类似的例子自然还有许多,这里就不多举了。我以为,以上这些已足以表明帛书《黄帝四经》出于同一手笔,所以它们之间才重复出现如此多相同的概念及语句。

三、成书年代

帛书《黄帝四经》应是黄老学派的最早著作,一般学者认为它成书于战国末期,将它的时代拉晚了一二百年。唐兰先生根据司马迁所说"申子之学,本于黄老而主刑名"等的记载,以及今存《申子》受《黄帝四经》影响的情况,推定它成书的下限是在申不害相韩,即公元前三五一年之前,是值得重视的。从各方面的情况来看,《黄帝四经》成书的年代相当早,应在战国中期之前。

第一,《十大经·五正》曾说"今天下大争",可以判断此书成于战国时代。问题是战国的哪一个时期，早期、中期、还是末期？这里，《经法·六分》等多次提到"强国"、"中国"、"小国"，可能会为问题的解决提供一个线索。战国末期，各小国已被几个大国吞并，不存在强、中、小三类国家并存的情形。因此，《经法》中反映出并存情形，应是中期或以前的景象。

第二，从单词发展到复合词，是汉语词汇演变的一个重要规律。例如，先有"道"、"德"、"精"、"神"、"性"、"命"等单词的出现，然后才有"道德"、"精神"、"性命"复合词的形成。以前，刘笑敢曾用此种方法考察《庄子》及其他先秦作品，发现《孟子》、《庄子》内篇及以前的《老子》、《论语》、《墨子》中均无以上几个复合词出现，而在《庄子》外杂篇、《韩非子》及《荀子》等中，则出现了这几个复合词[①]。由此我们大致可以归纳出这样一个结论：战国中期及以前的子书不使用"道德"、"精神"、"性命"等复合词，而后期的子书则使用。根据这点来考察《黄帝四经》，"道"字出现八十六次，"德"字四十二次；"精"字九次，"神"字十四次；"性"字一次，"命"字十三次，却无一例"道德"、"精神"或"性命"的复合词出现。因此，从一般的情况来看，这四篇帛书应写成于战国中期或以前，至少与《孟子》、《庄子》内篇同时。

第三，《孟子》、《庄子》是战国中期或稍后出现的两部重要著作，我们可以来看一下它们与帛书《黄帝四经》的联系。首先看一下《孟子》，它与《经法》及《十大经》各有一相同之处。《孟子·告子上》云："梏之反覆，则夜气不足以存"，《经法·观》云："夜气闭地绳

---

①　刘笑敢：《庄子哲学及其演变》，中国社会科学出版社一九八八年出版。

者,所以继之也",这两句话中都出现了"夜气"一词,在其他子书中并不多见。按小野泽精一《气的思想》一书所持的看法,《孟子》中言"气"的地方是受齐文化环境影响的结果①,则此处似亦不能例外。这里可堪注意的是:《经法》中的"夜气",只是一个普通名词,到了《孟子》则发展而为如"浩然之气"那样的一个重要概念。

比较起来,《庄子》和帛书《黄帝四经》之间的联系要稍多一些。《十大经·姓争》中有"刚柔阴阳,固不两行"之语,《庄子·齐物论》说:"是以圣人和之以是非而休乎天钧,是之谓两行"。"两行"一词在两书中都有使用,比较起来,在《庄子》中要更为概念化,可能在《十大经》之后。又如《黄帝四经》常用"冥冥"来言道,如"虚无形,其裻冥冥"、"同出冥冥"(《经法·道法》)等,而《庄子·知北游》云:"于人之论者,谓之冥冥,所以论道,而非道也",似乎是对于《经法》等的反应。此外,如《十大经·行守》和《庄子·山木》都有"直木伐"一语,《经法·六分》所说"参之于天地,而兼覆载而无私也",与《庄子·大宗师》的"天无私复,地无私载,天地岂私贫我哉"亦相似。凡此似表明《黄帝四经》与《庄子》间可能存在一些联系,且前者年代比后者要早。

这里,还可以谈一下"气"字在两书中的不同用法。在《庄子》中,无论是内篇还是外杂篇,气都是一个非常重要的概念,《大宗师》说:"游乎天地之一气",《知北游》云:"通天下一气耳",《至乐》:"杂乎芒芴之间,变而有气",以气为构成天地万物的原初普遍物

---

① 小野泽精一、福光永司等编著:《气的思想》,上海人民出版社一九九〇年版,第三八一四三页。

质。而在《黄帝四经》中,气尚未成为一个独立的范畴。由此可见,《黄帝四经》较《庄子》内外篇都要早。

第四,除《孟子》、《庄子》外,学者们更多关心的是《管子》(尤其是〈心术〉上下、〈白心〉和〈内业〉四篇)与《黄帝四经》的关系问题。两书之间从概念、语句到思想倾向上的极多相似,很多学者都已注意到,我在下面也会提及。这里,我想主要讨论一下两书孰先孰后的问题。我个人是以为《黄帝四经》要早于《管子》的,在这方面许多学者已经提出了许多有力的论据,如许抗生先生曾指出几点:

1.《经法》讲道"虚无形",〈心术上〉说:"虚无无形谓之道","天之道,虚其无形。虚则不屈,无形则无所位赶,故遍流万物而不变"。〈心术上〉所说显然较《经法》进了一步。

2.《经法》等讲"道"、"精",《管子》书则进一步用"精气"来规定"道"。

3.《经法》主张认识事物要"虚无有","无执也,无处也,无为也,无私也"。《管子》四篇更进了一步,提出了"静因之道"的说法①。

王博在其博士论文中也提出了几点理由:

1.《管子·白心篇》古本作"建当立有",后人不明其义,多改字读为"建常立道"或"建常无有"。实际上,"当"和"有"字并不误。"当"在《黄帝四经》中是一个非常普遍的观念,〈白心篇〉言"当"应即从那里而来。另外,"立有"应即《十大经·观》所说"立有命(名)"之义。

① 许抗生:〈略说黄老学派的产生和演变〉,《文史哲》一九七九年第三期。

2.〈白心〉所说"故曰：祥于鬼者义于人，兵不义不可"一句，来源于《十大经·前道》："圣[人]举事也，阖于天地，顺于民，祥于鬼神，使民同利，万夫赖之，所谓义也"。

3.在《黄帝四经》中，"气"字约出现五次，计"地气"、"夜气"、"血气"、"云气"及"气者心之浮也"，这五处皆就具体之气而言，皆无哲学抽象之意义。但《管子》中，"气"及"精气"则成为一个重要而独立的范畴①。

以上举出的几点理由都很有说服力，除此之外，我还想补充一点。《黄帝四经》中"因"字大概出现二十三次，如"因天地之常"、"圣人因之"等，皆无独立抽象之意义。而《管子》四篇则将"因"提升为一个重要概念，说"因也者，虚而待物者也"等，显然是又进一步。

总结地说，帛书《黄帝四经》至迟作成于战国中期，是一部较《管子》四篇等早出的著作。

四、稷下之作

战国中后期黄老思想发展的中心乃在稷下，其发展规模及显学地位也集中表现于稷下。从这方面来推测，作为黄老学派经典著作的《黄帝四经》作成于稷下是很有可能的。从前曾有几位学者有这种看法，但并没有提出什么证据。而且还颠倒了《黄帝四经》

---

① 王博：〈黄帝四经和管子四篇〉，《道家文化研究》第一辑，上海古籍出版社一九九二年出版。

和《管子》的先后关系。我这里推测帛书《黄帝四经》为稷下作品，是出于以下的几点考虑：

第一，书中的一些观念与齐文化的特征相合，例如：因齐政权有重士之风，设立学宫，招致贤人尊崇之，《黄帝四经》也多次讲"重士而师有道"、"轻县国而重士"、"贱身而贵有知"、"贱身而贵有道"（俱见《经法·六分》）等；又如齐国自太公以来，更有"因其俗，简其礼"及重功利的传统；而《黄帝四经》也说："一年从其俗"（《经法·君正》），并很重视"因"的观念，此外，还屡言"功"、"利"、"财"等，有明显的功利思想；再如《管子·牧民》云："仓廪实而知礼节"，表现出富然后才知礼、守礼的概念，《经法·君正》也说："民富则有耻，有耻则号令成俗，刑伐不犯"。

第二，《黄帝四经》则依托黄帝，同时又以老子思想为基础，而这两方面都和田氏齐国有特殊的联系。首先，由田氏齐国是田氏取代姜氏后建立的，而姜氏是炎帝的后裔，所以田氏取得政权后，为和姜氏区别开来，便明确宣称是"高祖黄帝"。因此，在齐国有依托黄帝的特殊背景；其次，田氏本是陈国公子完的后代，而老子也是陈人，所以在田氏和老子间也有特殊的关系，以前侯外庐主编《中国思想史纲》就曾说过："道家起源于南方原不发达的楚、陈、宋，后来可能是随着陈国的一些逃亡贵族而流入齐国"，后来安作璋、王葆玹等亦顺此思路进行过探讨①。

第三，更重要的是，《黄帝四经》与《管子》在一系列基本观念上

---

① 安作璋文见于《文史知识》一九八九年"齐文化专号"，中华书局版，王葆玹文见于《哲学研究》一九九○年增刊。

都十分相同或相近,表明它们很可能是同一或相接近的作者群的作品。这些相同或相近处可以归纳为以下几个方面:

1. 首先是道论方面的。

两书都以道为万物生成及存在的依据,《经法·道法》:"虚无形,其襄冥冥,万物之所从生",又:"故同出冥冥,或以死,或以生,或以败,或以成",《道原》云:"万物得之以生,万事得之以成"。《管子·内业》也说:"万物以生,万物以成,命之曰道。"

两书都认为道有虚无形、无名等特点。《道原》说:"恒先之初,迵同大虚。虚同为一,恒一而止……古无有形,大迵无名……人皆以之,莫知其名;人皆用之,莫见其形。"《管子·心术上》也说:"虚无无形谓之道",〈内业〉说:"不见其形,不闻其声,而序其成,谓之道。"

两书都认为,道虽然无形无名,但其作用却是无限的、无所不在的。《道原》云:"天弗能覆,地弗能载。小以成小,大以成大。盈四海之内,又包其外",《管子·宙合》云:"宙合之意,上通于天之上,下泉于地之下,外出于四海之外,合络天地,以为一裹。散之至于无闲,不可名而山。是大之无外,小之无内。"此处"宙合"即指道而言。

两书都以道为一,性质是无为。《道原》说:"一者其号也","其"指道;《管子·形势》云:"道之所言者一也,而用之者异"。又《十大经·成法》云:"一之解,察于天地;一之理,施于四海",《管子·内业》也说:"一言之解,上察于天,下极于地,蟠满九洲。"又《道原》说:"无为其素也",《管子·心术上》亦云:"无为之谓道。"

当然,因为《管子》书成于《黄帝四经》之后,因而两书对道的理解也有差异,主要是《管子》中用精气来解释道,较《黄帝四经》又进了一步。

2.在对天道的理解上,两书也有明显的相同处,如它们都以天道为循环的。《经法》讲"天道环周",具体地说,就是"极而反,盛而衰,天地之道也,人之李也"(〈四度〉)、"极而反者,天之性也"(〈论〉)、"四时代正,终而复始"(〈论约〉)。《管子》中也有类似的表述,如〈重令〉:"天道之数至则反,盛则衰",〈四时〉云:"穷则反,终则始"。

3.讲道和天道的目的是为了给社会政治生活等提供依据和准则,所以《经法》开头就讲"道生法",强调以法来治国。《经法·君正》说:"法度者,正之至也",《称》说:"有仪而仪则不过,侍表而望则不惑,案法而治则不乱"。《管子》中也有类似的说法,〈心术上〉以法出于道,它说:"法出乎权,权出乎道",虽在中间加了一个"权"的环节,但最终也肯定了法生于道,道生法。在此基础上,《管子》中还提出了"道法"的概念,如〈法法〉云:"明王在上,道法行于国",〈任法〉:"百姓辑睦,听令道法"。与《黄帝四经》一样,《管子》也强调以法作为标准来治国,〈禁藏〉云:"法者,天下之仪也",〈形势解〉云:"仪者,万物之程式也。法度者,万民之仪表也。"

4.如前所说,《黄帝四经》与《管子》四篇都有"道生法"的观念,值得注意的是:道法思想为稷下道家的重要特色。这个生于道的法的具体内容是什么呢?简单地说,就是阴阳刑德的交替使用。前面曾经说过,天道的循环表现为"四时代正,终而复始"。而《十大经》进一步把四时和阴阳刑德联系起来。〈观〉云:"赢阴布德……不靡不黑,而正之以刑与德。春夏为德,秋冬为刑,先德后刑以养生……凡谌之极,在刑与德,刑德皇皇,日月相望,以明其当……先德后刑,顺于天。"〈姓争〉也说:"天德皇皇,非刑不行;穆穆天刑,非德必倾。刑德相养,逆顺若成,刑晦而德明,刑阴而德阳,刑微而德章。"如同天道有春、夏、秋、冬,有阴有阳一样,治国也要有德有刑。这种将四时与阴阳刑德相配的思想在《管子》中也有,〈四时〉说:"阴阳者天地之大理也,四时者阴阳之大经也,刑德者四时之合也。刑德合于时则生福,诡则生祸","阳为德,阴为刑","德始于春,长于夏;刑始于秋,流于冬"。可以看出,〈四时〉的说法要更细致一些。

5. 刑德的另一种说法就是文武,因而,《经法》中多次讲要文武并用。如〈君正〉云:"因天之生也以养生,谓之文;因天之杀也以伐死,谓之武。文武并行,则天下从矣。"〈四度〉云:"动静参于天地谓之文,诛□时当谓之武……文则□,武则强","因天时,伐天毁,谓之武。武刃而以文随其后,则有成功矣。"《管子》中同样有此类主张,如〈任法〉云:"主之所处者,一曰文,二曰武,三曰威,四曰德"。

6.在对认识能力及其来源的理解上,两书间也有相似处。在《经法》中,认识能力主要是用"神明"一词来表示的,〈名理〉云:"神明者,见知之稽也",而神明的基础和来源则是道("道者,神明之原也")。人要获得此种能力,须经过一定的修养工夫,〈论〉云:"正生静,静则平,平则宁,宁则素,素则精,精则神",神的前提是精,而要达到精,必须要正、静、平、宁等。《管子》亦有类似思想,且较《经法》作了发展,〈内业〉云:"能正能静,然后能定,定心在中……可以为精舍",而"精之所舍,而知之所生",〈内业〉把《经法》的"精"进一步理解为精气、道的别称，以之为认识的来源，更进了一步。

7.在许多概念的使用上，两书也有众多相似处。如《称》："安徐正静，柔节先定"，《管子》的〈势〉和〈九守〉都有同样的话；《称》中"帝、王、霸"连称，《管子》中的〈幼官〉、〈乘马〉、〈兵法〉等亦然；《十大经》讲"布施五正"，《管子·四时》讲"发五政"，且有具体内容；如此等等，不一而举。

以上的几点使我们有理由相信，帛书《黄帝四经》可能是齐国稷下的作品。当然，这不能说就是定论。实际上，关于帛书《黄帝四经》产生地域的他种说法——如唐兰先生的郑国说、龙晦和余明光等的楚国说，以及魏启鹏、王博等的越国说等——都有其很有力的证据及相当的合理性，而这种情形正可以反映出黄老思想在战国时期的规模之大和影响之广。

五、结语

帛书《黄帝四经》和《管子》等共同引用了范蠡的观点，这是学术史上一个值得探讨的问题。由这个事实，我们可以了解范蠡与黄老思想的关系，范蠡可能是从老子过渡到黄老的关键人物，或者如王博所说，范蠡的思想可能正是黄老之学的雏形[①]。历史上范蠡由越至齐，以后直接发展出了以《黄帝四经》为代表的齐国黄老之学。在短短的一百多年中，老子的思想经过范蠡等而发展出了黄老之学。由帛书《黄帝四经》的发现，一方面人们可以认识范蠡

---

①　王博说法见其博士论文〈老子思想探源及研究〉。

在哲学史上承上启下的重要性；另一方面，由于它已经融化了老子思想，因而《老子》的成书年代就不能被估计得太晚，应以司马迁所说的是老子自著为正确。

在道家系统中，老子的思想发展到战国时代，形成了两个主要学派，即黄老之学和庄学。两者都继承了老子的道论，但又加以不同的发展。就黄老之学来说，由"道生法"可以看出，它使老子的道论向着更积极的方向发展，引出了一系列社会政治准则；而庄学则把道演化成了一种人生境界。由帛书《黄帝四经》的发现，我们对老子思想发展的这两种倾向看得更为清楚，同时，如前段所说，黄老之学本身的发展线索及显学地位也更加明显。

第一篇 《经法》

《经法》是古佚书《黄帝四经》的第一篇,共分九节,是讲论自然和社会中所存在的恒定法则。

首论"道生法"及"法"的重要意义;以下则分别论述如何征战伐国;治国之次第;判断"六顺"、"六逆"的标准;理顺君臣、贤不肖、动静、赏罚诛禁四个对立关系;"执六柄"、"审三名"的人事之理要取法"建八政"、"行七法"的天道;决定国家兴亡的主要因素便是考察一个国家是否存在着六危、三壅、三不辜、三凶、五患;天道、天理与对其进行取法和再现的人事之理乃是"道"的合成大要。静观悟道、循名究理、循法执度三者有机结合,乃《经法》之大要。

〈道法〉第一

【内容提要】

　　〈道法〉是《经法》篇的总论,主要论述道和法,以下各章都围绕道和法来展开。

　　开篇先说"道生法",这是在揭示法度建立的依据;并在总体上说明法的重要性。

　　接着从"四害"、"四无"两方面指出道的重要性、基本内涵及如何获得道;并论述了治理国家、建立刑名、掌握道三者之间的关系。

　　然后提出了"当"、"不当"、"平衡"(都是指"度"、适度)等一系列概念,并提出了适当条件下的对立转化学说。

　　再次,叙述了去私执法的思想及正、奇(治国使用的常规和非常规手段)取决于事的观点。

　　最后,阐明了主道、臣道各有分际的观点。

　　道生法①。法者,引得失以繩,而明曲直者殹(也)②。故執道者,生法而弗敢犯殹(也),法立而弗敢廢[也]③。[故]能自引以繩,然後見知天下而不惑矣④。

【注释】

①道生法:作为宇宙万物的本原的道生出了社会的各项法度。

　　"道"指宇宙实体、万物本原和普遍规律,为老子首创的哲学专用名词,并成为中国哲学的最高范畴。

《黄帝四经》中明确界定"道"的有两处:其一,《经法·明理》:"道者,神明之原也"。其二,《经法·论》:"理之所在谓之道"。前者形容"道"的变化之灵妙作用,后者指宇宙、社会的总规律,即天道、地道、人道。(《管子·霸言》:"立政出令用人道,施爵禄用地道,举大事用天道"。《易·说卦》:"立天之道曰阴与阳,立地之道曰柔与刚,立人之道曰仁与义。")本书中则称为"天稽"、"地稽"、"人稽"(见《经法·四度》)或"天时"、"地利"、"人事"(见《十大经·前道》),这些便构成"道"的总和。《韩非子·解老》:"道者,万物之所然也,万理之所稽也",即是"天稽"、"地稽"、"人稽"的一种换言。

"法"指法度、法则。《黄帝四经》中的"法",有时指法则,如《十大经·姓争》:"居则有法";有时指法度,如《经法·名理》:"以法为符"。此处的"法"即指法度而言,《经法·君正》:"而生法度者,不可乱也"即下文"生法而弗敢犯也"。

本书"道"与"法"共文的例子尚有两处:其一,《十大经·观》(及《姓争》):"其明者以为法而微道是行"。其二,《称》:"弛欲伤法,无随伤道"。此外,《道原》:"抱道执度","度"也指法度。

社会的法度依据宇宙的总规律而构建("道生法")的界说,本于《老子·二十五章》:"人法地,地法天,天法道,道法自然"的观点。

《管子·心术上》:"事督乎法,法出乎权,权出乎道",是本经"道生法"的申释。《管子·法法》:"宪律制度必法道。……明王在上,道法行于国",此处"道法"连言,乃晚于《四经》。

《鹖冠子·兵政》:"贤生圣,圣生道,道生法",即袭用本经语。

　　《荀子·致士》:"无道法则人不至"、"君子也者,道法之总要也"。"道"、"法"连言,使"道"更加接近"人事"。这里可以看出荀学对黄老之学的发展线索。此外《荀子》书中亦多"礼法"连言,将道家玄奥浩广的"天道"具象化,使"道法"、"礼法"的概念更加落入人事的范畴。

②法者,引得失以绳,而明曲直者也:法就像绳墨辨明曲直一样,决定着事物的成败得失。"引"是正定的意思。《左传·昭公元年》注:"引,正也"。"绳",绳墨,木工正曲直的工具。

　　《荀子·正名》:"正道而辨奸,犹引绳以持曲直。"

　　《春秋繁露·深察名号》:"欲审曲直莫如引绳。"

③故执道者,生法而弗敢犯也,法立而弗敢废也:圣人既然制定了各项法律制度便不可违犯它,法度一旦设立便不可废弛。

　　"执",执持、掌握。"执道者",泛指"圣人"。《庄子·天地》:"执道者德全,……圣人之道也。"

　　"生法":制定创生各项法律制度。《管子·法法》:"圣人能生法,不能废法而治国。"与此义同。

④[故]能自引以绳,然后见知天下而不惑矣:所以说如果能够以绳墨自正,然后方能认识天下万物之理而不会迷惑。

　　"故"字原缺,下文"故能至素至精……然后可以为天下正。"与此辞例相同,据补。

【今译】

　　宇宙本原的"道"产生了人类社会的各项法度。"法"就像绳墨辨明曲直一样,决定着事物的成败得失。因此圣人既已制定出了各项法度就不可违犯它,法度一旦设立便不可废弛。所以说如果能够以绳墨法度自正,然后才可认识天下万物之理而不会迷惑。

【阐述】

　　"道"这个概念在《老子》中多指创生万有的宇宙本体;同时老子也主张要以"人道"法"天道"。《四经》中的"道生法"便是这一观念的继承。然而值得注意的是,《四经》中的"天道"常常具化为"人道",特指"人事",此为"道"说之一变。这既是针对春秋时期"天道远,人道迩"而发,又是受战国初期社会政治时代大潮的影响。

　　"法"也由一般的"法则",明确地变为特指社会的"法度",则是"法"说之一变。应该说,"道"和"法"的这种向社会、人事的倾斜是原始道家学说介入现实的一个重要的趋向。

　　《管子》一书将"道法"连言,则是"道"与"法"在概念上的发展;《荀子》中不但"道法"连言,且几乎将"礼义"等同于"道",那又是"道"与"法"的含义进一步地发生变化。这些变化,可以说已经为汉初黄老之学的盛行铺垫其进路。

　　虚無刑(形),其裻冥冥,萬物之所從生①。生有害,曰欲,曰不知足②。生必動,動有害,曰不時,曰時而□③。動有事,事有害,曰逆,曰不稱,不知所爲用④。事必有言,言有害,曰不信,曰不知畏人,曰自誣,曰虛誇,以不足爲有餘⑤。

【注释】

①虚无形,其裻冥冥,万物之所从生:道体虚空无形,寂静玄远,万物赖之以生。

　　"虚无形",这是对道体的形容。《管子·心术上》说:"虚无形谓之道"。虚,是说道的涵包广大。无形,是说道的不可捉摸。《庄子·天地》:"同乃虚,虚乃大",同书〈庚桑楚〉说:"虚则无为而无不为也。"《老子》第五章:"虚而不屈,动而愈出"。又,《老子》四十一章:"大象无形"。《庄子·德充符》:"无形而心成。"

　　"其裻冥冥",也是对道体的形容。关于"裻"字的解释,大致有这几种:第一,认为裻当读为"寂",第二,裻为衣背之中缝,引申为中枢,第三,裻读为"督"(《庄子·养生主》:"缘督以为经"),督为人身的中脉,引申有"中"义,第四,裻为新衣声。

　　我们认为"裻"在此当读为"寂"。理由是:1."寂冥冥"与"虚无形"都是并列形容道体的。虚无形,是说道的涵盖广大不可捉摸;寂冥冥,是说道的寂静无声玄远深邃。2.《老子》以"虚极"、"静笃"、"寂兮寥兮"、"大音希声"、"听之不闻"等形容"道",《庄子》以"虚静"形容"道",《管子》以"不见其形,不闻其音"(《管子·内业》)来形容"道"。3.《孔霖碑》"寂兮冥冥",同此辞例。

　　"冥冥",玄远深邃。"冥冥"的概念源于《老子》第二十一章:"道之为物……窈兮冥兮"。《管子·内业》承之,云:"冥冥乎不见其形……无根无基,无叶无荣。万物以生,万物以成,命之曰道。"

②生有害,曰欲,曰不知足:人一降生便有患害随之,这是因为人的原性中存在着欲望和不知满足。

　　"生有害"以下分言人生四害,为黄老之道张本(四害即是生害、动害、事害、言害)。

"生有害,曰欲,曰不知足"源于《老子·德经》:"罪莫大于可欲,祸莫大于不知足"(徐仁甫《广释词》云:"可犹多……《老子》四十六章:罪莫大于可欲,《韩诗外传》可欲引作多欲……《楚辞·九章·哀郢》:曾不知夏之为丘兮,孰两东门之可芜……可芜,谓多芜。"按:"可"读为"夥","夥欲"即"多欲"。《说文》:"髁,胴也",又:"窠,空也",《一切经音义》:"軻,空也"。则可声、果声之字古多相通。《说文》:"齐谓多为夥"。《方言·一》:"凡物盛多谓之寇,齐宋之郊、楚魏之际曰夥"。《史记·陈涉世家》索隐引服虔曰:"楚人谓多为夥"。老子屈原皆楚人,正合用夥字)。此为"无私"、"不争"的黄老虚静思想提供依据。

老子的"不见可欲"、"知足不辱"、"知足者富"以及"见素抱朴"、"少私寡欲"等思想也都体现在"生有害,曰欲,曰不知足"句义中。

③生必动,动有害,曰不时,曰时而□:人生则好妄动,妄动必有患害,具体表现在不能相时而动,甚至逆时而动。

"不时",指不能相时而动。《左传·隐公十一年》:"量力而行,相时而动。"《老子》八章:"动善时"(即"与时迁徙,应物变化"),本书亦主张应顺时而动,并说"动静不时曰逆"(《经法·四度》)。

缺字或补为"动",按:疑当作"怀(倍)"。"时"、"倍"为之部协韵。"曰时而倍",谓逆时而动。《十大经·五政》:"反义逆时,其视蚩尤",《经法·四度》:"动静不时谓之逆",皆可与此互证。

④动有事,事有害,曰逆,曰不称,不知所为用:妄动必妄举事,妄举事则患害随之,具体表现为行事违逆事理,或者行事不衡量其能力,甚或行事不知功用何在。

"不称",有释为"不平衡"。似乎于文义不合。

按:"不称",可有如下几种解释:

其一,即下文"称以权衡"之称,释为度,衡量。《广雅·释诂》:"称,度也"。不称,谓举事不衡量自己的能力。上文"曰不时",是就"动善时"(《老子·八章》)、"相时而动"(《左传·僖公十一年》)而说的;此处的"不称"是就"事善能"(《老子·八章》)、"量力而行"(《左传·僖公十一年》)而说的。

其二,"不称",谓不合时宜。《荀子·正论》杨倞注:"称谓所宜也",《汉书·刑法志》注:"称,宜也。"

其三,"不称",谓不知轻重。《楚辞·惜誓》:"若称量之不审兮",王逸注:"称,所以知轻重。"(此处之"称"仍为度量之义)

《淮南子·原道》:"人生而静,天之性也。感而后动,性之害也。物至而神应(物,事也),知之动也。"此可与本经上一段文字互参。

⑤事必有言,言有害,曰不信,曰不知畏人,曰自诬,曰虚夸,以不足为有余:举事必有言说,有言说既有患害,具体表现为,其言无征而爽信,或者口出大言而不知畏人,或者明明做不到的事情却声称能够做到,或者言过其实虚浮夸诞,甚或力所不及却扬言力量有余。

"自诬",指自己欺骗自己。《十大经·行守》:"有一言,无一行,谓之诬"。《大戴礼记·曾子立事》:"不能行而言之,诬也。"《黄帝四经》中屡言"言必信,行必果"即就此而论的。

"言之害"云云为下面形名、名实之论提供依据。

生害、动害、事害、言害等论述,显然是受了《老子·八章》:"言善信,政善治,事善能,动善时"的影响。

【今译】

道体虚空无形,寂静玄远,万物赖之以生。人一降生便有患害随之,这是因为人的原性中存在着欲望并且这种欲望永无止境。人生则好妄动,妄动必有患害,具体表现在不能相时而动,甚至还逆时而动。妄动必妄举事,妄举事则患害随之,具体表现为行事违逆事理,或者举事不量力而行,甚至行事不知功用何在。凡人举事都必有言说,有言说既有患害,具体表现为其言无征而爽信,或者口出大言而不知尊敬他人,或者明明做不到的事情却声称能够做到,或者言过其实虚浮夸诞,甚或力所不及却偏扬言力量大有富余。

【阐述】

上一小段是在总体上论述法的重要性,此一小段则论述道。

此处论道,是从一个很特殊的角度——通过反证的方式来阐发的,这便是关于人生"四害"的讨论。而关于这"四害"的讨论,十分明显地是受了《老子·八章》思想的影响。而"事害"、"言害"又显然是据《老子·二章》"是以圣人处'无为'之事,行'不言'之教"而发的。

关于"四害"的申论,显而易见是在为后面阐扬黄老之道作张本。具体说,是为阐明黄老思想赖以构成的无私不争、顺时而动、执道循理、刑名名实相符等基本观点提供反证。

故同出冥冥,或以死,或以生;或以败,或以成①。祸福同道,莫知其所从生②。见知之道,唯虚无有③。虚无有,秋毫成之,必有刑(形)名④,刑(形)名立,则黑白之分已⑤。故执道者之观于天下殹(也)⑥,无执殹(也),无处也,无为殹(也),无私殹(也)⑦。是故天下有事,无不自为刑(形)名声号矣⑧。刑(形)名已立,声号已建,则无所逃迹匿正矣⑨。

【注释】

①故同出冥冥,或以死,或以生;或以败,或以成:宇宙间万物万事都生于道,其死生成败都由道决定。

　　"冥冥",指代玄远深邃之道。《庄子》一书,多以"冥冥"指代道。如,〈在宥篇〉说:"至道之精,窈窈冥冥。"又,〈天地篇〉:"冥冥之中,独见晓焉。"〈知北游篇〉说:"视之无形,听之无声……谓之冥冥。"

　　《管子·内业》:"道也者……人之所失以死,所得以生也;事之所失以败,所得以成也。"两者文义相同,可见稷下道家与《四经》之内在联系。

　　《韩非子·解老》:"道者,万物之所以成也……其物冥冥……万物得之以死,得之以生;万事得之以败,得之以成。"韩非以黄老观点解《老》,于此可见。

②祸福同道,莫知其所从生:祸福同出一门,人们却不知道它产生的原因。

　　人们如何才能知道祸福产生的原因呢? 下文给出了答案,即"见知之道,唯虚无有"及"反索之无形,故知祸福之所从生"。

《淮南子·人间》："夫祸之来也,人自生之;福之来也,人自成之。祸与福同门,利与害为邻,非神圣人莫之能分"本于此。

③见知之道,唯虚无有:要想明白死生成败祸福的道理,只有依靠道。

"见知",认识。"之",此,指代上面所说的死生成败祸福。"虚无有",一般认为是形容主体认识的状态,指的是下面的无执、无处、无为、无私。因此把这两句解释为:要认识死生成败产生的原因,只有做到"虚无有"。

按:"虚无有"与上文的"虚无形"及下文"反索之无形"的"无形"都应该同样是用来形容道、指称道的。"唯道集虚"(《庄子》语),在老、庄中用"虚"形容道是惯用法。而"无有"在老、庄中也是用来形容道的。《庄子·天下》:"建之以常无有,主之以太一","虚无有"的"无有"即此"常无有",也即老子的"常无"、"常有"。《老子·一章》:"常无,欲以观其妙;常有,欲以观其窍"。所谓"天下万物生于有,有生于无"(《老子》语),因此,"虚无有"便是道的指代。

又按:两个"虚无有"的"有"字疑皆当作"形"。理由一,此处"虚无形"复上之"虚无形",蒙下之"无形",上下一贯,皆形容道。理由二,此"形"与冥、生、成、生、名为耕部协韵。"有"在之部,失韵。

④虚无有,秋毫成之,必有刑(形)名:依靠道,便可把握所出现的细微事物的形和名了。

"秋毫",禽兽秋季所生的细毛,用以比喻极为细小的事物。

按:如果把"虚无有"看成是"形容主体认识的状态",那么,这三句就可以解释为:人们的主体认识一旦达到了"虚无有"的境界,就会发现任何细微事物的出现,都必然要伴随着形和名。

　　"刑名"，即形名。形，指客观事物的形体、状态。名，指事物的名称、概念。形名之说，原是就事物的形体和名称的关系而言，认为事物标志的"形"和事物称谓的"名"必须相当。这主张可能出现很早，据说春秋时郑国大夫邓析"好刑名，操两可之说，设无穷之辞"（刘向《校叙》）。《庄子·天道》："故书曰：有形有名"。又说："形名者，古人有之"。这里所提到的"故书"、"古人"已无可考。成玄英《庄子疏》也说："书者，道家之书，既遭秦世焚烧，今检亦无的据"。道家之书，最早的《老子》曾多次使用"刑"、"名"的概念，然而都属单词，未将"刑名"连用。如《老子》五十一章："物将刑之"，此处是将"物"、"刑"共文。《老子》三十二章："始制有名"，指万物兴作，于是产生了各种名称。此处老子认为事物有了各种名称，定名分、设官职，从此就纷扰多事。可见春秋末的老子并不主刑名说，此说到战国之后，才成为黄老学派和法家的重要概念。比如：

　　《管子·心术上》："物固有形，形固有名"；〈心术下〉："凡物载名而来。"

　　《尹文子·大道上》："名也者，正形者也。形正由名，则名不可差。有形者必有名……名以检形，形以定名，名以定事，事以检名。"

　　《韩非子·二柄》："人主将欲禁奸，则审合形名；形名者，言与事也。"

　　《黄帝四经》提出"形名"的概念，要早于上引各书。按：黄老和法家都从政治和法律的意义上讲形名，主张"循名责实"，根据人臣的言行（"形"）给予一定的官位（"名"），而后"审合形名"，考核其言行是否符合于职位。

　　《史记·老子韩非列传》说："申子之学，本于黄老，而主刑名",并说韩非"喜刑名法术之学,而其归本于黄老"。由此可知,法家的主形名乃是"本于黄老"。

⑤刑(形)名立,则黑白之分已:形和名的观念一旦确立,那么是非黑白的分界也就随之确定。

　　"黑白",指是非。《经法·名理》:"是非之分,以法断之"。《荀子·不苟》:"分是非之分"。"分",界限,分界。"已",确定。《广雅·释诂》:"已,成也";《国语·周语》注:"成,定也。"

　　《尹文子·大道上》说:"察其所以然,则形名之与事物,无所隐其理矣"。形、名(即名、实)是否相符,是判断是非的依据,这即如《尹文子·大道上》所说的"善(形、实)有善名,恶(形、实)有恶名……使善恶尽然有分,虽未能尽物之实,犹不患其差也"。

　　这里有一点值得注意:这两句是说是非黑白的判断本由形名观念的确立来决定,而在《经法·名理》中却说"是非之分,以法断之",形名与法相连,则是已开"刑名法术"之学的先河。

⑥执道者之观于天下殹(也):"观",显示。《汉书·叙传》注:"观,示也。"

⑦无执殹(也),无处也,无为殹(也),无私殹(也):变通而不固执,功成而不居,顺时而动不妄作为,公正而去私心。

　　"无处",有的释为"不先入为主",不知何据。按:《庄子·知北游》:"无处无服始安道",此"处"作"居"讲。疑本经之"无处"乃《老子》二章"为而弗恃,功成而弗居"之义,也即《经法·国次》"毋擅天功"之义。

　　"无为":顺时而动,不妄为。此处的"无为",是照应上文的"动有害"、"事有害"而言的。不能相时而动,甚至逆时而动,称作妄动,必有患害;违逆事理,则为妄举事,必有患害。此二害皆是妄为所致,所以此处指明道的核心之一部分即是顺时而动,不妄为。

　　此"无为"、"无执"是袭《老子》语。《老子·二十九章》:"天下神器,不可为也,不可执也。为者败之,执者失之。是以圣人无为,故无败;无执,故无失。"王弼注:"万物以自然为性,故可因而不可为,可通而不可执也。"

⑧是故天下有事,无不自为刑(形)名声号矣:这是说天下之事,都可在刑名确立、名实相符的情况下自然而然地得到治理。

　　"声号",声名称号。这里的称号应该是特指爵号、名位的。《国语·楚语》注:"号,名位也"。《汉书·司马相如传》集注:"号,谓爵号"。总之,这里的"形名声号"是就法令制度、名分、官职而言。而《庄子》等书所提到的这些概念与此并不完全相同。如:《庄子·人间世》:"为声为名,为妖为孽"。〈马蹄篇〉:"事业不同,名声异号"。〈天运篇〉:"视而可见者,形与色也;听而可闻者,名与声也。悲夫,世人以形色名声为足以得彼之情。夫形色名声果不足以得彼之情,则知者不言,言者不知,而世岂识之哉"。又说:"五帝之治天下不同,其系声名一也。"

　　《管子》等书有与此类似的论述,可以与此相互参证。如《管子·白心》:"是以圣人之治也,静身以待之,物至而名自治之"。

　　《申子·大体》:"动者摇,静者安。名自正也,事自定也。是以有道者自名而正之,随时而定之也。"

　　《韩非子·主道》:"有言者自为名,有事者自为形,形名参同,君乃无事焉,归之其情。"同书〈扬权篇〉:"故圣人执一以静,使名自命,令事自定,……因而任之,使自事之,因而予之,彼将自举之,正与举之,使皆自定之"。

⑨刑(形)名已立,声号已建,则无所逃迹匿正也:各项法令制度都已设立,名分、官职都已建置,那么天下万物就都在得道的圣人

掌握之中了。

"匿正",隐藏目标。正本为射的,即射箭的靶子。《诗·猗嗟》疏:"正者,侯中所射之处。"

《申子·大体》:"名者天地之纲,圣人之符。张天地之纲,用圣人之符,则万物无所逃之矣。"与此文意思接近。

【今译】

所以说宇宙间万物万事都生于道,其死生成败都由道决定。祸福同出一门,人们却不知道它们产生的原因。要想明白死生成败祸福的道理,只有依靠道了。依靠道,就能把握所出现的细微事物的形和名。形和名的观念一旦确立,那么是非黑白的分界也就随之确定。圣人所示范于天下的,便是变通而不固执、功成而不居、顺时而动不妄作为、处事公平正直不以私意。因此天下之事,便都可以在形名确立、名实相符的情况下自然而然地得到治理。各项法令制度都已设立,名分、官职都已建置,那么天下万物就都在得道的圣人掌握之中了。

【阐述】

本段是紧承上段进一步披露道的内涵和重要性,这是从两方面来阐述的。

首先,上一小段通过对"四害"(即生害、动害、事害、言害)的申论,从反面论证了道的重要性。而本段则从"四无"(即无执、无处、无为、无私)的角度,指出了道的基本内涵或曰获得道的途径。

其次,指出了治理国家、建立形名、掌握道的关系。掌握了道,形名的观念就可确立;形名观念确立,天下即可治理。那公式显然便是:道——形名——治理。

公者明①,至明者有功。至正者静②,至静者圣。无私者知(智),至知(智)者为天下稽③。称以权衡④,参以天当⑤,天下有事,必有巧验⑥。事如直木⑦,多如仓粟。斗石已具,尺寸已陈,则无所逃其神⑧。故曰:"度量已具,则治而制之矣"⑨。绝而复属,亡而复存,孰知其神。死而复生,以祸为福,孰知其极⑩。反索之无形,故知祸福之所从生⑪。应化之道,平衡而止⑫。轻重不称⑬,是胃(谓)失道。

【注释】

①公者明:"公",是说心胸如天地一样广阔,能包容一切。"公"即指上文所以构成道的"四无"(无执、无处、无为、无私)中的"无私"。因为它是构成道的主要成分,所以在《黄帝四经》中反复提到它。

"公"字在《四经》中多次出现,但出现的具体环境不同,含义也有差异:

首先是它的最基本含义,即是形容道的无所不包、天地的无所不覆无所不载。如:"天地无私"(《经法·国次》),"兼覆载而无私"(《经法·六分》)。

其次,指心灵的公正坦荡,并以此来获得"道"。如:"故唯执道者能虚静公正"(《经法·名理》)。

第三,具体指为政处事上公平无私。如:"任能毋过其所长,去私而立公"(《经法·四度》)、"精公无私而赏罚信"(《经法·君正》)等等。

"公"的思想,首先由老子提出,并成为黄老学派和法家颇为重要的主张。此外,对儒家和宋明理学也有所影响。

《老子》十六章:"知常容(包容),容乃公,公乃全,全乃天,天乃道"(按:这里的"容"、"公"、"天"、"道",正是《黄帝四经》对公字的理解)。这里的"公"也是《四经》中的第一个含义。《管子·形势》:"天公平而无私,故美恶莫不覆;地公平而无私,故小大莫不载"。这里使用的"公"也是《四经》中的第一个含义。

"明",指认识和了解事物运动变化的规律。《老子》十六章说:"知常曰明……知常容,容乃公……"。《经法·四度》:"明则得天"。

"公者明"之说,显然是受了《老子》十六章思想的影响。《荀子·不苟》:"公生明,偏生暗"。同书〈强国篇〉;"倜然莫不明通而公也。"这显然是受到老子和黄老的影响。

周敦颐《通书》:"静虚则明,明则通;动直则公,公则溥。明通公溥,则庶矣乎。"这思想源于老子至明。

②至正者静:"正",指正常的法则。"静",指遵循天道的虚静。"正"、"静"观念出自《老子》而有所发展。

形名、公私、正奇、动静等等是《黄帝四经》中经常出现的一系列范畴。

"正"在《四经》中有多种含义,须随文释义:

1.指正常的法则。在正奇连用("正"作名词用)或与动静共文时都要作如此解释。如《经法·道法》:"正、奇有位",《经法·四度》:"君臣当位谓之静,贤不肖当位谓之正。动静参于天地谓之文……静则安,正则治……顺者,动也;正者,事之根也"。

2.指端正、正确。如《经法·道法》:"物自为正"等等。

3."正,长也"(《周礼·太宰》注),君长。如《经法·道法》:"可以为天下正"。

4.通"征"。如《经法·君正》:"五年而以刑正"。

5.通"政"。如《经法·论》:"八正不失"。

6.矫正、伐正。如《十大经·成法》:"操正以正奇"(此"正奇"之"正"作动词,矫正)。

7.射的,靶子。《经法·道法》:"无所逃迹匿正"。

这里的"静"与老、庄的"清静"是有区别的,它是有条件的。须动则动,须静则静,总之,以"参于天地"为准则。《经法·四度》:"动静不时谓之逆……动静参于天地谓之文"。须静而不静,则国家不安定(《十大经·姓争》:"时静不静,国家不定")。那么在什么情况下需要静呢?《经法·亡论》说:"嬴极必静……嬴极而不静,是谓失正"。

正和静的关系及意义就在于:须静而不静便是"失正",正则治,静则安。

《老子》五十七章:"以正治国"的"正"与此文之"正"意思有别,而"我好静而民自正"中的"静"与此处的"静"应该也是有差异的。然而"清静以为天下正"在句法上与本文下句"至静者圣"很相近,可以看出它们之间的渊源关系。

《庄子·天道》:"静而圣,动而王,无为也尊"。表面上看,"静而圣"与本文"至静者圣"是同义的,但联系起来看,"无为"是至尊的,"静"是神圣的,而"动"则不过"王"而已,其中等次是很分明的。然而,《黄帝四经》所主张的,则是或动或静,只要是"参于天地"，顺时合道，都可"立为圣王"。其差异就在于此。那么，《庄子·庚桑楚》的"正则静，静则明"自然也与本文有所区别。

《荀子》中也提到"动静"，但已不是"参于天地"，而是参于礼义了，如:《荀子·君道》:"行义动静度之以礼"。于此可以看出荀子吸收黄老而加以转化的痕迹。

③至知(智)者为天下稽:最为明智的人可以成为天下所取法的榜样。

"稽"，在《黄帝四经》中主要有两个用法。其一，读为"楷"，法式、法则;作动词则是取法之义。稽、楷同为脂部字，故可通假。《老子》六十五章:"知此两者亦稽式也;常知稽式，是谓玄德。"《释文》:"稽，河上作楷"。《广雅·释诂一》:"楷，法也"(名词是法则之义，动词是取法之义)。《广雅·释诂四》:"楷，式也"(法式，模式)。《礼记·儒行》:"后世以为楷"。《释文》:"楷，法式也"。其二，如字解释为"考察"。如《四经》中的"察稽"之类(按:《管子·白心》:"自知曰稽"，稽的"自知"之义也是由"考察"引申出的)。

④称以权衡:指用法度来审定是非。

"称"，度量，审定。"权衡"，秤。权指秤锤，衡指秤杆。《庄子·胠箧》:"为之权衡以称之"。《淮南子·泰族》:"欲知轻重而无以，予之以权衡，则喜"。引申之，作动词为衡量、比较;作名词，则比喻法、法度。《管子·有度》:"审得失有权衡之称者，以听远事，则主不可欺以天下之轻重。"又，《荀子·王制》:"公平者职之衡也，中和者听之绳也。其有法者以法行，无法者以类举"。也是与《四经》中绳墨、权衡之说相联系。《淮南子·本经》:"故谨于权衡准绳，审乎轻重，足以治其境内矣"，意思更为显明。

⑤参以天当:参照自然、社会的必然规律。

　　"天当",就是"天道",就是自然、社会发展的必然规律。万事、万物的发展、变化都存在着一个自然的"度",人们的行动如果符合这个"度",就是符合了天道,符合了天当。"当",就是适度,得其中和之道。

　　《管子·宙合》:"时出则当……奚谓当……应变不失之谓当"。《穀梁传·序》疏:"当者,中于道"。《荀子·正论》注:"当,谓得中也。"《礼记·乐记》:"天地顺而四时当"。注:"当谓不失其所"。此皆是"当"字之义。

　　《四经》中,"天当"是一个频繁使用的概念。《经法·四度》:"内外皆顺,命曰天当。"

　　"天当"这个概念仅见于《四经》。古有"天常"一语,如《左传·哀公六年》:"惟彼陶唐,帅彼天常"。"天常"即天之常道。《荀子》中也常说:"天行有常"、"天有常道,地有常数"。"天常"与"天当"很接近,都是就"天道"而言。但"常"强调永恒不变,"当"则侧重于度和数,这是差异所在。

⑥必有巧验:谓考核验证。

　　"巧",同"考",考核。《释名·释言语》:"巧,考也,考合异类其成一体也"。验,验证。

　　考谓功绩得到考核,验谓法令制度得到证验。《周礼·大司马》注:"考,谓考校其功"。《春秋繁露·考功名》:"考绩之法,考其所积也。"《后汉书·朱浮传》注:"考,谓考其功最也"。《汉书·郊祀志》注:"考,校其虚实也"。并为考义。《吕氏春秋·知度》:"有职者安其职,不听其议;无职者责其实以验其辞"。

　　《鹖冠子·学问》:"内无巧验"。

⑦事如直木:形容事物繁多。

　　"直",或读为"植",或以为用为动词,作矫正使直讲。按:当读为"植"。朱骏声《说文通训定声》:"直,假借为植"、"植,假借为直"。植木,即林木,树木,比喻事物之多。《淮南子·兵略》:"兵如植木,弩如羊角,人虽群多,势莫敢格"。《鹖冠子·王铁》:"天度数之而行,在一不少,在万不众。同如林木,积如仓粟,斗石已陈,升委无失也"。

⑧斗石已具,尺寸已陈,则无所逃其神:"斗石",皆为量器。"斗",口大底小的方形量器,有柄。"石",容量单位,也是重量单位。十升为斗,十斗为一石,一百二十斤为一石。"其神",与下文"孰知其神"的"其神"意思相同,指隐秘微妙。斗石,所以量其多寡;尺寸,所以度其长短。《经法·四度》:"尺寸之度曰小大短长,……斗石之量曰少多有数"。斗石、尺寸在此都比喻法度。

《荀子·君道》:"不待衡石称悬而平,不待斗斛敦概而啧"。《韩非子·安危》:"六曰,有尺寸而无意度"(谓国安之道有六,第六即是理政断事,依靠法度而非意度)。

《易·系辞上》:"阴阳不测之谓神"。韩康伯注:"神也者,变化之妙极万物而言,不可以形诘者也。"《系辞》使用"神"与《经法》此处同义。

⑨故曰:度量已具,则治而制之矣:"量",承上"斗石"而言,"度",承上"尺寸"而言。"度量",也是指法度。"治",监督。《周礼·乡师》:"遂治之",注:"治,谓监督其事"。"制",控制。

《韩非子·扬权》:"上操度量,以割其下(割,断,判断。以判断下属之是非)。故度量之立,主之宝也"。义与此近。

⑩绝而复属,亡而复存,孰知其神? 死而复生,以祸为福,孰知其极:断绝了的世祀会重新接续,灭亡了的国家会重新建立,谁能知道其中的奥秘呢? 衰败的国家又变得兴盛了,祸事又可以转变为福事,谁能知道其中的究竟呢?

"绝",断绝,指断绝了的世祀。"属",接续,恢复。"绝而复属",相当于下文的"衰者复昌"。"亡",指国家灭亡。"存",指国家重建。《穀梁传·僖公十七年》:"桓公尝有存亡继绝之功"。《礼记·中庸》:"继绝世,举废国"。《论语·尧曰》:"兴灭国,继绝世"。《淮南子·人间》:"三代种德而王,齐桓继绝而霸"。《称经》:"有国存,天下弗能亡也;有国将亡,天下弗能存也。"

"死",即"死国",衰落的国家。"生",即"生国",兴盛的国家。《经法·论》:"逆之所在,谓之死国……顺之所在,谓之生国"。

"极",限度,究竟。

按:这一段议论,有三点值得注意:

其一,这段言语,明显带有春秋末、战国初的味道,时代的烙印极为显明。

其二,属绝、存亡、生死、福祸等是《黄帝四经》提到的一系列范畴,每对范畴之间可以相互转化,不是永恒不变的。

其三,每对范畴都与"道"相联系,它们的转化是由"道"来决定的。《经法·论》:"观则知死生之国,论则知存亡兴坏之所在"。《经法·论约》:"参之于天地之恒道,乃定祸福死生存亡兴坏之所在"。又,《经法·论》说:"极而反者,天之性也"。

《老子》五十八章:"祸兮福之所倚,福兮祸之所伏,孰知其极?其无正也。正复为奇,善复为妖"。其文句和对立转化的观点显然对《四经》是有影响的。但是,"其无正"(没有一定之规)却现出了相对主义的端倪。而《四经》的转化说却是有条件的,比如说"衰者复昌",衰变为昌,要在对手"不尽天极"的条件下完成转化的。倘不具备转化条件,那么"有国将亡,天下弗能存也"。这种对立转化规律是可以认识和掌握的,那就是要求之于道、参之于天地之恒道、把握逆顺、平衡等因素。

⑪反索之无刑（形），故知祸福之所从生：反求之于道，便可以懂得祸福、死生、存亡、属绝等等产生和转化的原因。

　　"索"，求。"无刑（形）"，指道，已见前注。

⑫应化之道，平衡而止：应付事物变化的具体方法，就只在于掌握平衡和适度。

　　"反索之无形"，是说"应化"的总原则；"平衡而止"，是说"应化"的具体方法。

　　"平衡"，是黄老思想的一个重要观念，主张处理事物，要把握适度，不走极端。因为事物发展的内在规律是"极而反"，因此"平衡"起着重要的调节作用。

　　"平衡"，与上文"参以天当"的"当"意思相近，所以《管子·宙合》便说："应变不失之谓当"。

⑬轻重不称："称"，相当，相等。

　　《荀子·富国》："礼者，贵贱有等，长幼有差，贫富轻重皆有称者也"。

【今译】

　　心胸广阔，能包容一切的人是精明的，最为精明的人才能建立功业。遵循正常法则的人才能达到因时而静的最高境界的静（至静），至静的人就是圣人。大公无私的人才是睿智的，最为明智的人可以成为天下所取法的榜样。如果能够用法度来审定是非，并且参照自然、社会发展的必然规律，那么天下之事，都可以得到有效的证验了。事物繁多，如同仓中粟米。然而法律制度都一一设置具备了,那么再隐秘微妙的东西也无法逃脱。所以说:法度已然具备了,所有事情就都可以得到有效的监督和控制了。断绝了的世祀会重新接续,灭亡了的国家又重新出现,谁能知道其中的奥秘呢?衰败的国家又变得兴盛了,祸事又转变成福事,谁能知道其中的究竟呢?只要反求之于道,便可以懂得上述祸福、死生、存亡等等产生和转化的原因了。应付事物变化的具体方法,就只在于掌握平衡和适度。轻重不当,便是失道。

【阐述】

本段提出了几个重要的概念,值得注意:

第一,"智者为天下稽"。

"稽",就是法式、法则、守则。"稽"字虽源于《老子》的"稽式",但又有不同。首先它是单字使用。其次,它的内涵又有所发展。再次,它在《四经》中使用的频率极高。这种现象,反映了战国初期所有旧的模式、格局被打破,一种新的宇宙人生律令亟待建立的这样一种时代的需要,而这一点,黄老学家是首先看到的。

第二,"当"、"天当"的观点。

"当",就是适度。"天当",就是自然、社会所存在的不以人们的意识为转移的客观的"度"或曰规律。这种适度,具体说来表现在以下几个方面:1."尽天极"就是得当,"过极"就是失当(见《经法·国次》)。2.形名相符,便是得当(见《经法·论》)。3.内外皆顺、上下皆顺,谓之当(见《经法·四度》、《十大经·本伐》)。4.赏罚得体,是谓得当(见《经法·君正》)。5.取予得体,便是得当(见《称经》)。可见这里的"当"的内涵较儒家"折中"的含义要广泛得多,并且,它的底蕴是在于"应变不失"的,这是与战国初期天地翻覆的时代特点相絪缊的。

"天当"也与以往的"天常"有差异。"天常"侧重于"天不变,道亦不变"的永恒,而"天当"则偏重于应付变化以及度和数。

第三,具备适当条件的对立转化学说的提出。

第四,"平衡"概念的提出。

本段提出的"稽"、"天当"、用以"应化"的"平衡"及"绝而复属、亡而复存、死而复生"等等,都在明确地指示着《四经》的产生是在战国早中期。

天地有恆常①,萬民有恆事,貴賤有恆立(位),畜②臣有恆道,使民有恆度。天地之恆常,四時、晦明、生殺、輮(柔)剛③。萬民之恆事,男農、女工④。貴賤之恆立(位),賢不宵(肖)不相放⑤。畜臣之恆道,任能毋過其所長⑥。使民之恆度,去私而立公⑦。變恆過度,以奇相禦⑧。正、奇有立(位),而名[形]弗去⑨。凡事無小大,物自爲舍⑩。逆順死生,物自爲名⑪。名刑(形)已定,物自爲正⑫。

【注释】

①恒常,恒久的规律。

②畜,养,这里作培养、使用讲。

③天地之恒常,四时、晦明、生杀、柔刚:这是说四季更迭,昼夜交

替,荣枯变换,柔刚转化,这些都是天地间所存在的固有规律。"晦",夜。"明",昼。春夏草木生长,称为"生"。秋冬草木衰落,称为"杀"。《庄子·则阳》:"四时相代,相生相杀。"

④男农女工:即男耕女织。"女工",即女红,女织。《汉书·郦食其传》:"农夫释耒,红女下机"。注:"红,读为工"。

⑤贤不宵(肖)不相放:"肖",善,"不肖",无才德之人。"放",读为方,并立,等同。《荀子·天道》:"不放舟"。杨倞注:"放,读为方"。《庄子·山木》〈释文〉:"方,并也"。《考工记·梓人》注:"方,犹等也"。

⑥任能毋过其所长:选任官吏时,职位的高低要与他的能力相符。即"量能而授官"(《荀子·儒效》)的意思。

⑦使民之恒度,去私而立公:统治人民的固定法度,就是要去私门而行公道。

　　"使",役使,引申指统治。《吕览·知化》注:"使,役也"。《周书·谥法》:"治民克尽曰使"。

　　"无私",在《四经》中经常出现,而含义都各有侧重。

　　首先,它是用来形容道的无所不包、天地的无所不覆、无所不载。如:"天地无私"(《经法·国次》)、"兼覆载而无私"(《经法·六分》)等。与之相对应的,是《庄子·大宗师》:"天无私覆,地无私载"、《庄子·则阳》:"道不私,故无名"。

　　其次,指心灵的公正坦荡,并以此来体悟道。如《经法·名理》:"唯公无私,见知不惑"。与之相对应的,是《庄子·山木》:"少私而寡欲"、《庄子·天下》:"易而无私"。

　　第三,与"法"相关,无私就是执法,这是黄老学派和法家的一项重要政治主张。如《经法·君正》:"精公无私而赏罚信"。与之相对应的是:《鹖冠子·度万》:"法者,使去私就公"、《荀子·修身》:"是法胜私也"。《管子·正篇》:"废私立公,能举人乎?"又同书〈任法〉:"任公而不任私"。《韩非子·有度》:"故当今之世,能去私曲就公法者,民安而国治(按:《庄子·则阳》'君不私故国治'当与此义近);能去私行行公法者,则兵强而敌弱"。又同书《五蠹》:"自环者谓之私,背私谓之公"。

这里面的"私"字指"私门","公"指"公道"、"公义"。《荀子·君道》:"则公道达而私门塞矣,公义明而私事息矣"可为注脚。

第四,"私",指私情、私心、偏心。无私,就是兼爱,它侧重于人际关系的调节。如《经法·君正》:"兼爱无私,则民亲上"。《庄子·天道》:"中心物恺,兼爱无私"。

⑧变恒过度,以奇相御:"变恒",改变正常的,即不正常。"过度",超越了常规。这里指出现了不正常的或超越常规的事。"奇",指特殊的办法和手段。"御",驾驭、控制。这是说如果出现了不正常或超越了常规的事情,就要相应地采取非常规的手段来加以控制。

这里提出了应变("变化")的观点。《鹖冠子·天则》也有类似的话("见间则以奇相御")。《荀子·儒效》也说"事变得其应"。

"变恒过度"就是前面所说的"当"的反面,"当"的实现是靠"平衡"的方法,靠形、名的协调比附。而"变恒过度"就是"逆",控制的方法是靠"奇"(非常规的手段)。所谓的"奇",实际上主要还是指的"术",法术。这在《十大经·正乱》中讲得很透彻,诸如"予之为害,致而为费"等等。

⑨正、奇有位,而名[形]弗去:"正",在这里指一般的、正常的方法。"奇",在这里指特殊的、变化的方法。"正奇有位",是说正奇两

种方法各有位置,根据不同的情况而使用。"名[形]弗去",[形]字原缺,此与下文"名形已定"相呼应,据补。

《称经》中也说:"奇从奇,正从正,奇与正,恒不同廷",这里说的就更清楚一些。这进一步阐明,以特殊的方法处理常规的事物或以常规的方法处理特殊的事物,都是行不通的。

正和奇作为相对的概念来提出,始见于《老子》五十七章:"以正治国,以奇用兵",五十八章:"正复为奇"。显而易见,《老子》中的正奇,与《四经》的正奇在含义上是有区别的。老子的"正"就是清静无为(《老子》四十五章:"清静以为天下正"),"奇"便是指后代的所谓刑名法术势等等,总之是有为。而《四经》中的"正"则指正常的法则,它包括清静无为(这与老子的清静无为有别,前面已经讲过了)及形名法度等等。而《四经》中的"奇"则主要偏重于"术"或者说王术,又因为这种术的使用最突出地是表现在古代的战争中,因此《老子》、《孙子兵法》中才有"以奇用兵"、"兵不厌诈"等说法。《四经》中"奇"的含义发生了变化,而施用的范围显然也已宽泛得多了。

总之,《四经》中动静、正奇的准则便是:动静随于时,正奇因于事。

一切事物的概念与情况是纷纭复杂的,要正确地判定、把握并处理,那么上述的"正奇有位"则是其中最为典型的。因此,先举典型,再说通理。

⑩凡事无小大,物自为舍:事物无论巨细大小,都有它们各自存在的确定的空间。"舍",居处,位置,空间。

"凡事无小大,物自为舍"是说事物存在的确定性;下句"逆顺死生,物自为名"是说界定和判断事物名称及性质的准确性;再下句"名形已定,物自为正"是说把握和处理事物的正确性。

⑪逆顺死生,物自为名:逆顺死生,都由事物的性质决定。根据性质,就可以准确地界定事物的名称和概念了。

⑫名刑(形)已定,物自为正:事物的情况和对该事物的概念既已确定,那么就可以对该事物做出正确的处理。

　　《韩非子·扬权》:"用一之道,以名为首。名正物定,名倚物徙。故圣人执一以静,使名自命,令事自定……君操其名,臣效其形"(〈主道篇〉有与此类似的话)。

【今译】

　　天地之间存在着固定永恒的规律,天下百姓都有各自从事的固定的工作,贵贱高低也都有它们确定的位置,使用下臣有确定的方法,统治百姓,有既定的守则。四季更迭、昼夜交替、荣枯变换、柔刚转化,便是天地间所存在的固有规律。男耕女织,便是百姓所从事的固定的工作。有才德和无才德的人不能处于同等的地位,这便是贵贱都有它们确定的位置。选任官吏时,职位的高低要与他的能力相符,这便是使用下臣的确定的方法。去私门而行公道,这便是统治人民的既定的守则。如果一旦出现了不正常或超越了常规的事情,就要相应地采取非常规的手段来加以控制。而治理国家所使用的常规与特殊的两种方法是各有位置因事而施的,明白了这一点,那么在判定一切事物的概念与情况时也就不会发生偏颇了。事物无论巨细大小,都有它们各自存在的确定的空间。而逆顺死生等等一切情况的发生，都是由事物本身的性质决定的；根据性质，就可以准确地界定事物的名称和概念了。事物的情况和对该事物的概念既已确定，那么就可以对该事物做出正确的处理。

【阐述】

本段中，从"法"的角度提出了"去私"、"无私"的概念，这是黄老学派和法家的一项重要政治主张。去私就是执法，这是《黄帝四经》所首倡的。

去私和无私，在老、庄思想中也是一个重要的主张，但明确地与"法"联系起来，却始见于《四经》。对这一概念和主张的明确发展，则是《荀子·君道》中所说的"则公道达而私门塞矣，公义明而私事息矣"。荀学这观念源于黄老，于此可见其线索。

其次，是正、奇观念的提出，即"变恒过度，以奇相御"、"正、奇有位，而形名弗去"。这种观念源于老子，却做了极大的发挥，有了极大的发展。这种思想的提出，完全符合战国初期各国政治、经济、军事发生重大变化的特殊形势，为诸侯们实现兼并而实现新的一统局面提供了必要的辩护和理论基础。

动荡巨变、超越常规是春秋末战国初的最大特点，"变恒过度，以奇相御"的方术思想便应时而生。

动、静取决于时，正、奇取决于事，是《黄帝四经》中贯穿的一个中心思想，它不但适应战国初期的社会形势，也极容易被后来汉初统治者们所采纳。

故唯執[道]者能上明於天之反①,而中達君臣之半②,富密察於萬物之所終始③,而弗爲主④。故能至素至精,恬(浩)彌無刑(形)⑤,然後可以爲天下正⑥。

【注释】

①明于天之反:指明白自然运行的规律。

"反",同返,即自然运行的规律。古人认为,天道运行的规律是终而复始的。《经法·四度》:"极而反,盛而衰,天地之道也,人之理也",又《经法·论约》:"一立一废,一生一杀,四时代正,终而复始"。这便是"反"的注脚。"明于天之反",也就把握了死生、存亡、祸福、逆顺等等的转化规律,要求人们恰当地运用"度"(即"当")和"平衡"去控制它。

"反"的观念老子首先提出。《老子》二十五章:"强字之曰道……大曰逝,逝曰远,远曰反",又四十章:"反者道之动"。《鹖冠子·环流》:"物极必反,命曰环流"。《管子·重令》:"天道之数,至则反,盛则衰"。《淮南子·泰族》:"天地之道,极则反,盈则损"。《吕氏春秋·大乐》:"天地车轮,终则复始,极则复反"。

②达君臣之半:了解君道和臣道的区别。"半",通"畔",界限,分界。

"达君臣之半"包含两层意思。

其一,主臣当位,称为顺,其国安;主臣不当位,称为逆,其国乱。

其二,君臣各守其职。《经法·六分》说:"主执度,臣循理者,其国霸昌"。《韩非子·扬权》则认为主道、臣道的区别是"君操其名,臣效其形"。《慎子·民杂》则认为"君臣之道,臣事事而君无事,君逸乐而臣任劳。臣尽智力以善其事,而君无与焉,仰成而已。"

③富密察于万物之所终始:详细考察万物发生及终结的内在原因。

"富"字当为下面"密"字之讹写,因未涂掉,故成误衍,当删。《礼记·中庸》:"文理密察足以有别"。是此"密察"之辞例。

"密",周密,详细。"密察于万物之所终始"与《经法·论约》:"审观事之所始起"句式相同。终始,即死生。

《易·系辞》:"原始原终(《释文》:'郑、虞作反终'),故知死生之说",又"原始要(同'约')终,以为质也"均可与此相参证。

另外,"明于天之反……察于万物之所终始"在句法上与《易·系辞上》:"明于天之道,而察于民之故"很接近。这种现象还有很多,可见二者是有内在联系的。

④而弗为主:不以主宰自居。

"而弗为主"是总上三句而言,是说圣人不但能体悟自然运行的规律,还能了解君道臣道的区别,又能详察万物死生的内在原因,功绩之大可比配天地,然而却能不以天地万物的主宰自居。

⑤故能至素至精,恬(浩)弥无刑(形):所以能深刻广泛地去观察体悟万事万物。

"至素",最本质。"至精",最精微。"至素至精",是说明观察事物的深度。

"恬",即浩,广大。"弥",弥漫。"浩弥无形",是说明观察事物的广度。

⑥然后可以为天下正:"正",长(《周礼·太宰》注),君长,统治者。

帛书《老子》甲本"清静可以为天下正"在句法上与此相同。这里的"正"是范式、楷模的意思。

【今译】

圣人不但能够体悟自然运行的规律,还能了解君道和臣道所应存在的分界,又能详察万物发生及终结的内在原因,然而却从不以天地万物的主宰自居。所以,他能深刻广泛地去观察体悟万事万物,并能成为天下的楷模。

【阐述】

本段提出了一个重要的概念,那就是关于主道、臣道的界说("中达君臣之半")。

《老子》一书中并无主道、臣道的提法,更无二者的区分与界说。但在《慎子·民杂篇》中,不但提到了这个概念,而且有了十分具体的区分和界说:"君臣之道,臣事事而君无事,君逸乐而臣任劳。臣尽智力以善其事,而君无与焉,仰成而已"。

到了韩非时,便提出了"君操其名,臣效其形"(《韩非子·扬权》)的界说,在〈二柄篇〉中还说:"人主将欲禁奸,则审合刑名者,言与事也。为人臣者陈而言,君以其言授之事,专以其事责其功"。并最终创立了"人君无为,臣下无不为"(《解老》)的法术之学。

在老子的"无为"与慎到以降的"君无为而臣有为"之间,必须有一个理论准备的中介,这就是《黄帝四经》。

《四经》中有"无为"这个概念,但我们前面已经说过,这与老子的"清静无为"是不同的,这个"无为"是不妄为的意思。具体说,那就是动静合于时、参以天当。

《四经》中,虽然提出了"君臣之半"之概念,但关于主道、臣道具体职分的区别尚不很明确,绝非此后诸家所论述的那样详备和绝对。只在《经法·六分》中说:"主执度、臣循理"。这个"度"就自然而讲,指的是时、数、当;就人事而言,则指法度。君主不但生法、执法,还要讲究各种驭下之"术"。总之,君主在"天当"、"法度"范围内的全部"有为"都可以称作"不妄为"或"无为"。它准确而又从根本上极大地发展了老子"无为而无不为"的学说,而与此后的"君无为而臣有为"的界说几乎是没有必然的联系。

相反,与慎到以降的各家说法极为相近的,却是《庄子·天道》篇:"上无为也,下亦无为也,是下与上同德;下与上同德则不臣。下有为也,上亦有为也。是上与下同道;上与下同道则不主。上必无为而用天下,下必有为为天下用,此不易之道也。"值得注意的是,《庄子·天道》篇中已经有了君、臣之道的界说了:"夫虚静恬淡寂漠无为者,万物之本也。明此以南向,尧之为君也;明此以北面,舜之为臣也"。从这段议论,显示了无为说在道家流派中的不同发展:

1.《老子》中没有明确地说明君、臣都要无为(只强调君无为),这就给"臣下有为"的说法留下了空间;为了填补这个空间,便有了庄子上面的议论。

2.《黄帝四经》的"主执度,臣循理"君臣皆有为的说法,与《庄子》君臣皆无为的说法,表现了黄老学派与庄子学派的不同观点。

〈国次〉第二

【内容提要】

《道法》是《经法》之总论，本篇实即《经法》正文之首篇，讲论为政治国所当遵循的正常法则。本篇讲述了以下几个问题：

一、在攻伐战争中，存在着三种情况，其一，不极不当。其二，过极过当。其三，合极合当。不尽天极天当（未达到天道所规定的准度）或超过这个准度，都会受到自酿祸患的惩罚。只有合极合当（"尽天极，用天当"，即恰恰合于天道所限定的准度），方是兵戎之道。

二、论述了"五毋"、"五逆"。

五毋、五逆仍是天极、天当的衍伸。五毋、五逆中，兵戎为首，其次务农，其次任地，再次治民，最次驭下。循此次序治国，是须循的正常法则。

道法为统，首治兵戎，然后是农、地、民、臣，这是《四经》处在战乱中的治国方案脉络。

國失其次，則社稷大匡①。奪而無予，國不遂亡②。不盡天極，衰者復昌③。誅禁不當，反受其央（殃）④。禁伐當罪當亡，必虛（墟）其國⑤，兼之而勿擅，是胃（謂）天功⑥。天地無私，四時不息。天地立（位），聖人故載⑦。過極失

［當］，天將降央（殃）⑧。人強朕（勝）天，愼辟（避）勿當⑨。天反朕（勝）人，因與俱行⑩。先屈後信（伸），必盡天極，而毋擅天功。

【注释】

①国失其次，则社稷大匡：为政治国，失去了正常的法则，天下就会不安定。

　　"次"，秩序，这里指为政治国的正常法则。

　　"社"，土神。"稷"，是五谷之长，故为农神。社稷，古时国家、天下的象征。《四经》中尚有两处"国家"与"社稷"共文的例子。《十大经·前道》："长利国家社稷"；《十大经·兵容》："茻茻阳阳，……其国家以危，社稷以匡"。三处的"社稷"都当作"天下"讲。《称经》："有国将亡，天下弗能存也"可以为证。

　　"匡"，或说通"枉"，或释为"亏损"，或释为"恐"。按：当释为"恐"。《礼记·礼器》："众不匡惧"，注："匡，犹恐也"。引申谓惊动不安。《汉书·淮阳宪王钦传》注："恐，谓怖动也"。《素问·藏气法时论》注："匡，谓恐惧魂不安也"。

②夺而无予，国不遂亡：攻夺他国之地而不分封给贤者，便不能真正灭亡其国并长久占有它。

　　《十大经·行守》："夺之而无予，其国乃不遂亡"，与此文义相同。有夺有予，这是由天道决定的。《十大经·兵容》说："天固有夺有予"。违反天道是不行的。"夺"即下文"兼人之国"，"予"即下文"裂其地土，以封贤者"。

　　"遂"，终究，彻底。

③不尽天极，衰者复昌：是说征伐他国而不能最终达到天道所限定

的准度,则经过征伐本已衰落的国家会重新振兴起来。

　　"极",如同"当",即度。"天极"即天当,指天道所限定的准度。《四经》的观点,诸侯征国略地,不达到天道所限定的准度("不尽天极")不行,超过这个准度("过极失当")也不行。要恰好止于这个准度上。《国语·越语下》:"无过天极,究数而止"。韦昭注:"极,至也。究,穷也。无过天道之所至,穷其数而止",与此义同。

④诛禁不当,反受其央(殃):"诛",讨伐。"禁",禁止。"诛禁",指伐乱禁暴(《十大经·本伐》:"伐乱禁暴")。"当",即上文的"极",即度。"不当",未达到准度。这两句是说伐乱禁暴未达到准度,反而会招惹祸患的。

⑤禁伐当罪当亡,必虚(墟)其国:"禁伐",即上文之诛禁。

　　"当罪",应当治罪。"当亡",应当灭亡。这里面的"当"仍然含有"天当"的意思,即天道决定其国应当被治罪、应当灭亡。"虚",同墟,使动词,使成废墟。《荀子·解蔽》:"此其所以丧九牧之地,而墟宗庙之国也",用法相同。"必虚其国",指下文的"堕其城郭,焚其钟鼓,布其资财,散其子女"等等。

⑥兼之而勿擅,是胃(谓)天功:兼并了其他国家但不能独自占有,因为这是冥冥天道促成的功绩。"兼",兼并,指吞并他国。"擅",独占。因为诛禁兼他国所根据的是"天极"、"天当",所以称作"天功",因此不能独占。

　　"毋擅天功"与《老子》的"功成弗居"有着一定的联系,但显然已赋予了更新的含义。

⑦天地立(位),圣人故载:立,通"位"(前文"贵贱有恒立"之"立"即读为"位"。《易·系辞上》:"贵贱位焉"同此)。"故",所以。"载",成。《尚书·尧典》:"熙帝之载王",注"载,成也"。《白虎

通·四时》:"载之言成也"。或训故为则、载为治,失考。"天地立(位),圣人故载"是说天地各当其位,因此圣人能成就万物。这是对"毋擅天功"的说明。

"天地位,圣人故载",此与《易·系辞下》"天地设位,圣人成能"(孔颖达疏:"圣人成能者,圣人因天地所生之性各成其能,令皆得所也")文意、辞例完全相同。此又可见《四经》与《系辞》之思想线索。

⑧过极失[当],天将降央(殃):"极",天极,"过极",超过天极。"当",天当。"失",通"佚",超过。《庄子·养生主》〈释文〉:"失,本又作佚"。《公羊传·宣公十二年》注:"佚,犹过"。《国语·周语》:"不失其序",《汉书·五行志下》引作"不过其序"。

不达到天极、天当要"受殃"("不尽天极……诛禁不当,反受其殃"),超过天极、天当又要"降殃"。只有"合当",才能"无殃"(《经法·四度》:"倍逆合当……亦无天殃"),这便是《四经》关于"度"的阐述。

案:《国语·越语下》:"无过天极,究数而止",《管子·势篇》引作"无亡天极,究数而止"。盖《管子》初作"无失(佚)天极",失即佚,即过。传本者以"失"为"亡",故讹为"无亡天极",此亦可作本经"过极失当"为"过极佚当"之又一佐证。

⑨人强朕(胜)天,慎辟(避)勿当:当敌国强大时,应该谨慎地避开它。

这里说的即是下文的"先屈"。

"勿当"包含两层意思。其一,是等待时机,等待它走向反面。《经法·亡论》:"逆节始生,慎勿'谌'正,彼且自抵其刑"。《十大经·行守》:"逆节萌生,其谁肯当之"。《十大经·顺道》:"不擅作事,以待道节所穷"。说的都是这个意思。其二,不仅是

被动地等待,还要通过主观努力,加速其走向反面。《十大经·
正乱》:"予之为害,致而为费……累而高之……盈其寺,轷其力,
而投之代……"说的就是这个意思。这也是《老子》三十六章:
"将欲歙之,必固张之;将欲弱之,必固强之;将欲废之,必固兴
之;将欲取之,必固与之"的事物运转的规律。而这事物运行的
方法,也即"物极必反"的天道为其前提和基础的。

⑩天反朕(胜)人,因与俱行:当敌国衰微时,应该乘机征讨它。

"反",即返,指天道往返运行。"因",于是。"因与俱行",即
于是与天道同步而行,也就是说在天道盈盛时乘机征讨敌国。

这里说的是"后伸"。

上文说屈,此处说伸;上文说静,此处说动。总之,屈伸动
静,都是因时而定,因天当、天道而定。

上文和此处的"天"都是指天道。古人认为天道的运行是有
盈有亏的。天道亏弱时,便不能左右正值强盛的敌国,所以要随
之"先屈"。天道运行至盈盛时,便足以左右敌国了,因此要随之
"后伸"。《国语·越语下》:"古之善用兵者,因天地之常,与之俱
行。"

《汉书·匈奴传赞》:"诎(同屈)伸异变,强弱相反"说的便是
下文"先屈后伸"的道理。

【今译】

为政治国如果失去正常的法则,天下就会不安定。
攻夺他国之地而不分封给贤者,便不能真正灭亡其国并
长久地占有它。在征伐他国时,如果不能最终达到天道
所限定的准度,则经过征伐本已衰落的国家会重新振兴

起来。在讨伐乱逆禁止暴虐时如果未达到准度,反而会招惹祸患的。在诛禁理当治罪理当灭亡的国家时,必须一鼓作气,使其成为废墟。兼并了其他国家但不能独自占有,因为这是冥冥天道所促成的功绩。由于天地的公正无私,才有了四季、昼夜、存亡、生死等现象的正常循环。因为有了天地的各当其位,所以圣人才能够成就万物。任何事情如果超过了天道所限定的准度,都会受到天降祸患的惩罚。在敌国尚处于强盛时,要谨慎地避开它。而当敌国由强转弱时,就应该乘机去征讨它。这便是先屈后伸的道理,而这也是由合于天道所决定的;由于是受天道的指导,所以一切的功德人都不能独自占有。

【阐述】

本段所论述的观点是诛伐、兼并他国时在原则上所应遵循的三点守则:

其一,先屈后伸。那就是敌国强大时,要避开它;敌国衰弱时,要乘机讨伐它。

其二,要符合道的准度。在讨伐敌国的时机已经成熟时,要谨防不极、不当或过极、过当,应该合极、合当。

其三,兼并他国后,要注意三个问题:1.有夺有予。2.“必虚其国”,否则会死灰复燃。3.功成不居。因为这是天道使然。

事实上,这三点都是由天道决定的。而《四经》的观点却是包含以下两个方面的:1.天下万事万物由天道决定,人是天道的执行者,是替天行道。2.同时强调人的主观能动性。一方面通过人的主观努力,使事物在天道的控驭下加速发生变化;另一方面,人的主观因素发生偏颇,天道也是徒劳的,时机也会错过。准确、适时、适度地把握天道、抓住时机是本段的中心观点。

　　兼人之國,修其國郭①,處其郎(廊)廟②,聽其鐘鼓③,利其齏(資)財④,妻其子女⑤。是胃(謂)[重]逆以芒(荒),國危破亡⑥。

【注释】

①修其国郭:"国",国都,城邑。"郭",外城。《左传·隐公元年》:"先王之制,大都不过参国之一"。《国语·周语》:"国有班事,县有序民"(注:"国,城邑也")。《孟子·公孙丑下》:"三里之城,七里之郭"。"国郭"即下文的"城郭"。内城称为国或城,外城称为郭。《管子·度地》:"内为之城,外为之郭"。

②处其郎(廊)庙:"廊庙",同庙堂,指朝廷。"廊",殿四周的廊。"庙",太庙。本都是古代帝王和大臣用以议论政事的地方,后指代朝廷。《孙子·九地》:"厉于廊庙之上,以诛其事"。《战国策·秦策》:"今君相秦,计不下席,谋不出廊庙,坐制诸侯"。又按:此处的"廊庙"似当指宫室、宫殿。如同"朝"指朝廷,又指宫室。《孟子·梁惠王上》:"使天下仕者皆欲立于王之朝"。此指朝廷。又《老子》五十三章:"朝甚除"。王弼注:"朝,宫室也"。处其宫室与"听其钟鼓"正相呼应。《孟子·告子》:"无城郭宫室宗庙祭祀之礼"。城郭与宫室共文,与此同辞例。《诗·白华》:"鼓钟于宫",宫与鼓钟连言,与此"处其廊庙,听其钟鼓"辞例亦

相同。《十大经·顺道》:"不谋削人之野,不谋劫人之宇",此与
"修其国郭,处其廊庙(宫室)"意思接近。《管子·八观》:"人国
邑,视宫室",也是国都与宫室互文。

③听其钟鼓:钟鼓磬瑟,不仅是古代的乐器,也是古代的礼器,也叫
重器。"听其钟鼓",即有"兼而擅之"(兼并其国而独占之)的意
思。《孟子·梁惠王下》:"王往而征之……系累其子弟,毁其宗
庙,迁其重器……"

④利其廥(资)财:"利",谓喜爱而贪取之。《荀子·正名》注:"利,
谓悦爱之也"。《广雅·释诂》:"利,贪也"。《淮南子·说山》:
"不憎人之利之也"注:"利,犹取也。"

⑤妻其子女:"妻",意动词,即以其子女为妻妾。

⑥是胃(谓)[重]逆以芒(荒),国危破亡:"是",此。指"修其国郭,
处其廊庙,听其钟鼓,利其资财,妻其子女"这样的"五逆"而言。
"[重]逆以荒":"重"字原缺,据《经法·名理》"重逆□□……国
危有殃"补(按:〈名理〉亦当作"重逆以荒……国危有殃")。"重
逆"就是大逆。"逆"谓违背天道。"以",连词,无义。"荒"字《四
经》中多次出现,如:"阴窃者土地荒"(〈国次〉)、"主失位则国荒"
(〈六分〉)、"主暴臣乱,命曰大荒"(〈六分〉)、"驱骋驰猎则禽荒"、
"国贫而民荒"(〈六分〉)、"阴蔽者土荒"(《十大经·观》)等。此
处的"荒"作"败"讲。《周书·大明武》注:"荒,败也"。按:这句
话的意思是:上述这些做法,都大大地违背了天道,是取败之道。

【今译】

　　兼并了他国之后,便修治其城郭,占据其宫室,享有
其钟鼓声乐,贪取其资财,霸占其子女。这些做法,是大

逆天道的取败之道,必然导致国家危殆而最终败亡。

【阐述】

本段是从反面论证不合天极、不合天当的具体做法和危害。

修治其城郭,有违"必虚其国"的原则,将导致死灰复燃,"衰者复昌"。占居其宫室,便是兼而擅之的意思。这两点,都是违反天道的,《十大经·顺道》说得很清楚"不谋削人之野,不谋劫人之宇"。

听享其钟鼓,贪取其资财,便非"为义"(《十大经·本伐》)之兵。钟鼓,本为宗庙祭祀之用,亦是古代礼器之一,听其钟鼓,即是占其宗庙,即是有其国家之义。

妻其子女,在氏族部落之间的战争中,往往是最终战败吞并对方的象征和标志。因此,这一点被专门提出来,作为"毋擅天功"的反面。更何况,妻其子女,在客观上是在广其世祀、衍其后胤,"绝而复属"的危险因之就现实化。

《孟子·梁惠王下》:"王往而征之……系累其子弟,毁其宗庙,迁其重器……",这些做法都是被反对的。当然,在这一点上,虽有相同之处,但《孟子》与《四经》在观念上还是有区别的。

故唯聖人能盡天極,能用天當①。天地之道,不過三功②。功成而不止,身危又(有)殃③。

【注释】

①能尽天极,能用天当:"用天当",即行天道。《方言·六》:"用,行

也"。《贾子·大政下》："能行道而弗能言者谓之用"。"尽天极"、"用天当",都是说圣人在治国用兵时,能够合于天道。

②天地之道,不过三功:三功,意未能明。或释为"功业不能超过三次",或释为"指天极、天当、天功"。

　　按:疑"三功"的意思在此有两种可能。其一,概是指"三时成功,一时刑杀,天地之道也"(〈论约〉)的"三功"而言。二者的语言环境是一样的。其二,三功即"三事"。《诗·七月》:"载缵武功",毛传:"功,事也"。《书·吕刑》注:"功,事也"。三事,指君主要做的三方面功事,即:正身之德、利民之用、厚民之生。《书·大禹谟》:"地平天成,六府三事允治。万世永赖,时乃功"。孔颖达疏:"正身之德,利民之用,厚民之生,此三事惟当谐和之"。

③功成而不止,身危又(有)殃:这是"毋擅天功"的反面论证。也是《老子》:"功成而弗居"(二章)、"功遂身退,天之道也"(九章)、"功成而不有"(三十四章)思想的继承。

【今译】

　　所以说,只有圣人在治国用兵时,才能够合于天道。天地间的道理,概括起来不过是"三功"而已。如果成就此三功再觊觎其他,那么就难免有祸殃之危了。

【阐述】

　　本段从总体上说明圣人的治国用兵之道,那便是"尽天极,用天当"。

　　合于天极、天当,那便是适可而止。讲的仍然是"度"。反之,便叫做"功成而不止",自然是危险的。

"功成而不止",既是上承"修其国郭,处其廊庙"等而论,又是下启"堕其城郭,焚其钟鼓"等而说。

功成而止,显系老子思想之继承。然而,这里的"功成"是得之于"兼人之国"的有为,与老子的"处无为之事"、"行不言之教"的"功成"迥别。

故聖人之伐殹(也),兼人之國,隋(堕)其城郭①,焚(焚)其鐘鼓,布其齑(資)財②,散其子女,列(裂)其地土③,以封賢者,是胃(謂)天功。功成不廢④,後不奉(逢)央(殃)。

【注释】

①隋其城郭:"隋"即堕,通"隳",拆毁。《史记·秦始皇本纪》"石门刻碣"云:"初一泰平,堕坏城郭。"

  又按:准上文"修其国郭,处其廊庙,听其钟鼓"辞例,则此处"堕其城郭,焚其钟鼓"两句之间,疑脱"毁其宗庙"一句。《孟子·梁惠王下》:"王往而征之,……系累其子弟,毁其宗庙,迁其重器……"。

②布其齑(资)财:"布",分散,分赐。

③列(裂)其地土:"列"即裂,分割,划分。《墨子·尚贤中》:"般爵以贵之,裂地以分之"。

④功成不废:"废",损失,损坏。《吕览·诬徒》注:"废,失也"。《吕览·壹行》注:"废,坏也"。〈四度篇〉:"功成而伤……功成而不

废,后不逢殃"。

又按:"废"字于先秦典籍中多用为"止"。《尔雅·释诂》:
"废,止也"。《管子·内业》注:"废,止也"。"不"或为"而"字之
讹。《易·噬》注:"不合",《释文》:"本又作而合"。《仪礼·服
传》:"非主而杖",武威出土仪礼简作"非而不杖"。"功成而止,
后不逢殃"呼应上文"功成而不止,身危有殃"。

【今译】

所以圣人的征伐之道是,兼并他国后,要拆毁它的城
郭,焚毁它的钟鼓,均分它的资财,散居其子女后代,分割
其土地以赏赐贤德之人,总之不能独自占有,因为这功绩
是天道促成的。这样才能功成而不失去,然后方能没有
患祸。

【阐述】

本段是从正面具体论述应如何"尽天极,用天当",也是"国次"
的要旨所在。

"堕其城郭……是谓天功",上文言"兼之而勿擅,是谓天功"。
因此,本段所述,即是兼而勿擅的道理。

堕城、焚乐、布财、散人、裂土等五事,一言以蔽之:"虚其国",
由此也可见,"兴灭继绝",是当时社会和学术界所关注的一个重大
问题。而"逢殃"、"破亡"词语的反复出现,又在强有力地昭示着当
时不断出现的"绝而复属,亡而复存"的这样一个历史事实。

毋陽竊，毋陰竊，毋土敝，毋故執，毋黨別①。陽竊者
天奪[其光，陰竊]者土地芒（荒），土敝者天加之以兵，人
執者流之四方，黨別[者外]內相功（攻）②。陽竊者疾，陰
竊者几（飢），土敝者亡地，人執者失民，黨別者亂，此胃
（謂）五逆③。五逆皆成，[亂天之經，逆]地之剛（綱），變故
亂常④，擅制更爽⑤，心欲是行⑥，身危有[殃。是]胃（謂）
過極失當。

【注释】

①毋阳窃，毋阴窃，毋土敝，毋故执，毋党别：这是说征讨以杀伐为
务，劝农则以护养为务，耕稼不要过度劳伤地力，治民不要偏执
一己之私，驭下不使其结党营私。

这段文字与《十大经·观》及《国语·越语下》在词句上有相
近之处，当相互参读，方可疏通。

《观》云："夫是故使民毋人執，舉事毋陽察，力地毋陰敝。阴
敝者土荒，阳察者夺光，人執者拟兵"。

〈越语下〉："古之善用兵者，因天地之常，与之俱行。后则用
阴，先则用阳；近则用柔，远则用刚。后无阴蔽，先无阳察。用人
无藝，往从其所"。

察、窃、蔽，古音相近，故典籍中多通用。《庄子·庚桑楚》
〈释文〉云："窃窃，崔本作察察"。《淮南子·本经》："明可见者，
可得而蔽"，高诱注："蔽，或作察"。

以上几段文字参读，则知阳窃即阳察，阴窃、阴蔽（阴敝）即
阴察也。"察"谓审度。"阳"作何解，"阴"作何解，这是关键。需
参考《十大经·观》中一段文字，方可得出此处阳察、阴察二语之

正解。

　　"阳察"是就"举事"而言,"阴察"是就"力地"而说。而"举事"即是指战争。《淮南子·兵略》:"夫为地战者,不能成其王;为身战者,不能立其功。举事以为人者,众助之;举事以自为者,众去之。众之所助,虽弱必强;众之所去,虽大必亡。"可见,阳察指征战,阴察指农耕。征战,主刑、杀;农耕,主德、生。此乃阳、阴之义。《十大经·观》:"……而正之以刑与德。春夏为德,秋冬为刑。……举事毋阳察,力地毋阴敝"。〈姓争〉:"刑阴而德阳"。而〈果童篇〉明确地说:"地俗(育)德以静"(此处"德"即指生、指养)。

　　"毋阳察,毋阴察"二句,是说在诛伐征讨敌国时,不应从护生存养对方的角度去审度问题。而在务耕农桑时,不要从刑虐死杀的角度去审度问题。总之,要"因天地之常"。"毋阳察",是说"因天之杀以伐死","毋阴察",是说"因天之生以养生"。

　　"土敝",见于《吕氏春秋·音初》、《礼记·乐记》及《史记·乐书》。《史记·乐书》云:"土敝则草木不长",张守节《正义》云:"敝,犹劳熟也"。劳熟,即指过度使用地力。〈君正〉云:"地之本在宜……力之用在节",即呼应此"毋土敝"也。

　　《故埶》、"人埶"的"埶",注家有两种说法:

　　其一,读为"墊",训为磨擦不安。

　　其二,读"故"为"怙",训为恃。以"埶"同"势"。认为"毋故埶"即不仗势。

　　按:二说均于义未安。

　　"埶"当为"执"字之讹。从"埶"与从"执"之字,古籍中常常因形近互讹。兹举数例以证之。

　　朱骏声《说文通训定声》:"埶,又为蓺之误字"。

《史记·楚世家》："申子红为鄂王"，司马贞索隐云："有本作'艺经'二字，音挚红，从下文熊挚红读也"。

《说文》："鷙，挚声，读若至。"《周·春官·大宗伯》注："挚之言至"。

此皆鷙、执混作之证。

"故"与"固"古通用。《国语·越语》注："固，故也"。《史记·鲁周公世家》集解引徐广曰："固，一作故"。

"毋故埶"，即毋固执，也即〈道法篇〉之"无执"。〈越语下〉之"无埶"即无执，"用人无执，往从其所"，即说用人之道，切勿偏执己见，听其自择。此处毋固执，是说为政治国，当"以法为符"，不可偏执一己之私。此即《称》之"不专己"之义。

"党别"，即结党营私，拉帮结派。帛书《老子》甲本卷后《伊尹论九主》一段，有"下不别党，邦无私门"、"别主之臣以为其党"，即此之谓。

② 阳窃者天夺[其光，阴窃]者土地芒（荒），土敝者天加之以兵，人埶者流之四方，党别[者外]内相功（攻）：这几句是说征伐不尽天极而怀存养之心，则天反夺其功名。劝农而有刑虐之意，则必导致土地荒芜。过度使用地力，稼作无收，国力积弱，则必有外兵侵侮。人主偏执一己之私，强奸民意，必被人民逐放而流徙四方。君主驭下无术，臣下结帮营私，党派纷争，则必有外内相攻之患。"光"，指荣誉、功名。《淮南子·俶真》注："光，誉也"。《诗·韩奕》郑玄笺："光，犹荣也"。《古微书》引《孝经援神契》曰："誉之为言名也"。"兵"，谓兵祸，即战争。"流"，流徙、流放。此指国君失国，被赶下台，即如周厉王辈。

按：[外]内相攻："外"字原缺。后文"外内皆顺"、"外内交接"与"外内相攻"相反为义。据补。

　　阳察者，诛伐不尽天极，沽名钓誉，故天反夺其功名。阴察者，违逆天道，不顺地理(〈果童〉所谓"地育德以静"，德谓生养，而"阴"指刑杀)，故使土地荒芜。土敝者，过度使用地力，而不知"地之本在宜"，凋蔽耕土，国必积弱，故必有外兵加之。人主偏执一己之私，强奸民意，故必蹈厉王之辙，而流徙四方。驭下无术，党派纷争，必有外内相攻之患。

③阳窃者疾，阴窃者几(饥)，土敝者亡地，人埶者失民，党别者乱，此胃(谓)五逆：这几句是说：因为违反诛伐之道，故反受其殃。因为违背耕种之宜，故导致饥馑年荒。因为用地失度，故被侵失土。因为人主偏执私见，故失去民心。因为党派纷争，故导致国家大乱。这些被称之为五逆。

　　"疾"，患害。《淮南子·说山》注："疾，患也"。《后汉书·傅毅传》注："疾，害也"。

　　不得征伐之道，故有患害(前文所谓"不尽天极，衰者复昌；诛禁不当，反受其殃"正为"阳窃者疾"的注脚)。不得耕稼之道，故有饥馑。不得治地之宜，故被侵亡地。不能公正无私，故失民心。不能有效驭下，故有国家之乱。以上五者，可以一字赅之："逆"，违逆天道，违逆人理。

④五逆皆成，[乱天之经，逆]地之刚(纲)，变故乱常：这是说，犯下这种五逆，便是搅乱违反天地的纲纪常道、改变破坏旧制和常规的做法。

　　[乱天之经，逆]五字原缺，今以意补。其证如下：

　　其一，《庄子·在宥》："乱天之经，逆物之情"，与此辞例相同。

　　其二，《荀子·天论》："乱其天官……逆其天政"，辞例相近。

　　其三，《尚书·五子之歌》："乱其纪纲"与此文义相同。

其四,此二句正蒙下"变故乱常"而言。

其五,成、经,为耕部字。刚、常、爽、行、殃、当,为阳部字。耕、阳合韵。

"故",旧制。"常",常规。

⑤擅制更爽:是说专断法令,私设各种制度,时常更改变换各种律令,使之差乱无常。"擅",私自,专断。"制",制度、法令。"更",更改,变换。"爽",差,混乱。

⑥心欲是行:一心要为此行径,不知改悔。

《十大经·正乱》:"乱民,绝道,反义逆时,非而行之,过极失当,擅制更爽,心欲是行"。

【今译】

在诛伐征讨敌国时,不应从护生存养对方的角度去审度问题,而在务耕农桑时,不要从刑虐死杀的角度去审度问题。不要过度地使用地力而使土地凋敝,为政治民,不可偏执一己之私。治臣驭下,不使其拉帮结派。征伐敌国不尽天极而怀存养之心,则天反夺其声名。劝农而有刑虐之意,则必导致土地荒芜。过度使用地力,稼作无收,国力贫弱,则必有外兵侵侮。人主偏执一己之私,强奸民意,必被人民逐放而流徙四方。君主驭下无术,臣下结帮营私,党派纷争,则必有外内相攻之患。违逆诛伐之道,必受其殃。违反耕种之宜,必导致饥馑年荒。用地失度,必被侵失土。偏执私见,必失民心。党派纷争,必致国家大乱。这些做法,被称之为五逆,即是搅乱违背天地的纲纪常道、改变破坏旧制和常规的做法；专断法令、私设制度，更动律令差乱无常，一意孤行，不知改悔，最终会殃及自身。这些做法，就叫做违反天道。

【阐述】

本段提出了五毋、五逆的论点，仍紧扣"国次"主题。

"国之大事，在祀与戎"，此是儒家常说的。《四经》言"祀"绝少，而多言"戎"。言"戎"处之多仅次于"道"和"法"。则道、法之下，"戎"为"国次"之首。

其次是务农，其次是任地，其次是治民，其次是驭下。

"阳窃"即是存亡继绝、钓誉沽名，其结果是祸反自及。这是有所感、有所据而发的，非泛设之辞。

"加之以师旅，因之以饥馑"的一个重要原因，作者以为是在于经济实力对比的失衡，因而指出了务农、任地之道及其重要性。

"人执者流之四方"显系用的厉王之辈的典故，说明得民的重要性。

〈君正〉第三

【内容提要】

"君正"即"君政"。本篇论述国君如何为政理国。

为政包括内政和外政。所谓内政,概括地说,就是要使臣民亲上。具体说,就是要进贤退不肖,使臣亲其主;通过节民力、毋夺时、节赋敛、去苛事等政策,使百姓亲上。而内政治理的目的,就是要使臣民从戎征战,兼人之国。

外政的方针,概括地说,就是文、武并行。具体说,该征诛讨伐的国家就要去征诛讨伐它,该联合保护的国家就要去联合保护它。而外政的最终目的,则是使天下归顺,实现一统。

一年從其俗①,二年用其德②,三年而民有得③。四年而發號令,[五年而以刑正④,六年而]民畏敬,七年而可以正(征)⑤。一年從其俗,則知民則⑥。二年用[其德],民則力⑦。三年無賦斂,則民有得。四年發號令,則民畏敬。五年以刑正,則民不幸⑧。六年[民畏敬,則知刑罰]⑨。七年而可以正(征),則朕(勝)強適(敵)。

【注释】

①从其俗:遵从其风俗习惯。

《庄子·山木》:"且吾闻之夫子曰:入其俗,从其俗"。

②用其德：选用有德行的人。

③三年而民有得：三年而使民有富足的衣食。

　　"得"，当训为富足。《礼记·王制》注："得，足也"。其证一。下文言"三年无赋敛，则民有得"，又说"赋敛有度则民富"。其证二。另外，"得"字下当为句号，不当作逗号，他本标点皆误。从文例、文意、语势、韵部等方面考察，都可以证明这一点。

④以刑正：以法律治理。"刑"指法。"正"，谓治。（《尚书·尧典》及《国语·鲁语》注："刑，法也"。《吕氏春秋·顺民》注："正，治也"）

⑤征：出征讨伐敌国。

⑥民则：指当地人民是非善恶、好恶取舍的标准、准则。

⑦民则力："力"，努力、尽力。按：准前后文辞例，当作"则民力"。

⑧幸：侥幸。

⑨［民畏敬，则知刑罚］：按：此七字原缺，今据前后文义、文例及韵部补。

　　此"民畏敬"三字，是承上"六年而民畏敬"而言（"一年"至"七年"，在辞例上都是复语，如"一年从其俗……一年从其俗，则知民则"）；"则知刑罚"四字，是承上启下"四年发号令，则民畏敬"、"号令成俗而刑罚不犯则守固战胜之道也"而言。此二句之后，也恰恰是"则胜强敌"，可以互参。

　　"罚"在月部，下文"敌"是锡部字。月、锡合韵。

【今译】

　　君主为政治国的方针应该是，第一年遵从百姓的风俗习惯，第二年选拔有德行的人授予官职，第三年要使民富足。到了第四年便可以发号施令了,第五年可以用法律来治理百姓,第六年人民就会有了敬畏心理,第七年便可以指挥百姓从戎出征了。第一年遵从百姓的风俗习惯,可以掌握他们是非善恶、好恶取舍的标准是什么。第二年擢用其中的贤德之人,百姓就都会努力争取向上。第三年免去赋税征敛,百姓就会生活富足。第四年君主发号施令,百姓都会敬畏服从。第五年用法律来治理,百姓就不敢再有侥幸心理。第六年百姓有了敬畏心理,便会懂得刑罚律令而不敢触犯。第七年率民出征敌国,便能战胜强大的对手。

【阐述】

本段是讲执政者需依民俗施以教化,选用贤德,发展生产,而后辅以刑政,使人民讲纪律,培养战斗能力。当然,这里所构建的,是就一个初建的国家而说的。这理由是:

1. "三年无赋敛",是国家初建时不得已而行之的,是一种让步政策。国家强盛、人民富庶之后,便是下文的"赋敛有度"、"节赋敛"。

2. 刑罚律令之设、使民有敬畏之心,是国政未固、民心未定不得已而为之的,非最高层次的理想国度(《称》:"太上无刑……其下斗果讼果")。

3. "发号令"、"知刑罚"乃是在民心未定于一、民情未移时强制性地移风易俗的做法。《淮南子·原道》:"未发号施令而移风易俗者,其唯心行者乎! 法度刑罚,何足以致之也?"此亦可证"发号令"是旨在施行教化、移风易俗的。也可见"一年从其俗"属于"术"的范畴;"发号令"、"知刑罚"、"使民畏敬"是属"法势"的范畴;"太上无刑"才是理想国的最高境界。

俗者,順民心殿(也)①。德者,愛勉之[也]②。[有]得者,發禁扡(弛)關市之正(征)殿(也)③。號令者,連爲什伍,巽(選)練賢不宵(肖)有別殿(也)④。以刑正者,罪殺不赦殿(也)⑤。[畏敬者,民不犯刑罰]殿(也)⑥。可以正(征)者,民死節殿(也)⑦。

【注释】

①俗者,顺民心也:这是说第一年遵从百姓的风俗习惯,这是为了顺应民心,以得到人民的拥护。

②德者,爱勉之也:这是说第二年擢用贤德之人为官吏,这是通过施爱于民以激励其奋勉。

　　此句可与上下文参读:"二年用其德,则民力"、"男女劝勉,爱也"、"无母之德,不能尽民之力"。

③[有]得者,发禁弛关市之征也:这是说要想在第三年使民有富足的衣食,就要废除山泽禁忌及关口市场的征税。

　　"发禁",就是开禁,解禁。古代山林川泽之利,都归王室所有,禁止人民渔猎樵采。但逢荒年,可在规定的地域,适当地向百姓开放而不征税(当然还要在适当的季节和时间,即在林木、兽类、鱼类适于渔猎樵采时节。这在《礼记·月令》中有详细的规定)。如《东汉会要》载和帝永元十一年诏:"令民得渔采山林池泽,不收假税",十二年诏:"郡国流民,听入陂池渔采,以助蔬食"。

"弛",有的解释为减低、放宽。按:据上文"三年无赋敛,则民有得"可知,此处的"弛"当训为废,废除。《荀子·王制》注:"弛,废也"。《礼记·乐记》注:"弛,废也"。《汉书·文帝纪》:"辄弛以利民",韦昭注:"弛,废弛"。

国家初建三年,废除各种赋敛,以邀民心。此与《管子·大匡》:"桓公践位十九年,弛关市之征,五十而取一"有别。

为国三年之后,国家实力增强,百姓富足,民心亲上,便可在适当限度内征收一定的赋税,这即是下文所说的"赋敛有度则民富"。显而易见,这与"无赋敛"、"弛关市之征"在治国的年限上是不同的。

④号令者,连为什伍,选练贤不肖有别也:这是说,要想在第四年有效地发号施令,使民听命,就要按照严密的单位形式把人民组织起来,并挑选人才去管理他们,使贤与不贤的人各有差异。

"连",同联、联缀,组织。"什伍",是古代地方和军队的组织单位。在地方,五家为一伍,十家为一什。在军队,五人为一伍,十人为一什。分别设伍长和什长。"连为什伍",即按照什伍这种单位形式把人民组织起来。《史记·商君列传》:"令民为什伍,而相牧司连坐"。

"练",通拣。"选拣",即挑选。指挑选人才充当地方和军队的各级官吏。

贤不肖、贵贱、君臣(或主臣)在《四经》中出现的频率极高,并多为互文的形式,如〈四度〉:"君臣易位谓之逆,贤不肖并立谓之乱"等等。显然,这是一种"势"的思想。

上述做法,是为了使"民畏敬"(上文"四年发号令,则民畏敬")。

⑤以刑正者,罪杀不赦也:这是说,第五年以法律治理百姓,有功必赏,不能吝啬;有罪必罚,不可姑息。

以法律治理,可使民去除侥幸心理,使"诈伪不生,民无邪心"。

按:"杀"疑当作"诛",罚也。《论语·尧曰》:"不教而杀谓之虐",《汉书·董仲舒传》集注引作"不教而诛谓之虐"。

⑥[畏敬者,民不犯刑罚]也:第六年百姓有了敬畏心理,便不敢再触犯刑罚。

按:[畏敬者,民不犯刑罚]八字原缺,今依文义、文例、协韵补。此八字承上启下:"六年而民畏敬"、"四年发号令,则民畏敬"、"六年民畏敬,则知刑罚"、"号令成俗而刑罚不犯则守固战胜之道也"。且"赦"为铎部字,"罚"为月部字,铎、月合韵。

此段与上段一样,一年至七年的治理程序是衔接的、递进的,须联系起来审读,方可获得完整、准确的正解。

⑦可以征者,民死节也:这是说,到了第七年,便可以率民出征并战胜强敌,这是因为百姓会出死效力的。

"节",气节,操守。"死节",为保持气节而战死。

【今译】

第一年遵从百姓的风俗习惯,这是为了顺应民心。第二年擢用贤德之人为官吏,这是通过施爱于民以激励其奋勉。第三年要使民有富足的衣食,就要废除山泽之禁及关口市场的征税。第四年要想有效地发号施令,就要按照严密的单位形式把人民组织起来，并挑选人才去管理他们，使贤与不贤的人各有等差。第五年以法律治理百姓，有罪必罚，不可姑息。第六年百姓有了畏敬的心理，便不敢再去触犯刑罚。到了第七年，便可以率民出征并战胜强敌，这是因为百姓会出死效力的。

【阐述】

本段继续并详细地申释上段所述治民理国的方针和程序。

这进程便是：以随俗获取民心——以职爵诱民效力——以废除赋税刺激物质生产——以严密的户籍管理制度和官吏选任制度保证号令的颁布与落实——以强有力的法制律令保证赏罚严明——使敬法畏法成为惯性而取代原有的民俗——诛强讨罪，兼人之国。

如果将《四经》的治国思想分为三步，那么第一步，便是"兼人之国"，这从上两段论述治国的程序上可以看出来。可以这样说："兼人之国"是《四经》作者为君主提出的"基本目标"。这种思想，是战国初年兼并战争的产物。那么第二步，便是实现"天下可一"（《道原》）的天下大一统。这种思想的发生，应该是在战国初年七雄刚刚形成之时。第三步，也是"最高理想"，便是"太上无刑"（《称》）、无为而人民自治的理想国。

这便是《四经》的作者为统治者所设计的"三步曲"。

值得注意的是：1.《老子》重点绘制的是第三步，而《四经》着力设计的是第一步。2.《老子》的治国程序是由第三步逆推到第一步,即从无为到有为(无不为);而《四经》的程序则是从第一步渐次顺推到第三步,即从有为(不妄为)到"太上无刑"的无为(这从《四经》的排列顺序也可体悟到,即《经法》——《道原》。至于《淮南子》将〈原道〉放在开篇,乃是老学系统)。3.《老子》以无为作为治国手段(《老子》三章:"为无为,则无不治")以无不为作为治国之目的。而《四经》则以有为(而不妄为)为治国手段,无为作为治国之目的。4.《老子》有道经在前、德经在后或德经在前、道经在后这样的两种传本,它表明了老学存在着两种不同的流派,这是可以肯定的。但据上述,我们还可以推论,道经在前,德经在后的顺序,应该是《老子》的原貌,是老学的正宗;而德经在道经前的,应是老学的变异,盖是黄老学家的传本。这从《四经》的排列顺序,《经法》在前,《道原》在后即可以得到证明。《淮南子》将〈原道〉置于首章,很像是要中兴老学正宗的意思。至于"故为道者必托之于神农、黄帝而后能入说"(见〈修务〉),也很有对汉初其祖刘邦所行的黄老之学持有异议的味道。5.一个学说的发生、构建,最初都是偏重于理论上的营筑;其后之变异,是发生于对流行中的实际功效的偏重以考虑受道者的接受程度。佛教禅宗之演为北宗、南宗,而北宗为正统,南宗却偏于实效;这与老学、黄老学的变嬗消长的道理是一样的。

　　若號令發,必廏而上九,壹道同心,〔上〕下不赿①,民無它志②,然後可以守單(戰)矣。號令發必行,俗也③。男女勸勉,愛也。動之靜之,民無不聽,時也④。受賞無德,受罪無怨,當也⑤。貴賤有別,賢不宵(肖)衰也⑥。衣備

（服）不相綸（逾），貴賤等也⑦。國無盜賊，詐偽不生，民無邪心⑧，衣食足而刑伐（罰）必也⑨。以有餘守，不可拔也⑩。以不足功（攻），反自伐也⑪。

【注释】

①若号令发，必厥而上九，壹道同心，［上］下不赽：若号令传下，百姓必应声集结而上合君意，同心一致，上下同心同德。

　　"厥"，聚集，集结。《释名·释宫室》："厥。勾也。勾，聚也。"

　　"九"，读为仇，合。《尔雅·释诂》："仇，合也"。《管子·君臣上》："法制有常，则民不散而上合"。

　　"壹道"，一体，一致。《管子·七法》："有一体之治，故能出号令，明宪法矣"。

　　"赽"，分离，分裂。

　　又按："［上］下不赽"之"［上］"字原缺，注家所补。疑"上九"之"上"为衍字，"上下不赽"之"上"误写至此而造成缺字，即上衍下漏（校勘学称之为"衍漏错"）。原文本应作"若号令发，必厥而九，壹道同心，上下不赽，民无它志"四字为句。"九"读为"趄"。《说文》："趄，恭谨行也。读若九"。言若发布号令，则民必结聚而恭谨行之也。上文言"四年发号令，则民畏敬"，下文言"号令发必行"，即恭谨而行也。

②民无它志："它志"，异心，邪心。下文"民无邪心"即是指此（《吕览·贵生》注："它，异也"）。

③号令发必行，俗也：言号令发出，百姓一定执行，这是因为已经成为习惯的缘故。

下文"号令成俗而刑罚不犯"。《商君书·立本》:"若兵未起则错法,错法而俗成,而用具"。《淮南子·原道》:"未发号施令而移风易俗者,其唯心行乎!"

④动之静之,民无不听,时也:召之征战,令之务农,民皆听命,这是因为遵循天时的缘故。

《经法·四度》有言:"动静参于天地"。此处"动之",指使民出征作战;"静之",指使民务农耕桑。《十大经·果童》:"地育德以静"。

"动之静之,……时也",按:《四经》特重"动静"与"时"的关系,如〈四度〉云:"动静不时胃(谓)之逆";〈论〉云:"四时有度,动静有立(位)";《十大经·观》云:"静作得时";〈姓争〉云:"静作之时"。而稷下道家亦同,如《管子·宙合》云:"时则动,不时则静"。《彖传》也说:"动静不失其时",《彖传》与黄老道家思想相同、相合之处甚多,此其一例。

⑤受赏无德,受罪无怨,当也:百姓受赏无需报德,受罚不需抱怨,这是因为赏罚得当的缘故。

"罪",罚也(《吕氏春秋·季秋纪》注)。

《管子·明法解》:"以法诛罪,则民就死而不怨。以法量功,则民受赏而无德"即申释本文之义。

⑥贤不肖衰也:贤与不贤人就会分出等级来。"衰",等差,等级。

⑦衣备(服)不相绡(逾),贵贱等也:这是说衣服制度都有一定的规格不能僭越,这是因为它标志着人们的身份等级。

"备"、"服"古通用。"绡"读为"逾",超越。古代衣服制度都有固定的规格,它标志着人们不同的地位等级。这也是古代礼数的组成部分,《四经》对周代礼数思想是接受的。《礼记·坊记》:"夫礼者,所以章疑别微,以为民坊者也。故贵贱有等,衣服有别,朝廷有位,则民有所让",《淮南子·本经》对后世之"饰职事,制服等,异贵贱,差贤不肖"是持否定态度的。

⑧国无盗贼,诈伪不生,民无邪心:此与《管子·明法解》中内容很接近,管子认为:有了法度,于是"诈伪之人不得欺其主,嫉妒之人不得用其贼心,谗谀之人不得施其巧,千里之外不敢擅为非。故〈明法〉曰:有法度之制者,不可巧以诈伪"。这也显然是《管子》在申衍本经之意。

⑨衣食足而刑罚必:百姓衣食富足并且刑罚律令得到坚决的执行。

"必",必定,坚决做到。《贾子·道术》:"克行遂节谓之必"。《韩非子·五蠹》:"明其法禁,必其刑罚"。

《管子·治国》对"衣食足而刑罚必"的申释是"民富则安乡重家;安乡重家,则敬上畏罪;敬上畏罪,则易治也"。

老子认为,要想使"盗贼无有",就必须"绝巧弃利"(《老子》十九章)。这与《四经》、《管子》所论显然不同。

⑩以有余守,不可拔也:"拔",指攻破、夺取。《汉书·高帝纪》:"攻砀三日,拔之"。韦昭注:"拔者,破城邑而取之,若拔树木并得其根本也"。

⑪反自伐也:"伐",败亡(《广雅·释诂》)。

【今译】

若号令传下,百姓必应声集结而上合君意,齐心一致,上下同心同德,民无异心,这样就可据国防守或出兵征战了。号令发出,百姓必定执行,这是因为服从命令已经养成习惯。百姓争相勉力,这是因为君上施爱的缘故。召之征战,或令之务农,民皆听命,这是因为君主遵循天时的缘故。人民受赏不戴德,受罚不含怨,这是因为赏罚得当的缘故。贵贱有区别,贤与不贤人就会分出等级来。衣服制度都有一定的规格不能僭越,这是因为它标志着人们的身份等级。国家没有了盗贼,奸诈虚伪之心不生,民无邪念,这是由于百姓衣食富足并且刑罚律令得到了坚决的执行。以充足的国力据国防守,国家就不会被攻取。而国力不足却要去进攻他国,结果反而是自取败亡。

【阐述】

本段提出了以下几个问题。

其一,号令与俗的关系。

发号施令,变民自治自为的原俗为"随君之情欲"的惯性规矩,这是"术"的思想,也是"势"的结果(前言"四年发号令,则民畏敬")。《淮南子·原道》:"未发号施令而移风易俗者,其唯心行乎。法度刑罚,焉能致之乎?"颇似针对本经而发。

其二,赏、罚制度。

"受赏无德,受罪(罚)无怨"。《四经》中赏罚并举之例不胜枚举,此则首见。赏罚,是术、势思想的外化。《韩非子·二柄》说:"明主之所导制其臣者,二柄而已矣。二柄者,刑德也。何谓刑德?杀戮之谓刑,庆赏之谓德。为人臣者,畏诛罚而利庆赏。故人主自用其刑德,则群臣畏其威而归其利矣"。冯友兰《中国哲学史》也说:"君之势表现于外者为赏罚"。

其三,贤与不肖。

贵贱、贤不肖、君臣在《四经》中经常对举、并举，而《老子》、《论语》中无"不肖"一词。《老子》中有"善与不善"对举例，《论语》中有贤与不贤对举例（〈里仁篇〉："见贤思齐焉，见不贤则内自省"）。然而，善不善、贤不贤，显然与《四经》中的贤不肖含义不同。《四经》中贤不肖的含义，极明显是偏重在位势的高下，而《老子》、《论语》的善不善、贤不贤则是偏重在道德修养的不同层次。

《孟子》、《庄子》中有贤不肖并举的例子，但似乎也不含有位势高下的意味。《荀子》中的贤不肖，已与《四经》的含义接近。《韩非子·功名》篇已经明确地指出，贤不肖的区分，是"势"的思想："夫有材而无势，虽贤不能制不肖。……故短之临高也，以位；不肖之制贤也，以势"。

其四，衣服制度。

以衣服制度区分贵贱，本是儒家坚持的思想。通过本段"衣服不相逾，贵贱等也"的论述，可见战国时期各家思想的相互影响。

此外，可以看出黄老《四经》与《淮南子》的不同。《淮南子》与《老子》接近，而排斥儒家、黄老、法家的许多观点。如《淮南子·本经》说："及至分山川溪谷使有壤界……设机械险阻以为备，饰职事，制服等，异贵贱，差贤不肖，经诽誉，行赏罚，则兵革兴而分争生……"这很像是针对本经及上引《管子》而发的。

天有死生之時，國有死生之正（政）①。因天之生也以養生，胃（謂）之文；因天之殺也以伐死，胃（謂）之武②；[文]武幷行，則天下從③矣。

【注释】

①天有死生之时,国有死生之政:天下诸国或亡或存决定于天时,国家万事或成或败决定于国政。"正",同政,政教,政策。"国之死生"的"死生",指国之存亡、事之成败。

②因天之生也以养生,胃(谓)之文;因天之杀也以伐死,胃(谓)之武:这是说对于天道使存之国,要顺应天意来联合保护它,这就称为"文";对于天道使亡之国,要顺应天意来讨伐兼并它,这就称为"武"。

　　"因",因顺,顺应。"养",指保护,联合。"养生"之"生"指生国,"伐死"之"死"指死国。〈论〉:"逆之所在,谓之死国,[死国]伐之;反此之谓顺,顺之所在,谓之生国,生国养之"。死国,指走向衰亡的国家;生国,指充满生气的国家。

　　《四经》中的文与养、德义近,武与伐、刑义近。

③从:顺从,服从。

【今译】

　　天下诸国或亡或存决定于天时,国家万事或成或败决定于国政。因此,对于天道使存之国,要顺应天意去联合保护它,这被称之"文";而对于天道使亡之国,要顺应天意去讨伐兼并它,这就被称为"武"。文武并举,天下各国就会无不顺从。

【阐述】

　　本段论述的是"天有死生之时",本段以下至篇末,论述的是"国有死生之政"。

"天有死生之时"的原意,应该是指天下万物或死或生决定于天时,但在本文中,它的含义已经具体化为天下诸国的或亡或存了。

对于诸侯国的或养或伐,取决于该国的内政如何,具体说,如果该国"动静不时,种树失地之宜,[则天]地之道逆矣。臣不亲其主,下不亲其上,百族不亲其事,则内理逆矣。逆之所在,谓之死国,[死国]伐之。反此之谓顺,顺之所在,谓之生国,生国养之"(〈论〉)。

据上述〈论〉中所言,可知本段以下所讲论的,便是本国如何得种树之宜,如何使臣亲主、下亲上,如何使百族亲其事。

对于顺应天道、内理的充满生机的国家要去联合并保护它,对于逆于天道、内理的国家要乘机讨伐兼并它,这便称作"文武并行",也是作者为统治者所设计的外交政策。

本段讲外交,下两段讲内政。层次条析。

人之本在地,地之本在宜①,宜之生在時②,時之用在民,民之用在力③,力之用在節④。知地宜,須時而樹⑤,節民力以使,則財生⑥,賦斂有度則民富⑦,民富則有佴(恥)⑧,有佴(恥)則號令成俗而刑伐(罰)不犯⑨,號令成俗而刑伐(罰)不犯則守固單(戰)朕(勝)之道也⑩。

【注释】

①地之本在宜:是说使用土地的根本在于因地制宜,恰当地种植适于该地生长的农作物。

"宜",适宜,指土地适宜种植、生长农作物。

《周易·系辞下》:"观鸟兽之文,与地之宜。"《管子·立政》:"桑麻不植于野,五谷不宜其地,国之贫也"、"相高下,视肥硗,观地宜"。《周礼·地官·草人》:"相其宜而为之种"。此并为本经"宜"字之义。

②宜之生在时:是说适宜于农作物生长的关键,还在于准确地掌握耕种的时间和季节。

《管子·小问》:"力地而动于时,则国必富",〈牧民篇〉:"不务天时则财不生,不务地利则仓廪不盈",〈立政篇〉:"观地宜……以时均修",〈牧民篇〉:"不告之以时,则民不知"。此并为本经"时"字之义。

③民之用在力:这是说使用百姓的关键,在于使其各自尽力其事。

《管子·权修》:"欲为其国者,必重用其民。欲为其民者,必重尽其民力",〈八观篇〉:"天下之所生,生于用力",又云:"谷非地不生,地非民不动,民非力毋以致财"。此并为本经"力"字之义。

④力之用在节:这是说使用民力的关键在于适度。"节",节制,节度。

《象传·节卦》:"天地节而四时成,节以制度,不伤财,不害民"。孔颖达疏云:"天地以气序为节,使寒暑往来各以其序,则四时功成之也。王者以制度为节,用之有道,役之有时,则不伤财、不害民也"。此与本经思想是一致的。节民力使财生与《庄子·天地》:"用力少见功多"意思也接近。《管子》的"尽其民力"是充分使用民力,本经的"节民力"是适度使用民力,二者是有区别的。本经"节民力"很像《周易·节卦》所褒的"甘节",而"尽民力"则有些像《周易》所贬的"苦节"(孔颖达疏:"节须得中。为节过苦,伤于刻薄,物所不堪,不可复正")。

⑤须时而树：根据时令来种植五谷。"须"，等待。"须时"，即待时，
　相时。"树"，种植。

⑥节民力以使，则财生：财富之生，缘于适度地使用民力。

　　此与《荀子·王霸》："得百姓之力者富"意思接近。《管子》
也认为财富之生，缘之于民用力和得天时（〈八观〉："天下之所
生，生于用力"、"民非力毋以致财"，〈牧民〉："不务天时则财不
生"）。前面已说过，《管子》的"尽其民力"与本经的"节其民力"
还是略有差异的。

⑦赋敛有度则民富："度"与"节"同，节度，适度。

⑧民富则有耻：这是说人民衣食富足才能懂得政教廉耻。

　　《管子·牧民》："仓廪实则知礼节，衣食足则知荣辱"，即是
申衍此文。《荀子·大略》说："不富无以养民情"，这也是稷下道
家的观点。

⑨有耻则号令成俗而刑罚不犯：此与上文"衣食足而刑罚必"是互
　相补充的关系，紧承"民富则有耻"。

　　《管子·版法》也说："民不足，令乃辱。民苦殃，令不行"。
为什么民富则有耻、有耻则不犯刑罚呢？《管子·治国篇》有答
案："民富则安乡重家。安乡重家，则敬上畏罪"。

⑩守固战胜：守国则牢固，伐国则获胜。"守"，指防守本国。"战"，
　谓征伐别国。"守固战胜"是《老子》六十七章"以战则胜，以守则
　固"的缩语。

【今译】

　　使用土地的根本在于因地制宜，恰当地种植适于该
地生长的农作物。适宜于农作物生长的关键，还在于准

确地掌握耕种的时间和季节,准确地掌握农时,还在于如何使用百姓。使用百姓的关键,在于使其各自尽力其事。使用民力的关键,在于适度。要了解土地适宜于种植什么,并且根据时令来种植五谷。适度地使用民力,就能有效地创造财富。赋敛适度,则人民富足。人民富足,则懂得政教廉耻。廉耻观念的形成,就使得百姓习惯于服从命令并且不敢触犯刑罚。百姓习惯于听令,又不敢触犯刑罚,这便是守国则牢、伐国则胜的原理所在。

【阐述】

本段与上段联系起来考察,可知:①本段讲述的是"国有死生之政"。②讲论如何顺"天道"。

重本尚农的思想是本段的中心,论述如何适宜、适时、适度地使用地力、民力为本段着力处,然最终仍归于"戎"(守、战)。战国时期兼并战争的阴影,与其时纷争的学界空气相激荡,也决定了黄老思想向现实的极度倾斜。

据上面注释可知,《管子》与本经多有重合之处,且大抵是申释本经文意的。然而,《管子》的"尽其民力"(〈权修〉)、"天下之所生,生于用力;用力之所生,生于劳身"(〈八观〉)、"民欲逸而教之以劳,劳教定而国富"(〈侈靡〉),法家味道甚重,强制色彩颇浓。而本经则侧重"节"和"度",似乎更偏重于温和及人道主义(后文也有"尽民之力",但前提是有"母之德",民之尽力,出于自愿,并且《四经》对民力的使用上,主要还是偏重强调"节"和"度"的)。

《淮南子·泰族》也有与本段及下段内容相近的文字:"故为治之本,务在宁民;宁民之本,在于足用;足用之本,在于勿夺时;勿夺时之本,在于省事;省事之本,在于节用;节用之本,在于反性"。可见其与本段文字句式、语势上十分接近,但差异也是显而易见的,其一,《四经》强调的是"节民力"、"节赋敛",《淮南子》强调的是"节用"。其二,如何"节民力"、"节赋敛",《四经》未给出答案;而如何"节用",《淮南子》却给出了答案:"反(返)性"。这两点差异又可以证明,《淮南子》一书,很有跨过黄老而上溯老学之源的意味。我们也因此在反复考虑着一个问题:刘安读过《四经》,并仔细研究过它;因认为黄老之学离道过远,故使其上溯、阐扬老学正宗的意念也颇为强烈。

法度者,正之至也①。而以法度治者,不可亂也②。而生法度者,不可亂也③。精公無私而賞罰信④,所以治也。

【注释】

①法度者,正之至也:法度,是至为公正的。

因为法度可以"引得失以绳,而明曲直",所以说它是"正之至也"。《管子》引申其义,说:"法者,天下之至道也"(〈任法〉)、"法者,天下之程式也,万事之仪表也"(〈明法解〉)。

②而以法度治者,不可乱也:以法度治理国家,不可妄为。

"而",或读为"能",似嫌迂曲。此"而"及下文"而生法度"之"而"都可如字解释,连词,无义。"乱",谓不依法度而以己之私意妄为。下文"精公无私"即照应此句。

③而生法度者,不可乱也:此"乱"字指法度不一、变化无常。《管
子》对此二句的申释是"法不一,则有国者不祥"(〈任法〉)、"数出
重法而不克其罪,则奸不为止"(〈七臣七主〉)、"法者,不可不恒
也"(〈任法〉)。按:"恒"上之"不"字依安井衡说补)。
④精公无私而赏罚信:依法办事,公正无私,赏罚分明,取信于民。
　　《管子》衍释此句说"赏罚莫若必成,使民信之"(〈禁藏〉)、
"赏罚必信密,正民之经也"(〈法法〉)。

【今译】

　　法度,是至为公正的。以法度来治理国家,而不能任
意妄为。创制法度,不能变化不一。依法办事公正无私,
赏罚分明便能取信于民,这是天下治理的道理所在。

【阐述】

　　本段与下段讲论如何顺"内理"。法度为"内理"的重要构成部
分,故先论法度。这里主要是从两个角度来论述的。

　　其一,要以法治国,而不能以己之私意妄为。《管子·法法》
说:"上苛则下不听,下不听而强以刑罚,则为人上者众谋矣。为人
上者众谋之,虽欲毋危,不可得也"。或"苛"或"强",皆是指不依法
而妄为。

　　其二,创制法度,不能变化不一。《管子·法法》说:"号令已出
又易之,礼义已行又止之,度量已制又迁之,刑法已错又移之。如
是则庆赏虽重民不劝也,杀戮虽繁民不畏也。故曰:上无固植,下
有疑心。国无常经,民力必竭"。易止迁移,变化莫一,虽重其赏

罚,民亦不劝不畏也,何如"精公无私而赏罚信"?

　　需要注意:上引两段〈法法〉文字为笔者所断开,原本是通贯的。这很有可能是申释《四经》本段文意的。

　　苟事,節賦斂,毋奪民時,治之安①。無父之行,不得子之用;無母之德,不能盡民之力②。父母之行備,則天地之德也③。三者備,則事得矣④。能收天下豪桀(杰)票(驃)雄,則守禦之備具矣⑤。審於行文武之道,則天下賓矣⑥。號令闔(合)於民心,則民聽令。兼愛無私,則民親上⑦。

【注释】

①苟事,节赋敛,毋夺民时,治之安:"苟事",指政事烦琐。《国语·晋语》注:"苟,烦也"。《管子·小匡》注:"苟,密也"。《素问》注:"苟,重也"。《汉书·成帝纪》注:"苟,细刻也"。

　　注家认为"苟事"上或脱"毋"字,或脱"省"字。是也。《淮南子·泰族》:"勿夺时之本,在于省事;省事之本,在于节用",与此文颇类。〈泰族〉又云:"事省,易治也",又云:"民众者,教不可以苟。夫事碎,难治也;法烦,难行也;求多,难澹也"("求多",谓多征赋敛)。又〈齐俗〉:"治国之道,上无苟令,官无繁治"。并可与此文参证。

　　去苟事则易行,节赋敛则民富,毋夺时则财生,故曰"治之安"。

②无父之行,不得子之用;无母之德,不能尽民之力:"行",德行。

"子",指百姓。"父母",指君长。《荀子·正论》:"汤武者,民之
父母也"。"得子之用",即"尽民之力"。

③父母之行备,则天地之德也:若君主具备了待民如子的德行,便
是德如天地一样的广大。"备",具备(与下文"守御之备具矣"之
"备"意思不同)。天地兼覆载而无所私,父母爱子女而无所求,
故以喻君主。

　　按:既然说"二德备具",则父德、母德当有区别。父严母慈,
则父德指刑罚,母德指庆赏。"父母之行备",盖谓赏罚相济、慈
严并施。

④三者备,则事得矣:"三者",指前面所说的去苛事、节赋敛、毋夺
时。"得",成,成功。

　　又按:"三"或为"二"字之误。"二者"指母德、父德。谓赏罚
得当、恩威并施。

⑤能收天下豪杰骠雄,则守御之备具矣:"骠雄",指骁勇雄健之士。
"备",武备,装备,"具",具备。

⑥审于行文武之道,则天下宾矣:"审",知道,懂得。《淮南子·本
经》:"审于符者",高诱注:"审,明也",又〈说山〉注:"审,知也"。
"文武",见前注。"宾",服从,归顺。"审于行文武之道,则天下
宾矣",与前文"文武并行,则天下从矣"同义。

⑦兼爱无私,则民亲上:"兼爱无私"与"精公无私"意思接近,都是
说君主治国要效法天地的"兼覆载而无私"。分而言之,"兼爱",
指庆赏必行、德施广溥(上文"德者,爱勉之也",谓擢用贤人赏授
官职,这是通过施爱于民而励其奋勉);"无私",指不苟刑罚、秉
公执法。显而易见,这里的"兼爱"与《墨子》的"兼爱"在内涵上
是有区别的。本经的"兼爱"是侧重于法度的公正(前文"法度
者,正之至也"),《墨子》的"兼爱"则侧重于社会各阶层地位的平

等。"亲",爱戴,拥戴。"上",君主。

《管子》、《庄子》等书也都提到过"兼爱"。《管子·版法》："兼爱无遗,谓君必先顺教,万民向风,旦暮利之,众乃胜任"。《庄子·天道》："子曰:中心物恺,兼爱无私",《文子·道法》："兼爱无私,久而不衰"。凡此皆可看出墨家思想的影响。

【今译】

省去烦琐的政事,有节度地征收赋敛,不要侵占百姓的农时,国家的政治才能安定。君主如果没有像父母一样的严威慈爱,就不能使子民有效地为之效力。君主若具备了待民如子的德行,便是德如天地一样的广大。如果做到了去苛事、节赋敛、毋夺时(或译为:赏罚相济,恩威并施),那么万事都可成功。如果能够广招天下豪杰骁健之士,那么就如同具有了最好的防御武备。懂得了实行文武共举之道,那么天下就都会归顺了。发号施令能够合于民心,人民才能自觉地听从命令。君主如能德施广溥、秉公执法,那么就会得到百姓的爱戴拥护。

【阐述】

本段至"三者备,则事得矣"仍论内政;以下至结尾,总论外交和内政。

本段上承"法度",论及三个问题。

其一,父德、母德。

《四经》常常从对立统一的角度对举一系列范畴,如赏罚、德虐、生杀、母德父德、养伐、顺逆、惠威等等。只有联系起来考察,才能把握父德、母德的真正内涵。父德、母德的提出,应该是《四经》中法、术、势思想的混合物。

其二,收天下豪杰骠雄。

战国时的秦国、齐国多有此种提法和举措,这种大度,也只有在较为强大的国家才会有的。联系《四经》中反复出现的兼人之国、天下宾从、天下可一,更可以肯定,《四经》作者的籍属当是战国七雄中较强的一个国家。而守固、守御、雌节等也是反复出现的;如理国不当,则"国危破亡"的忧虑也是通贯全篇的。这样看来,《四经》作者的籍属,当在中上等国家中来择定。

其三,兼爱说。

《老子》不言"兼爱",多言"公",这是对"道"的形容。孔子言"泛爱",偏重于人际关系的协调。墨子言"兼爱"侧重于社会各阶层地位的平等。《四经》的"兼爱"多可以用"公"字来替代,因此,《四经》的"兼爱"一方面是对"道"的形容,另一方面,也是主要方面,是指法度的公正无私。在这点上,《管子》、《文子》与《四经》接近。

〈六分〉第四

【内容提要】

本篇所讲论的,认为"六顺"与"六逆"是决定国家存亡兴坏的分界。君主施行赏罚和征战的依据,即在于正确地判断"六顺"与"六逆"。

其中君主有效地掌握权位,理顺上下关系,则是本篇笔墨着力之处。

治理本国,兼人之国,"王术"是必须讲求的。因此,本篇从国家的安与危、强与弱正反两方面论证了掌握"王术"的重要性。

尊重人才、尊重知识是"王术"的重要组成部分。本篇从结果论入手,为"重士"和"贵有知"的界说提供了坚强的依据。

觀國者觀主,觀家[者]觀父①。能爲國則能爲主②,能爲家則能爲父。凡觀國,有六逆③:其子父④。其臣主⑤。雖强大不王。其謀臣在外立(位)者⑥,其國不安,其主不晉(悟),則社稷殘⑦。其主失立(位)則國無本,臣不失處則下有根⑧,[國]憂而存;主失立(位)則國芒(荒),臣失處則令不行,此之胃(謂)頹國⑨。[主暴則生殺不當,臣亂則賢不肖幷立,此謂危國]。⑩主兩則失其明⑪,男女挣(爭)威⑫,國有亂兵,此胃(謂)亡國。

【注释】

①观家[者]父：“观”，考察。“者”字原缺，依文例补。《管子·霸
　言》的“观国者观君，观军者观将”即由此化出。

②能为国则能为主：“为”，主持，料理。

③六逆：指六种悖逆的现象，即：一、其子父。二、其臣主。三、谋臣
　在外位。四、主失位（包括两种情况：1.主失位而臣不失处；2.主
　失位臣亦失处）。五、主暴臣乱。六、主两。

④其子父：儿子具有了父亲的权威。“父”作动词。此为第一逆。
　　　按：此处的“子”即下文的“嫡子”，指太子。“父”则指父王、
　君父。《四经》中，父与子、君与臣、王与妃各安其位的提法反复
　出现，经常是共文的情况。

⑤其臣主：指大臣具有了君主的权威。“主”作动词。下句“虽强大
　不王”是统摄“其子父”、“其臣主”二逆而言。

⑥谋臣在外位：“外位”，注家认为指外廷。谋臣为内臣，当在宫禁
　内的内廷协助君主策划国事。而今在外廷，所以说“逆成”。按：
　以“外位”为“外廷”，未见有何根据。疑“在外位”是指谋臣有外
　志而言。《经法·亡论》提到“六危”，前三危便是“一曰嫡子父，
　二曰大臣主，三曰谋臣[外]其志”。“外”字原缺，为笔者所补。
　最新公布的帛书《缪和》说：“群臣虚位，皆有外志”即是其证。
　“谋臣在外位”、“谋臣外其志”，即《称》所谓的“臣有两位，其国必
　危”。因为谋臣有外志，所以说“其国不安”，说“在强国危，在中
　国削，在小国破”。

⑦其主不晋（悟），则社稷残：“晋”，读为“悟”，醒悟。“残”，损害。

⑧其主失位则国无本，臣不失处则下有根：这是说君主失位，不能
　行使权力，国家便失去了依托；而大臣此时如能坚守岗位，克尽
　职守，国家尚有生存的基础。

⑨颓国："颓"，败坏，损坏。下文"主失位，臣失处……国将大损"，"损"与"颓"意思接近。又：或以此字为频，读为"泮"，释为涣散。据下文"损"，则释"颓"义长。

⑩[主暴则生杀不当，臣乱则贤不肖并立，此谓危国]：按：此三句十九字原缺，依文例、文义补。其根据是：1.据下文"主暴臣乱"可知，此处缺一"逆"。2.下文的"主暴臣乱"即是呼应此一逆而言。3.下文六顺之一的"主惠臣忠者，其国安"即是与此相对而言的。"惠"、"忠"与"暴"、"乱"相对，"其国安"与"危国"相对。4.〈四度篇〉有对"主暴臣乱"的明确解释，即"贤不肖并立谓之乱"、"生杀不当谓之暴"。5."主暴则生杀不当，臣乱则贤不肖并立，此谓危国"与上文"主失位则国荒，臣失处则令不行，此之谓颓国"正相俪。6."颓国"、"危国"、"亡国"文气相贯，似为递进语势。

⑪主两则失其明："主两"，谓国有两主，指君主、后妃同时擅政。"失其明"，指政令歧出，令人迷惑，无所适从。下文"命曰大迷"即此。《韩非子·亡征》："后妻淫乱，主母畜秽，外内混通，男女无别，是谓两主。两主者，可亡也"，可以参考。

⑫男女争威：指君主、后妃分争权力。下文"男女分威"即此。

【今译】

　　考察一国如何关键在君，考察一家如何关键在父。能治理一国政事的堪任其君，能主持一家事务的堪当其父。在考察一个国家的时候，有六种悖逆的现象需要注意：第一是作为太子的具有了君父的权威。第二是作为大臣的具有了君主的权威，这样的国家虽然强大也不能称王天下。第三是谋臣有外志而不能尽忠于本国君主，它的国家就不会安定，君主意识不到这一点，国家就会受到损害。第四是君主失位，不能行使权力，国家便失去了依托，而大臣此时如能坚守岗位，克尽职守，国家还有生存的基础，虽有忧患尚可保存；君主失位已经使得政事荒废不治，此时大臣再不能克尽职守，则政令不能下达，这便称作"颓国"。第五是君主暴戾无道，赏罚生杀失去准度，臣下贵贱位次混乱，贤与不贤人并立无别，这便称作"危国"。第六是君主、后妃同时掌政，政令歧出，令人迷惑无所适从，加之王、妃争权，势必导致国家的内战，这便称作"亡国"。

【阐述】

　　本段讲"六逆"。概括起来，不外乎讲以下四个问题：君与臣、父与子、王与妃、贤与不肖。而前三个问题，又是其中的主要矛盾。

　　君臣易位、后妃擅政、太子行权这三个问题，在《四经》中常以并列的形式反复提出。因为此三逆，实在是有案可稽的。"牝鸡之晨，惟家之索"（《书·牧誓》），这似乎在当时已经作为一种"史鉴"提出了。而"臣弑其君，子弑其父，非一朝一夕之故，其所由来渐矣"（《文言》），这又可以在《左传》等任何一部史籍中找到印证。

　　"六逆"的提出，反映了作者的一种极大的担忧，因为它决定着一个国家的"存亡兴坏"。它上承"史鉴"，下警后人。

适(嫡)子父①,命曰上曊②,羣臣離志③。大臣主,命曰廱(壅)塞④。在強國削,在中國破,在小國亡。謀臣[在]外立(位)者,命曰逆成⑤,國將不寧;在強國危,在中國削,在小國破。主失立(位),臣不失處,命曰外根⑥,將與禍閵(鄰)⑦,在強國憂,在中國危,在小國削;主失立(位),臣失處,命曰無本,上下無根,國將大損;在強國破,在中國亡,在小國滅。主暴臣亂,命曰大芒(荒)⑧,外戎內戎⑨,天將降央(殃),國無大小,又(有)者滅亡。主兩,男女分威,命曰大麋(迷)⑩,國中有師⑪;在強國破,在中國亡,在小國滅⑫。

【注释】

①嫡子:这里指君主嫡妻所生的长子,即太子。

②命曰上曊:"命",名,称。"上曊",逆上。"曊"读为"怫",违戾,忤逆。

③群臣离志:是说因太子擅行父权,使得群臣不能与君主一心一德。

④壅塞:遮蔽。《韩非子·主道》说:"臣闭其主曰壅,臣制财利曰壅,臣擅行令曰壅,臣得行义曰壅,臣得树人曰壅。"此是本文"壅塞"的确解。此即帛书《缪和》所说的"(群臣)比周相誉,以夺君明"的意思。政令自大臣出而不见君主,故云遮蔽。

⑤逆成:"成",固定,固有的规律(《国语·晋语》注:"成,定也")。"逆成",违背常规。

⑥外根:这里指辅佐君主的依托和根基。君主自身称"内",君主自

身以外则称"外"。

⑦将与祸邻：接近祸患。《战国策·秦策》："削株掘根，无与祸邻，祸乃不存。"

⑧大荒：谓诸事荒废，不得治理（《荀子·强国》："大荒者亡"，杨倞注："大荒，谓都荒废不治也"）。

⑨外戎内戎：指既有外患，又有内乱。"戎"，兵，兵乱。

　　因为君主暴虐，生杀不当（"主暴则生杀不当"），故有"内戎"；又因为臣位混乱，贤不肖并立（"臣乱则贤不肖并立"），则不肖者有外志，贤者离心，故有"外戎"。

⑩大迷："迷"，迷惑不明。上文"主两则失其明"，是此"大迷"之义。

⑪师：指兵乱。

⑫上文"主失位，臣失处"的结果也是"在强国破，在中国亡，在小国灭"。二者似应略有差别，故疑两处文字，当有一处有误。

【今译】

　　太子具有了君父的权威，这就称作逆上，会使群臣不能与君主一心一德。大臣具有了君主的权威，这就称作大臣遮蔽了君主的威望。上述这两种情况，发生在大国会使大国削弱，发生在中等国家会使中等国家破败，发生在小国会使小国灭亡。谋臣有外心兼为他国设谋，这是违反常规的，国家将不会安宁；此种情况，发生在大国会使大国面临危险，发生在中等国家会使其削弱，发生在小国会使其破败。君主失去王位，大臣还能尽职，这就称作君主尚有依托，但是已接近祸患了，此种情形，发生在大国是令人担忧的,发生在中等国家是很危险的,发生在小国会使其削弱的;如果君主失位,而且大臣失职,那么就称作国家上下失去了存在的根基,根基一失,国家也就将受到绝大的损害了;此种情形,发生在大国会使其破败,发生在中等国家会使其衰亡,发生在小国会使其覆灭。君主行为暴戾,臣下位次淆乱,这就称为万事荒废不可救药,外患内乱必接踵而至,违背天理天必降灾,这种情况,无论发生在什么国家,都会灭亡。君主、后妃分争权力,导致国家出现二主,这就使国人迷惑不明无所适从,国家因此会有兵乱,这种情形,发生在强国会使其破败,发生在中等国家会使其衰亡,发生在小国会使其覆灭。

【阐述】

本段继续申释上段所谈的"六逆"。

在阐释之前,有一个问题是至关重要的,也是必须首先明确的,这便是关于"子"、"嫡子"、"父"的解释。上文说:"其子父",此处则进一步明确为"嫡子父"。"子"、"嫡子"是指太子,"父"则指君父。根据如下:

第一,如不将"子"、"嫡子"释为太子,则本段"嫡子父,命曰上曊,群臣离志"中的"群臣离志"便很难解释通。

第二,本段的"在强国削,在中国破,在小国亡"与上段的"虽强大不王"一样,都是统摄"子父"、"臣主"二逆的。因此如不将"子"、"嫡子"释为太子,则很难解释"其子父"与国家的生死存亡有何必然联系。

第三，"子父"、"男女"在本文中语例相同。子父、男女在《四经》中可做一般意义上的理解，而在本文，则子指太子，父指君父，男指君主，女指后妃。

第四，"嫡子父"被列为六逆之首，其次才为君臣、主妃。这显然与儒家君臣、父子、夫妇三纲顺序是不同的，在理解上当然就要有别。

第五，"六逆"都是讲国家之存亡，而无一讲人伦之纲常。

第六，《四经》多言国治，而少涉家教；此处的子父、臣主、男女三逆与儒家的君臣、父子、夫妇三纲也明显有别。另外，〈亡论〉中的"父兄"（"六危……六曰父兄党以偾"）也是就君主而言。

太子篡位，太子弑上，这在春秋、战国时代是常有的事，因此《四经》将其作为一个重要的问题提出来，并视之为首逆。这种情况的发生，大多与君主的废嫡立庶、废长立少等相关，因此，《称》经说："立正嫡者，不使庶孽疑焉。立正妻者，不使婢妾疑焉"。《管子》也说"无擅废适（嫡）子"。

凡觀國，有大〈六〉順①：主不失其立（位）則國［有本，臣］失其處則下無根，國憂而存。主惠臣忠者，其國安。主主臣臣②，上下不赿者，其國強。主執度，臣循理者③，其國朝（霸）昌。主得［位］臣楅（輻）屬者④，王。

【注释】

①六顺：六种顺当的现象，即：1.主不失其位；2.主惠臣忠；3.主主

臣臣;4.上下不赾;5.主执度,臣循理;6.主得位而臣辐属。

②主主臣臣:君主、臣子名副其实,不相僭越。

③主执度,臣循理:君主理政秉执法度,大臣行事遵循事理。

④主得[位]臣辐属:"辐",车轮中的直木。"属",会聚(《孟子·梁惠王》注:"属,会聚也")。"臣辐属",群臣归聚在君主周围就像车辐聚集在轮心周围一样。《淮南子·主术》:"群臣辐凑",高诱注:"群臣归君,若辐之凑毂"。"主得位臣辐属"如《论语·为政》所说的"为政以德,譬如北辰居其所而众星共(拱)之"。

【今译】

考察一个国家,有六种顺当的现象,这就是:君主不失其位,国家便具备了存在的根基;而如果大臣不能尽职,这就使得君主失去依托,这样的话,国家还可以在忧患当中继续生存。君主慈惠爱下(《十大经·顺道》说:"慈惠以爱人"),大臣忠心事上,则国家安定。君主大臣名副其实,不相僭越,君上臣下一心一德,则国家强盛。君主理政秉法执度,大臣行事遵循事理,则国家昌盛称霸天下。君主居得其位,大臣集结在君主周围,这样便可称王天下。

【阐述】

本段讲"六顺"。

"顺"与"逆"相对而言,然"六顺"却不与上段之"六逆"整齐相对。

作者并不是将"六顺"与"六逆"机械地比较而论,而是各有侧重。"嫡子父"列为"六逆"之首,而其他五逆,四逆是有关君臣的。"六顺"则都是谈君臣,君臣关系理顺了是至关重要的;而"主不失其位"、"主得位"又不仅仅是就君臣关系而言,实际也包括"子父"、"主两"。君主得其位,则大臣不能擅主,太子也就不能代行君父之权,后妃也就不能分争权力了。

此段"霸"与"王"同时出现。《四经》中文德武力、王道霸道并重,兼施共举。为儒、法之中介,承上启下。然仔细分别,则似可看出其间存在着手段与目的之间的差异。即以文德武力也即"王术"为手段,达到称王天下的目的。

　　六顺六逆[乃]存亡[兴壞]之分也①。主上执六分②以生杀,以赏[罚]③,以必伐④。天下大(太)平,正以明德⑤,参之於天地,而兼復(覆)载而无私也⑥,故王天[下]⑦。

【注释】

①分:分际,界线。此句总括上两段而启下段之议论,同时点题。

②执六分:"执",掌握。"六分",指判断六顺、六逆的标准。

③赏[罚]:"罚"字原缺,今补。"生杀"与"赏罚"恰为互文。且"杀"、"罚"、"伐",月部协韵。或说缺字当为"信"字,则失韵。

④必伐:"必",果决。"伐",征伐。

⑤正以明德:君主执度公平以明其德。

⑥参之于天地,而兼復(覆)载而无私也:这两句是说效法天地的公平无私。《国语·越语下》:"夫人事必与天地相参",韦昭注:

"参,三也,天地人事三合乃可以成功。"

⑦故王天[下]:"下"字原缺,马王堆帛书整理小组补。按:所补是。
下文"王天下者之道"即承此"王天下"而言,《四经》多此复沓式
语句。且"地"在歌部,"下"在鱼部,歌、鱼合韵。

【今译】

六顺与六逆是决定国家存亡兴坏的分界。君主掌握
判断六顺、六逆的标准,并以此来施行生杀、赏罚及果决
征战。天下安定宁和,在于君主执度公正以明其德,同时
再效法天地的公平无私,这样就可以称王天下。

【阐述】

本段总括前两段并点明本篇篇题。

本段指出了生杀、赏罚、征战的依据在于掌握六顺、六逆的分
界。

效法天地的"兼覆载而无私"表现为君主的执度公平而不是侧
重在"兼爱"上,具体说就是信明其赏罚,不滥施其恩威;其目的还
在于"王天下"。

王天下者之道,有天焉,有地焉,又(有)人焉,参(三)
者参用之①,[然後]而有天下矣②。爲人主,南面而立③。
臣肅敬,不敢蔽(蔽)其主。下比順④,不敢敝(蔽)其上。
萬民和輯⑤而樂爲其主上用,地廣人衆兵强,天下無適
(敵)。

【注释】

①有天焉，有地焉，有人焉，三者参用之：据《十大经·前道》可知，此处是说君主要想称王天下，就必须权衡参合天时、地利、人事三方面因素（〈前道〉："治国有前道，上知天时，下知地利，中知人事"）。

②〔然后〕而有天下矣："而"，能。"然后"二字原缺，依文例补。〈道法〉："然后可以为天下正"，与此文例、文义接近。"然后能"为古之习用语式。如《孟子·离娄下》："然后能服天下"等。

③南面而立：古代堂上以南向为尊，而室中则以西向为尊。此处指君主南面临朝，而大臣北面而拜。"立"当读为"莅"，临也。《周礼·地官·小司徒》注："故书莅作立"，又《地官·乡师》注："故书莅作立"。"为人主，南面而立"二句，是说既然作为君主，就要居得其所，行使其作为国君的职权。

　　班固《汉书·艺文志》说道家学派，是讲论"君人南面之术"的。虽然概括得不很周全，但在《老子》和《四经》中这一点确是十分突出。

④比顺：和顺亲近。《管子·五辅》："比顺以敬。"也作"顺比"。《诗·大雅·皇矣》："克顺克比"，毛传："慈和遍服曰顺，择善而从曰比"。《荀子·王制》："一天下，振毫末，使天下莫不顺比从服。"

⑤和辑：和睦。

【今译】

　　君主要想称王天下，必须参合天时、地利、人事三方面因素，然后才能广有天下。作为国君就要居得其所，真正行使其作为国君的职权。大臣恭敬,不敢蒙蔽君主。下属和顺,不敢欺蒙其上。百姓和睦甘愿为国君效力,地域广大,民人众多,军队强盛,可无敌于天下。

【阐述】

本段提出了王天下之道在于参用"三才",这"三才"是黄老之学天道向人道倾斜、人道法天道的典型界说。

老子学说讲"四大",即道大、天大、地大、人亦大(《老子》二十五章)。《四经》则将"四大"简为"三大",即天、地、人,因为天、地、人的有机整合即是"道"的具体体现。"三大"在《四经》中还有多种表述形式,如"参于天地,合于民心"、"天地之道也,人之理也"、"天之稽也……地之稽也……人之稽也"(《经法·四度》)、"观天于上,视地于下,而稽之男女"(《十大经·果童》)、"治国有前道,上知天时,下知地利,中知人事"(《十大经·前道》)。

在《管子》、《庄子》、诸多解《易》之作及《淮南子》中,都有类似的表述。如:《管子·五辅》:"上度之天祥,下度之地宜,中度之人顺";《庄子·说剑》:"上法圆天……下法方地……中和民意";《系辞》说"有天道焉,有人道焉,有地道焉,兼三材而两之",又说"仰则取象于天,俯则取法于地,近取诸身,远取诸物"。帛书《缪和》:"夫古之君子……上顺天道,下中地理,中[合]人心"。《淮南子·泰族》:"昔者,五帝三王之莅政施教,必用参五。何谓参五?仰取象于天,俯取度于地,中取法于人……"。三材参用,人事之理法天地之道、为天地之道的具体体现,这是老学、黄老之学的三材说及发展脉络。

而孟子的"天时不如地利，地利不如人和"(《孟子·公孙丑下》)的近人事而远天道的典型的民本思想则显然与上述三材说不是一个体系。

　　文德廄(究)於輕細①，[武]刃於[當罪]②，王之本也。然而不知王述(術)，不王天下。知王[術]者，驅騁馳獵而不禽芒(荒)，飲食喜樂而不面(湎)康③，玩好景(嬽)好④而不惑心，俱與天下用兵，費少而有功，[戰勝而令行，故福生於內，則]國富而民[昌⑤。聖人其留，天下]其[與]⑥。[不]知王述(術)者，驅騁馳獵則禽芒(荒)，飲食喜樂則面(湎)康，玩好景(嬽)好則或(惑)心，俱與天下用兵，費多而無功，單(戰)朕(勝)而令不[行。故福]失[於內，財去而倉廩]空[虛]，與天[相逆]，則國貧而民芒(荒)⑦。[至]聖之人弗留，天下弗與⑧。如此而有(又)不能重士而師有道⑨，則國人之國已(矣)⑩。

【注释】

①文德廄(究)于轻细："文德"，指上文"以赏罚"的"赏"，庆赏。《管子》说："赏诛为文武"。"究"，极也。"轻细"，指细民，小民。这是说庆赏公正可极于小民。

②[武]刃于[当罪]："武刃"，指武功，在此谓刑罚。〈四度〉"武刃而以文随其后"之"武刃"，其义同此。"于"上省"究"字。"当罪"二字原缺，以意补。下文"诛禁当罪"、"禁伐当罪"，皆谓武德。且"罪"为微部字，"本"为文部字，微、文合韵。这是说：刑罚不苟

必极于当罪。

按：以上二句是总结上文"主上执六分以生杀，以赏罚"而说的。接下去所言之"王术"，又主要是承前文"以必伐"而申说。

③驱骋驰猎而不禽芒（荒），饮食喜乐而不面（湎）康："禽荒"指田猎无度，荒误国事（《孟子·梁惠王下》："从兽无厌谓之荒"，《周书·谥法》："好乐怠政曰荒"）。"喜乐"，即嬉乐。"湎康"，谓酗酒耽乐（《淮南子·要略》："康梁沉湎"。高诱注："康梁，耽乐也。沉湎，淫酒也"）。《国语·越语下》："出则禽荒，入则酒荒"、"王其且驰骋弋猎无至禽荒，宫中之乐无至酒荒"。

④玩好：指珍宝。嬛好：指女乐（《史记·司马相如传》注引郭璞曰："嬛嬛，骨体软弱长艳貌。"嬛，谓美女姿态，嬛好，在此指女乐声色）。《国语·越语》："玩好女乐"即此。《四度》"女乐玩好"的"女乐"即此"嬛好"。

⑤俱与天下用兵，费少而有功，[战胜而令行，故福生于内，则]国富而民[昌]：

按：自此以下，缺字甚多，方括号内字皆为笔者意补，仅供参考。

[战胜而令行]五字据下文"战胜而令不[行]"补。且"行"与"荒"、"康"、"兵"、[昌]等协韵。

[故福生于内]五字据《十大经·顺道》："战胜于外，福生于内。用力甚少，名声彰明"（按：《国语·越语下》有与此完全相同的语句）而补。此处"费少而有功"、"战胜而令行"与《顺道》的语言环境相同。

[则]国富而民[昌]：此与下文"则国贫而民荒"为俪句，故补"则"、"昌"二字。且[昌]与"荒"、"康"、"兵"等协韵。

⑥[圣人其留，天下]其[与]：按：此七字据下文"[至]圣之人弗留，

天下弗与"补。此二句是说：圣人会居处其国而佐助他，天下人也都会亲近追随他（《管子·霸言》注："与，亲也"。《国语·齐语》注："与，从也"）。"与"为鱼部字，与"昌"、"荒"等为鱼、阳合韵。

⑦战胜而令不［行。故福］失［于内，财去而仓廪］空［虚］，与天［相逆］，则国贫而民芒（荒）：按：自此以下，皆与上相反为文。

"战胜而令不［行］"：是说虽然征战或有所胜，然不能令行禁止。《四度》所谓"逆用于外，功成而伤"。［行］与"康"、"兵"等协韵。

［故福］失［于内］：此据上文补，可参看。

［财去而仓廪］空［虚］：下文"功得而财生"，此处"无功"，故补"财去"。［虚］为鱼部字，与［行］、"荒"为鱼、阳合韵。下文"国贫而民荒"即照应此句。

与天［相逆］："与天俱行"是顺应天道，"与天［相逆］"则是倍逆天道。

⑧［至］圣之人弗留，天下弗与："［至］圣"为《四经》习语，"至圣之人"即大圣之人。这二句是说大圣之人将遗弃他，天下人也会背离他。

⑨重士而师有道："士"，指知识分子，"师有道"，以有道之人为师（下文"贵有道"同此）。"士"如稷下游学之人，"有道"则"士"之上品，学以致用者，如管仲之类。

⑩则国人之国矣：国家将成为他人的国家，即国家为他人所有，与下文"国重"意正相反。

【今译】

庆赏公正可极于小民，而刑罚不苟必极于当罪，这是王道的根本。但此外还必须懂得王术,否则不足以称王天下。懂得王术的人,田猎有度,饮宴有节,珍宝声色不惑于心,这样的话,发动天下的人从事征战,就会用力极少而见功甚多,征战必胜令行禁止。因此会得到福佑,使得国家富强人民昌盛。圣人便会居处其国而佐助他,天下人也都会亲近追随他。但是如果不懂得王术,田猎无度,沉湎于饮宴,珍宝声色蛊惑其心,这样的话,发动天下的人从事征战,就会用力甚多而不见功效,战虽或有所胜却不能令行禁止。因此失去福佑,财物耗尽而仓廪空虚,违逆天道,使得国家穷困人民荒贫。大圣之人便会遗弃他,天下人也要背离他。同时再不能重视知识分子,尊有道者为师,那么国家将为他人所有了。

【阐述】

本段从正、反两方面讲论"王术"。

本经作者认为君主循道可以王天下、执法可以王天下、知王术可以王天下。

重视讲求"王术"为本经所首倡。

虽说道家讲君人南面之术,然老、庄皆不见"王术"一词。这是因为老子主张人君当以无为(道)为手段,来达到一切顺当("无不为")的目的。而"术"本身即是一种有为,故不见于《老子》一书中。以正宗老学自标的《淮南子》对此有明确的解释:"人主之术,处无为之事,而行不言之教……"(〈主术〉),这明显是指无为的"道"而非黄老的"术"。高诱的注就更明确:"术,道也"。我们很怀疑刘安的"主术"论是在有意识地矫正黄老的"王术"说而使之归于老学之纯正。

然而需要看到,这里的"术"还偏重在"度"上,讲究田猎、饮宴、女色玩好的节度节制,而"度"本身就具有老子"道"的色彩,因此管子的"心术者,无为而制窍者也"(《管子·心术上》)也明显保存了"术"与"道"的内在联系。

而韩非"主术"说距"道"则更远:"术者,因任而授官,循名而责实,操杀生之柄,课群臣之能者也,此人主之所执也"(《韩非子·定法》)。

"重士"、"师有道"也是黄老"术"的内容。

我们在前面的注释中说过,"重士"与下文的"贵有知"为一事,"师有道"即下文的"贵有道"。"重士"、"贵有知"即重视知识分子、尊重知识,如当时齐国优宠游学稷下的大批学者知识分子。"师有道"、"贵有道"便是拜有道者为国师、国相,如桓公师管仲、景公师晏子之类。"有道"者,即"有术"者,为"士"中之翘楚者,能学以致用者。"重士"、"贵有知"的目的或曰结果便是"国重而身安"、"功得而财生","师有道"、"贵有道"的目的或曰结果便是"身贵而令行"(指君主在诸侯中地位尊显,令行天下)。

《四经》的"重士"与"尊贤"是有区别的,重士,偏重于对士人知识智慧的尊重;尊贤,则侧重于对其地位尊贵的认同。

老子不尚贤(《老子》三章:"不尚贤,使民不争"),故亦不见"尊士"之说。

孟子说"贵德而尊士"(《孟子·公孙丑上》)、荀子说"隆礼敬士"(《荀子·王制》),考察一下二说的语言环境可知,这里的"尊士"仅是局限在道德修养上。

至于"有道"的内涵,黄老与各家之说,也都有着很大的差异。

而对于"重士"、"贵有知"、"师有道"的目的、结果的理解,《四经》似乎表现得更直捷、更切身、更实际、更深有体会,俨然是在为稷下作写照和为齐国强盛提供解说。

王天下者有玄德①,有[玄德]獨知[王術],[故而]王天下而天下莫知其所以②。王天下者,輕縣國③而重士,故國重④而身安;賤財而貴有知,故功得而財生;賤身而貴有道,故身貴而令行⑤。[故王]天下[者]天下則之⑥。朝(霸)主積甲士而征不備(服),誅禁當罪而不私其利⑦,故令行天下而莫敢不聽。自此以下,兵單(戰)力掙(爭)⑧,危亡無日,而莫知其所從來。夫言朝(霸)王,其[無私也],唯王者能兼復(覆)載天下⑨,物曲成焉⑩。

【注释】

①玄德:恒久之德。《老子》六十五章:"常知稽式,是谓玄德"。

②有[玄德]独知[王术],[故而]王天下而天下莫知其所以:[玄德]二字原缺,据《四经》复语形式而补。"独",犹,还(训见《古书虚字集释》)。[王术]二字原缺,据上文"不知王术,不王天下"而补。"玄德"指"道",偏重在"恒",即所谓的"正";"王术"则偏重在变通,即所谓的"奇"。正、奇参用,故能王天下而莫知其由。"莫知其所以",不知其缘故,不知其究竟使用的是何法。[故而]

　　二字原缺,据文例补。"故而"之"而"训为能。

③轻县国:即看轻一城一地的得失。此处的"县"和"国"都指诸侯
　　境内之地。

④重:厚重,指国家稳固。

⑤贱财而贵有知,故功得而财生;贱身而贵有道,故身贵而令行:这
　　是说君主应该看轻财利,卑谦己身,这样反能使财生、使身贵。
　　这是典型的黄老之术。

　　　　"贱财",即看轻财利。"贱身",即卑谦己身。重财贵身,是
　　小谋短见;贵有知、有道,方是大谋、是长远计。

　　　　关于"贱财"之说,《四经》多处言及。"见地夺力"、"利其资
　　财"的为利之战,皆属着眼于一时一地的财利,是谓重逆以荒,财
　　利反去。而布其资财以赐有知之贤者,反使财生。这也正是帛
　　书《缪和》所说的"诸侯无财(即'贱财')而后有财(即'财生')"的
　　意思。

　　　　"贱身"而"身贵"之说,老学及黄老之学更反复道及,此即贵
　　柔尚谦之道。《老子》云:"圣人后其身而身先"(七章)、"欲先民,
　　必以身后之"(六十六章)、"自爱不自贵"(七十二章)、"以其终不
　　自为大,故能成其大"(三十四章)、"贵以贱为本"(三十九章)、
　　"江海之所以能为百谷王者,以其善下之,故能为百谷王。是以
　　圣人欲上民,必以言下之"(六十六章)、"善用人者,为之下"(六
　　十八章)等等,都是贱身而身贵的君人之术。黄老之学显然是继
　　承了这一学说,如"以贵下贱"(《经法·四度》)、"君子卑身以从
　　道"(《十大经·前道》)、《慎子》"君人者,好为善以先下"(《民
　　杂》)、帛书《缪和》"无身(即'贱身')而后有财"、"君子处尊卑卑,
　　处贵卑贱"、"君子之所以折其身。且夫川者,下之谓也……能下
　　人若此,其吉也"、"贵[显]守以卑,若此,故能君人"、"圣君卑体

屈众以临逊，以下其人，能至天下之人而有之"等，仍是这一思想的继承。

⑥[故王]天下[者]天下则之：能够称王天下的人，天下便以之为榜样，[者]字原缺，今补。此"王天下[者]"即为上文"王天下者"之复语。"则"，效法，以之为榜样。

⑦诛禁当罪而不私其利：国君在征诛有罪之国时，如果"见地夺力"（《十大经·顺道》）、"利其资财"（《经法·国次》），便是私其利，属为利战者（《十大经·本伐》）。"布其资财"以赐贤者（《经法·国次》），便是不私其利，属为义战者（《十大经·本伐》）。

⑧自此以下，兵战力争：此即所谓雄节，属"为利者"，或"行忿者"（《十大经·本伐》），总之，都是"不知王术"，因此徒战力争，终将"费多而无功"。为利者只重县国，只知谋求"削人之野"、"夺人之宇"而不知重士，不知贵有知，不知贵有道，因此，其"兵战力争"的结果不但"费多而无功"，而且"国贫而民荒"，身危有殃。

⑨夫言霸王，其[无私也]，唯王者能兼覆载天下：[无私也]三字原缺，今补。此与上文"兼覆载而无私也，故王天下"同文义。"王者"即指"霸王"。

⑩物曲成焉：万物通过各种方式得以成就。《易·系辞上》："曲成万物而不遗"，韩康伯注："曲成者，乘变以应物，不系一方者也"。孔疏："言随变而应，屈曲委细，成就万物"。曲成万物，是要求统治者效法天道成就万物的模式来治理人事。曲成万物之说，是黄老的一大创建，它的根据便是时异则事变、事变则术殊。它不泥于一说，不主于一术，强调殊途同归。而"术"的本身，即含有结果论的因素。

【今译】

称王天下的人要具备恒德，有了恒德，还懂得王术，所以能称王天下而天下的人却不知其中的缘故。称王天下的人，看轻一城一地的得失而重视士人的归附，这样就使得国家稳固而自身安逸；看轻财利而尊重知识，所以功成（得，成也）而财生；卑屈己身而尊重有道之人，所以能使自身显赫而令行天下。因此，称王天下的人，天下人都会以其为表率。霸主积蓄兵力以征讨不听命令的诸侯国，诛伐理当治罪的国家而不图私利，所以能令行天下而没有敢于违抗命令的。除此之外，像那些不讲王术，只是凭借武力，为了私利而穷兵黩武的人，身危国亡指日可待，而他们居然还意识不到是因为什么。至于说到霸王，因为他们能效法天地的覆载天下，公平无私，所以能使天下万事各得其宜。

【阐述】

本段有三个问题值得注意：

其一，玄德与王术。

按照老子的说法，常知稽式便是玄德。河上公注《老子》认为"玄"即"天"。因为天有恒常，所以说玄德便是常知稽式。因此，玄德即是恒德，是"道"的具现。黄老认为，有恒德还要知王术，恒德与王术相互参用，互为补充。在处理方针大计、常规事物时御之以恒德，而在对待具体政策、非常规事物时则需御之以王术，二者糅合，以应不变及万变，最终得到"物曲成焉"的结果。这种观点，显然是对老子学说的一种发展。

其二，"重士"与"身安"。

君主谦卑其身以尊贤者，诸家都有所论及。但明确地提出尊重人才、尊重知识，则为黄老之首倡。尽管这仍是"术"的范畴，而且目的论很明显，但是，倡导一种学说，结果论常常要考虑进去的。并且，在专制的封建社会，高倡"重士"、"贵有知"，应该说已经是难能可贵的了。这种倡言，既可理解为是战国百家争鸣的产物，又可以说它同时又促进了自由的文化空气的大面积辐射；士人的地位，似亦可借此略见一斑。尤其将"重士"与"身安"视为因果，则更是独具只眼。君主对"士"和"有知"的理解存在着极大的偏颇，而将"重士"与"身安"视为因果，显见其立意即在于使其走出误区。老子的"非以明民"说、帛书《缪和》的"其士好学则有外志"，在某种意义上讲，表现了统治者的一种担忧。齐国的稷下学宫为此提供了坚强的反证，也为"身安"说提供了必要的事实依据。

〈四度〉第五

【内容提要】

本篇论证了能否理顺君臣、贤不肖、动静、赏罚诛禁四个矛盾关系，是决定国家成败的关键。

首先从反面论证，四个矛盾关系如不能理顺，则结果是失本、失职、失天、失人。

接着从正面论证，理顺了四个矛盾关系，就可以安、治、明、强。

至予如何理顺，答案便是"天为之稽"、"参于天地，合于民心"。

以下则分论四度。比如，论证了审知四度与内政外交的关系；在理论上懂得了四度还应付诸实际；在诛禁问题上如何准确理解"养生伐死"；把握天稽、地稽、人稽是审知四度的关键；用二文一武是诛伐的策略，失天道离人理、恃雄节、名进实退的国家是诛伐的对象等等。

君臣易立(位)胃(謂)之逆①，賢不宵(肖)并立胃(謂)之亂，動靜不時胃(謂)之逆②，生殺不當胃(謂)之暴。逆則失本③，亂則失職④，逆則失天⑤，[暴]則失人。失本則[損]⑥，失職則侵⑦，失天則几(饑)，失人則疾⑧。周翆(遷)動作⑨，天爲之稽⑩。天道不遠，人與處，出與反⑪。

【注释】

①易位：改变位置，指"大臣主"、"主失位"。逆，指违反正常的位次。

②动静不时谓之逆：农闲季节教民服役，农忙季节使民务农，违反这个规律，就叫"动静不时"，就称为"逆"。"逆"，指违反正常的天时。

③逆则失本：违反了君臣的正常位次，就使国家失去了生存的根本。〈六分〉说："主失位则无本。"

④乱则失职：贤与不贤人职爵贵贱无别，就会使之各自忘记本身的身分职守。

⑤逆则失天：动静违逆时令，就会失去上天的保佑。

⑥失本则[损]："损"字原缺，今补。〈六分〉说："主失位，臣失处，命曰无本，上下无根，国将大损"。

⑦失职则侵：贤与不贤人忘记各自的身份职守，就会发生僭越侵权之事。

⑧失人则疾：君主失去人心，就会遭到天下的憎恨。此与〈国次〉的"人执者失民"、"人执者流之四方"语意接近。

⑨周迁动作：即进退动静，在此泛指做一切事情。"周迁"即周还、周旋，谓进退。《礼记·曲礼上》注："迁，或为还"。《文选·西京赋》注："迁延、退旋也"。《淮南子·主术》："进退周游，莫不如志"，《御览》引作："进退周旋，莫不如志"。又《淮南子·兵略》："动作周还。"《礼记·射仪》："进退周还"。

⑩稽：模式、法则。

⑪入与处，出与反：此言人道与天道偕行。"出"、"入"指人之作息、动静（"日出而作，日入而息"）。"反"同"返"。"处"、"返"是说天道运行的周而复始。

【今译】

君主、大臣改变了相互正常的位次就称为逆,贤与不贤人职爵贵贱无别就称作乱,违反了服役务农的时节规律就称之为逆,滥行生杀赏罚之权就叫作暴戾。违反了君臣的正常位次就使国家失去了生存的根本,淆乱了贤与不贤人的贵贱位序就会使之各自迷失本身的身份职守,动静违逆时令,就会失去上天的保佑,君主暴戾肆虐就会失去民心。国家失去根本就会受到重创,贤与不贤人迷失了各自身份职守就会发生僭越侵权之事,失去天佑则必有饥馑凶荒,失去民心就会遭到天下的憎恨。进退动静,都必须以天道作为法则。天道不远,人事的一切举措都应与之协调。

【阐述】

本段首先提出了要端正君臣、贤不肖、耕战、赏罚四方面问题的关系,并明确指出如不能理顺上述四种关系,就会失本、失职、失天、失人。

其次,提到了"天道不远"、"天为之稽"。人事是天道的映现、是代行天道。黄老之学表现出的两个极端是显而易见的,一个是天道的至高无上,一个是极力地向人事倾斜。春秋战国时期的"天道远,人道迩"尽管对商周天命至圣说表示了极大的怀疑,对人事的努力表现了最大的肯定,然而,也为君主专制的肆意无忌准备了必要的空间。黄老之说,在某种意义上讲,有天道设教的意味,对矫正控制君主的偏执肆行具有少许作用。

君臣當立(位)胃(謂)之靜①,賢不宵(肖)當立(位)胃(謂)之正②,動靜參於天地胃(謂)之文③,誅〔禁〕時當④胃(謂)之武。靜則安⑤,正〔則〕治⑥,文〔則〕明⑦,武則強。安〔則〕得本⑧,治則得人⑨,明則得天⑩,強則威行。參於天地,闔(合)於民心⑪。文武幷立⑫,命之曰上同⑬。

【注释】

①君臣当位谓之静:"当位",位置恰当,谓君臣各居其位。"静",指君臣位次整肃,不失其序。《释名·释言》:"静,整也"。《韩非子·喻老》:"不离位曰静"。又,《礼记·月令》注:"整,正列也",《文选·东京赋》注:"整,理也"。此"静"与上文"逆"为反义。

②贤不肖当位谓之正:"正",正定,与上文"乱"为反义。

③动静参于天地谓之文:"参于天地",是说动静要参合天时地利。

④诛〔禁〕时当:此与〈国次〉"诛禁不当"相反为文。"时当",即恰当,谓合于天道、人理。《管子·七法》注:"时者,名有所当也。"《礼记·学记》:"当其可之谓时。"《说苑·建本》:"因其可之曰时。"《诗·宾之初筵》:"时,中者也。"

⑤静则安:谓君臣位次整肃则上下安定。〈六分〉所谓"主主臣臣,上下不赿者,其国强"。

⑥正〔则〕治:贤与不贤人位次正定则万事都可得到治理。原文"正"字下脱一"则"字,马王堆帛书整理小组补。

⑦文则〔明〕:"明"指政令清明。《象传》反复出现"文明"一词,似与

《四经》有渊源关系。

⑧安[则]得本:〈六分〉:"主失位,臣失处,命曰无本",此即针对彼而说。

⑨治则得人:"得人",是就上文"失职"而言,谓正定了贤与不贤人的位次,会更好地招徕人才。

⑩明则得天:"得天",谓得到天助。《经法·道法》:"公者明,至明者有功"、《十大经·姓争》:"静作得时,天地与(助)之"等并是其义。

⑪参于天地,合于民心:参合于天地,顺应于民心。《十大经·果童》:"观天于上,视地于下,而稽之男女"、〈前道〉:"治国有前道,上知天时,下知地利,中知人事"、"圣人之举事也,合于天地,顺于民"、帛书《缪和》:"上顺天道,下中地理,中[合]人心"等,并是其义。

⑫文武并立:"立"通"莅",临也。"并立"即并举、并行。〈君正〉:"文武并行,天下从矣。"

⑬上同:人民集结于君上周围,即君上得到人民的拥戴。《仪礼·少牢馈食礼》注:"同,合也",《诗·吉日》注:"同,聚也"。《管子·君臣上》:"法制有常,则民不散而上合,竭情以纳其忠",〈君正〉:"若号令发,必厩而上九(九通仇,聚也,合也),壹道同心"。上同、上合、上九,其义一也。

【今译】

　　君臣各安其位就叫作位次整肃,贤与不贤人各安其位就叫作贵贱正定,耕战参合于天时地利就称作"文",伐乱止暴合于天道人理就称作"武"。君臣位次整肃则上下安定,贤与不贤人位次正定则万事都可得到治理,有文德则政令清明,讲武德则国家强大。上下安定则国家就有了存在的保证,万事治理也会更好地招徕人才,政令清明会得到天助,国家强大则威慑天下。参合于天地,顺应于民心,文德武德并举,君主就会得到人民的普遍拥戴。

【阐述】

上段从反面论述四度,本段则从正面论证四度。

然而把握四度的关键还在于"参于天地,合于民心"。天地指天道,民心谓人理。天道人理制约四度,也制约着国家的一切。

審知四度①,可以定天下,可安一國②。順治其內,逆用於外,功成而傷③。逆治其內,順用其外,功成而亡④。內外皆逆,是胃(謂)重央(殃)⑤,身危爲繆(戮)⑥,國危破亡。內外皆順,功成而不廢⑦,後不逢央(殃)。

【注释】

①四度:指衡量一个国家政策得失的四项准则。即前面所说的君臣、贤不肖、耕战、赏罚诛禁。

②可以定天下,可安一国:"定天下"是从"外"说,"安一国"是就"内"讲。

③顺治其内,逆用于外,功成而伤:"内"谓内事、内政,"外"谓外事、外交。"顺治"谓执道循理,"逆用"谓诛禁不当。"功",指治国之功。"伤",谓功有所损。

④逆治其内，顺用其外，功成而亡："逆治"谓背道逆理，"顺用"谓诛
　禁时当，"功"指征伐之功，"亡"谓失去。"顺用其外"的"其"字疑
　当作"于"，与上文"逆用于外"相偶。

⑤重殃：大祸。前后文的"重逆"即指大逆，"重"字音义用法相同。

⑥身危为戮："为戮"疑当作"有戮"，谓有被杀戮的危险。下文"其
　主失道……身必有戮"是其证。《孟子·梁惠王上》："善推其所
　为而已"。《说苑》引作"善推其所有而已"。为、有同为匣母字，
　声读相近。

⑦废：去，失去。《时·楚茨》注："废，去也。"

【今译】

　　深刻体会上述四项准则，大可平定天下，小可安治一
国。在内政的治理上能够执道循理而在军事外交上却诛
禁不当，则治国之功仍有所损。如果在内政的治理上反
义逆理，而只是在军事外交上诛禁得当，那么征伐之功也
会失去。倘若内政外交的处理上都违背天道人理，这就
是最大祸殃，君主将身陷危难，还有遭杀戮的危险，并且
最终导致国家败亡。如果内政外交皆顺应天道人理，则
内绩戎功都不会失去，而且亦无后患。

【阐述】

　　本段论证了审知四度与内政外交的关系，并将其提到治国平
天下的高度。

　　内政、外交必须相互促进，缺一不可。外交上的胜利要以国内

的安定和实力作依托,而国内的安定发展也要有军事上的强大作支柱。只知苟安一隅、小国寡民或只知穷兵黩武、攻城略地都是不可取的。

聲華[實寡]者,用(庸)也①。順者,動也②。正者,事之根也③。執道循理④,必從本始⑤,順爲經紀⑥。禁伐當罪,必中天理⑦。怀(倍)約則窘(窘)⑧,達刑則傷⑨。怀(倍)逆合當⑩,爲若又(有)事⑪,雖無成功,亦無天央(殃)。

【注释】

①声华[实寡]者,用也:“声华”,言名声富华。“实寡”,言实际寡缺。“用”读为“庸”。《荀子·非相》杨倞注:“庸,鄙也”。《穀梁·僖公八年》传云:“用者,不宜用也”,言庸鄙者不可取。〈亡论〉:“声华实寡,危国亡土”。“声华实寡”即名不副实,即下文的“声溢于实”、“名进实退”。此处言名实关系,似是指懂得四度的道理还不够,还应付诸实际。

②顺者,动也:顺天道,这是动的特征。“动”指外事。

③正者,事之根也:中人理,这是静的特征。“正”,中也(《文选·东京赋》注)。“事之根”,指静。〈亡论〉:“正生静”。《老子》注:“静,谓根也”、“归根曰静”。“静”指内事。此“顺者,动也。正者,事之根也”正相骈对。此承上文“动静参于天地”,启下文“执道循理”。

④执道循理:执守天地之道,遵循人事之理。即遵守自然社会的发展规律。

⑤本:基本、基础。

⑥顺为经纪："顺"，循、沿着。"经纪"，经营、安排。

⑦必中天理："中"，符合。"天理"，即天当、天道。"中天理"即〈国次〉的"用天当"，即下文的"合当"。

⑧怀（倍）约则窘："倍"通"背"。"倍约"即《鹖冠子·近迭》的"倍言负约"。"窘"，窘迫、困穷。

⑨达刑则伤："达刑"，谓不合于天刑，即征伐行动不合于天意。《说文》："达，行不相遇也。"段玉裁注云："乃古言也。训通达者，乃今言也。"则"达刑"之"达"正用其古义。"刑"，指"天刑"。《十大经·观》："不达天刑，不襦不传"。"天刑"，指上天的惩罚。其国有罪，天则降罚，人代其行之，所以《尚书》说"恭行天罚"。按照天道的规定，该去征伐的就去征伐，不该征伐的就不去征伐，这就叫合于天刑。反之，就叫"达刑"，不合于天刑。又解：《字林》云："达，滑也"，是"达"亦可声训为"滑"。段玉裁也说"达与滑音义皆同"，则此"达"可读为"滑"。"滑"，乱也，则"达刑"即乱其天刑的意思。"乱"与"不合"意思是相通的。

⑩怀（倍）逆合当："倍逆"，与逆相背，即是顺。此谓顺于天理，合于天当。《列子·黄帝》："不知背逆，不知向顺"，与此文相近。

⑪为若有事："为若"，如若、如果（《经传释词》："为犹如"）。"有事"，指发生战争。

【今译】

　　名不副实，这是不宜取的。顺天道，这是动的特征。中人理，这是静的特质。执守天地之道，遵循人事之理，必须从最基本的事情开始做起，并沿着这条路去安排料理内政和外交。在征伐有罪之国时，必须符合天道。背盟弃义则进退窘困，征伐行动不合于天意则必受伤损。顺于天理、合于天当，则战争一旦发生，即使不能取得战功，也不会有什么灾祸。

【阐述】

本段紧承上面的四度而言。要求不但在理论上懂得了解四度的重要性，还应付诸实际。

此处重点论及天道、天理、天当与战争的关系。它继承了先秦"伐无道"、"诛无道"的观点，并有了较大的发展，进一步为当时的兼并战争提供依据和谋策。

本段"道"、"理"互文，这在《四经》中经常出现，主要有两种情况：一种是道指天道（或天地之道），理指人事之理。一种是道、理即指天道、天理，而这里的天道、天理已经将人道、人理涵盖进去了。

毋［止生以死］，毋禦死以生①，毋為虛聲②。聲洫（溢）於實，是胃（謂）滅名③。極陽以殺，極陰以生，是胃（謂）逆陰陽之命④。極陽殺於外，極陰生於內⑤。已逆陰陽，有（又）逆其立（位）⑥，大則國亡，小則身受其央（殃）。□□□□□，□□建生⑦。當者有［數］，極而反，盛而衰：天地之道也，人之李（理）也⑧。逆順同道而異理⑨，審知逆順，是胃（謂）道紀⑩。以強下弱，何國不克⑪。以貴下賤，何人不得⑫。以賢下不宵（肖），［何事］不［治］⑬。

【注释】

①毋[止生以死]，毋御死以生："御"，阻止。"以"，用。"毋御死以生"，是说不要用生去阻止死。"止生以死"四字原缺，今补。"止生以死"与"御死以生"为偶句。考之《庄子》，亦可知所缺四字当为"止生以死"。《庄子》云："生之来也不能却，去不能止"（〈达生〉）、"来（生）者勿禁，往（死）者勿止"（〈人间世〉）、"不以生生死，不以死死生"（〈知北游〉）、"未生不可忌（禁），已死不可阻"（〈则阳〉）、"哀乐（犹死生）之来吾不能御，其去不能止"（〈知北游〉）。《四经》反复强调要顺应天道，"养生伐死"。"毋止生以死"者，"养生"也；"毋御死以生"者，"伐死"也。有一点是很值得注意的，那就是在讲论天地之道、阴阳四时规律的时候，《庄子》与《四经》极多相似重合之处；所异者，《四经》由天地阴阳之道推衍为治国之术，而《庄子》则由天地阴阳之道引发出对人生生命的感受。正由于两者的多相重合，故可相互订正校补。

又按：下文"极阴以生"即承此"毋止生以死"而言，"极阳以杀"即承此"毋御死以生"而言。其文势相贯，是显而易见的。

②虚声：虚名。

③声溢于实，是谓灭名：此二句承上"毋为虚声"而言。"溢"，超过。"声溢于实"，即"声华实寡"，即"名进实退"，即"名不副实"。《后汉书·黄琼传》："盛名之下，其实难副……是故俗论皆言处士纯盗虚声"，即是此文之注脚。"灭名"，即失名，无名（《吕氏春秋·慎势》注："灭，亡也。"《庄子·应帝王》注："灭，不见也"）。〈论约〉："功不及天，退而无名。功合于天，名乃大成"。

④极阳以杀，极阴以生，是谓逆阴阳之命：此三句是紧承"毋止生以死，毋御死以生"而言。春夏为阳，主养主生；秋冬为阴，主杀主

死。这两句是说：在阳气极盛时，反有阴气孕育着；在阴气极盛时，却有阳气萌生着（"杀"指阴气，"生"指阳气）。举例讲，在夏至阳盛时，古人认为此时已有"一阴生"；在冬至阴盛时，古人认为此时已有"一阳生"。"命"，指规律。先天的纯阳、纯阴是为"顺"，后天的阳中有阴、阴中有阳是为"逆"（《参同契》等诸多解《易》之作均是此种观点）。"顺"为恒，"逆"则为变。自然界的这种变异现象，就要求人事做出两种反映，给出两种对策：其一，在"顺"的情况下，要"养生伐死"。其二，在"逆"的情况下，要扶植新事物而不要抱残守缺，要促使腐朽的东西灭亡而不能扼杀新事物。这也就是本段开始所说的"毋止生以死，毋御死以生"。本段所阐述的，便是在"逆"的情况下如何给出对策，像"以强下弱"等即是具体对策。

此三段如不做上述理解，则"逆阴阳之命"的"逆"字及下文均难以通释。我们在前面的注释中已经讲过，《四经》多省文，有些地方，如不做索隐式的诂训，则很难钩沉出其真正的义理。

又按：此处的"逆"字做定语，做"变异"讲（《素问》注："气异谓之逆"）。是作者认为阴阳规律有二，一种是顺定的阴阳规律，一种是变异的阴阳规律。

⑤极阳杀于外，极阴生于内：阳气极盛时，阴气显示于外；阴气盛极时，阳气萌生于内。举例说，阳盛而孕育阴气时，外界的草木荣色开始发生变化；阴盛而孕育阳气时，枯木的内部开始有生芽在萌动。这里，仍然讲的是"逆"、"变异"，本来是内为阴外为阳，现在却是外阴内阳，岂非是"逆"？而自然界草木的变化，又确是如此，即杀见于外而生见于内的。"察几知微"，似是本段重点所要讲的。

⑥已逆阴阳，又逆其位：这是说遇到变异的阴阳定律时，又不能及

时摆正具体对策的位置。

⑦□□□□□,□□建生：按：此处缺七字,虽一时难以确定其究为何字,但可肯定：一,"生"与上文"亡"、"殃"为韵,故文意当属上,为句号。且此处文意为前数句之小节,所以所缺首字当为"故"字。二,"故"下八字当是与前面多处文例相同,也为四字一句。三,其文意当与阴阳、死生相关。据〈君正〉"因天之生也以养生"、"因天之杀也以伐死"及前文文意,姑定其文为"故因阳伐死,因阴建生"。"建",是扶植的意思。这是说：在阳极阴生时,要果断地讨伐开始走向衰落之阳;而在阴极阳生时,要及时扶植新生之阳。此二句互文足意。

⑧当者有[数],极而反,盛而衰：天地之道也,人之理也："当",指天当。"数"字原缺,今补。"数",定数。《管子·重令》："天道之数,至则反,盛则衰",与此文义完全相同。此五句的意思是：天当有定数,这就是至极时就开始走向反面,盛极时就开始走向衰落：这不仅是天地自然的规律,也是人类社会的规律。

　　阴阳、死生、名实、天道在同一段叙述中一起出现,也恰在《庄子》中发现了这一现象,很值得注意。〈则阳〉："太公调曰：阴阳相照,相治相盖;四时相代,相生相杀……此名实之可纪,精微之可志也……穷则反,终则始……未生不可忌,已死不可阻"。

⑨逆顺同道而异理："道",天道。"理",人事之理。这是说：逆、顺两种阴阳规律都同样是天道决定的,而人类相应的对策却不同。

⑩纪：纲领,准则。

　　按：以上是就"逆阴阳之命"所定的总对策。以下则是具体对策。

⑪以强下弱,何国不克："下",屈卑谦下。"何国不克"的"何"字上原衍"以"字,今删。

⑫以贵下贱,何人不得:《列子·力命》:"以贤下人者,未有不得人者也"。可见贵贱与贤不肖有内在联系。《管子·枢言》:"贵之所以能成其贵者,以其贵而事贱也"。

⑬以贤下不肖,[何事]不[治]:"何事"、"治"三字原缺,今补。前文"贤不肖当位谓之正……正则治",可为佐证。且"治"与"得"、"克"、"纪"、"理"为之职合韵。《管子·枢言》:"贤之所以能成其贤者,以其贤而事不肖也。"

【今译】

　　不要从死亡的角度去阻止新生,不要从永生的角度去阻止死亡,也不要虚张声势徒有虚名。名声超过实际,其结果反而是无名。在阳气极盛时,反有阴气孕育着,在阴气极盛时,却有阳气萌生着,这种现象,便称作变异的阴阳规律。阳气萌生于内,已经出现变异的阴阳定律,而又不能及时摆正具体对策的位置,那么大则国家败亡,小则殃及自身。因此在阳极阴生时,要果断地讨伐开始走向衰落之阳,而在阴极阳生时,要及时扶植新生之阳。天当有定数,这就是至极时就开始走向反面,盛极时就开始走向衰落:这不仅是天地自然的规律,也是人类社会的规律。逆、顺两种阴阳定律都同样是天道决定的,但人类相应的对策却不同,详细地辨明逆、顺两种定律,这就是在总体上把握了道的准则。强盛的向弱小的表示虚心谦卑,那么有什么国家不能战胜呢? 高贵的向卑贱的表示虚心谦卑,那么有什么人不能归附呢?贤人向不贤人表示虚心谦卑,那么国家又有什么事情不能治理呢?

【阐述】

本段提出了两个重要命题,这就是"逆阴阳之命"和"逆顺同道而异理"。

将阴阳规律析分为二,是作者的创举;指出恒定的和变异的两种阴阳规律同出于道而人类要有不同的应对措施,则又是发前人所未发。

"养生伐死",这是就恒定的阴阳定规所制定的通常的应对手段,这是一般人所都能理解的。即:兴盛的国家要联合养护,濒临死亡的国家要去讨伐。

而"因阳伐死,因阴建生",则是就变异的阴阳定规所制定的非常的应对手段,这却需要有巨眼,能察几知微。这种对策的制定,是以自然和社会存在着"极阳以杀,极阴以生"的"逆阴阳之命"为依据的。在一个国家强盛的时候,要对它做全面的审视,当发现它的强盛已超过它存在的全过程的鼎盛极限的时候,要及时捕捉住它内部所蕴含着的走向反面的契机因素(即杀气、阴气),果断地讨伐它,促使其走向灭亡,这即是"因阳伐死"。而在一个国家极度弱小的时候,同样要对它做全面的审视,当发现弱小卑微的国家经过蓄积,已具备"剥极必反"的能量的时候,要及时把握住它内部所萌动着的走向反面的契机因素(即生机、阳气),果断地去扶植联合它,这即是"因阴建生"。对于周边国家的外交军事政策如此,对于新、旧事物及体制、观念等的对待也是如此。当然,这有一个必要的前提条件,这便是要求当事人要独具只眼,要有敏锐的洞察力和预测能力,要能察几知微。

然而对于本国和当事人自身,也仍然存在着"极阳以杀"的问题,这是不可回避的客观规律。如何避免和延迟这种极限的到来,作者也给出了答案,那就是不断调整,要屈己卑下,控制收敛,用原话说,就是"以强下弱"、"以贵下贱"、"以贤下不肖"。

总的说来,本段重点要讲的还是"四度"中的"诛禁"之当与不当。

　　規之內曰員(圓),拒(矩)之內曰[方]①,[懸]之下曰正,水之[上]曰平②。尺寸之度曰小大短長,權衡之稱曰輕重不爽③,斗石之量曰小(少)多有數。八度者,用之稽也④。日月星辰之期⑤,四時之度⑥,[動靜]之立(位)⑦,外內之處⑧,天之稽也。高[下]不敝(蔽)其刑(形)⑨,美亞(惡)不匿其請(情)⑩,地之稽也。君臣不失其立(位),士不失其處,任能毋過其所長,去私而立公⑪,人之稽也。美亞(惡)有名,逆順有刑(形),請(情)僞有實⑫,王公執[之]以爲天下正⑬。

【注释】

①规:古代正圆之器。矩:画方形的工具。《孟子·离娄上》:"不以规矩,不能成方圆。"

②[悬]之下曰正,水之[上]曰平:"悬"字原缺,注家所补。"悬",一

种用绳悬一重物用以正位的工具。《墨子·法仪》："正以悬。"《考工记·舆人》："立者中悬。"或以为当作"绳"字,亦有所据。《淮南子·主术》："绳正于上,木直于下"。按:疑当以作"悬"为佳。《管子·轻重己》："规生矩,矩生方,方生正。正生历,历生四时,四时生万物。圣人因而理之,道遍矣"。议论层次,正与本文相合。

③爽:差,误差。《慎子·逸文》："厝钧石,使禹察锱铢之重则不识也。悬于权衡,则厘发之不可差。"《韩非子·有度》："权衡悬而重益轻,斗石设而多益少"。

④八度者,用之稽也:"用之稽",实际应用时的准则。"八度",即上文所说的规、矩、悬、水、尺寸、权衡、斗石等度量标准。然只七项,当抄漏一项。或据《墨子》:"直以绳,正以悬"以为所缺一项当为"绳之中曰直"。按:所缺一项当在"斗石之量曰少多有数"之下;同时,句法当与此相同。另外,句末字当与"数"协韵。因此,所缺九字疑为"绳准之立曰曲直有度"。《道法》:"法者引得失以绳,而明曲直者也"。《考工记》"为直以绳"。《韩非子·有度》:"绳直而枉木斫,准夷而高科削"。《墨子》"直以绳"。"数",屋部。"度",铎部。屋铎合韵。《管子·枢言》:"量之不以多少,称之不以轻重,度之不以短长"与此文近。

⑤期:指运行周期。

⑥四时之度:四时递嬗的度数。

⑦动静之位:指进退出入、盈绌消息。

⑧外内之处:指事物的符合适度还是不符合适度的区分标准。见〈名理〉注。

　　按:以上以"天稽"况人事的"动静"、"生杀"二度。

⑨高[下]不蔽其形:地势高下各有定位,不至隐蔽不明。"形",地

势本身存在的高低不同的客观情形。

⑩美恶不匿其情:土地肥瘠本自不同,不至隐匿不清。"情",土地本身所存在的肥瘠不同的实际情况。

按:以上两句是以"地稽"关说人事的"君臣"、"贤不肖"二度。《管子·枢言》:"贤之所以能成其贤者,以其贤而事不肖也。恶者,美之充也。"即以"美恶"喻"贤不肖"。

⑪君臣不失其位,士不失其处,任能毋过其所长,去私而立公:按:前面屡次说"主得位,臣不失其处",而此处以"君臣不失其位"合二事为一事,又增"士不失其处"一项,则是"重士"之说第二次出现。此处的"士"处于"大臣"与"贤能"之间,也说明作者对"士"有着独到的见解,即进可为臣,退可为贤,是有"兼善天下"和"独善其身"的双重属性。"任能毋过其所长",这是"畜臣之恒道";"去私而立公",这是"使民之恒度"(见〈道法〉)。

⑫美恶有名,逆顺有形,情伪有实:"美恶",谓是非善恶。"美恶有名",是说是非善恶各有名分。"逆顺",谓背于天道人理或顺于天道人理。"逆顺有形",是说背于道理或合于道理自有客观情形作依据。"情伪",指真实与虚假。"情伪有实",是说真实虚假自有事实来判定。

⑬王公执[之]以为天下正:"之"字原缺,今补。"之"指代上面的名、形、实。或"之"指代上面的"天稽"、"地稽"、"人稽"。

【今译】

规用来画圆,矩用来画方,悬用以测端正,水用以测水平。用尺寸度量小大短长,用权衡称量轻重,用斗石比量多少,用绳准来测度曲直。以上八种度量标准,是人们日常生活中实际应用的准则。日月星辰都遵循着固定的运行周期,四时更迭都有一定的次序,自然界的消息盈虚进退出入自有一定的守则,事物的适度与非适度自有分际,这些都是天道所自有的法则。地势高下各有定位,不至隐蔽不明;土地肥瘠本自不同,不至隐匿不清,这些都是地道所含有的法则。国君臣子都各居其位,士人也得其所哉,擢用贤能量才授官,治理百姓秉公办事,这是人道所应遵守的法则。是非善恶各有名分,背于道理或合于道理自有客观情形作依据,真实虚假自有事实来判定,君主只须掌握上述准则就可以成为天下的楷模。

【阐述】

　　本段讲名形、名实,讲天稽、地稽、人稽,并认为,君主只要掌握了这些法则,就可以成为天下的楷模。

　　我们由此可以看到,这与稍后的名实论、法家的无为说是十分接近的。如《管子·入国》:"修名而督实,按实而定名。名实相生,反相为情。名实当则治,不当则乱"。又《韩非子·大体》:"古之全大体者,望天地,观江海,因山谷。日月所照,四时所行,云布风动,不以智累心,不以私累己。寄治乱于法术,托是非于赏罚,属轻重于权衡,不逆天理,不伤情性。不吹毛而求小疵,不洗垢而察难知。不引绳之外,不推绳之内。不急法之外,不缓法之内。守成理,因自然。"

　　本段仍扣住"四度"的主题,只是它是从另一个角度来论述的。

因天時,伐天毀①,謂之武。武刃而以文隨其後②,則有成功矣,用二文一武者王③。其〈失〉主道,離人理,處狂惑之立(位)處不吾(悟),身必有瘳(戮)④。柔弱者無罪而幾,不及而翟⑤,是胃(謂)柔弱。剛正而[強]者[臨罪]而不廏(究)⑥。名功相抱⑦,是故長久。名功不相抱,名進實退,是胃(謂)失道,其卒必[有]身咎⑧。黃金珠玉臧(藏)積,怨之本也⑨。女樂玩好燔材⑩,亂之基也⑪。守怨之本,養亂之基,雖有聖人,不能爲謀。

【注释】

①因天时,伐天毀:"因天时",顺应天道。"伐天毀",诛伐必然要灭亡的国家。这里的"天",指由天道所决定的必然性。"毀",灭亡。"天毀",即前文所说的"当罪当亡"。

②武刃而以文随其后:武功杀伐之后继之以文德安抚。按:此就伐国而言,与〈论约〉言天道的"始于文而卒于武"("文"指春夏之生,"武"指秋冬之杀)不同。然文、武(生、杀)相继,文后继之以武、武后继之以文却是相同的。

③用二文一武者王:用二分文德一分武功者为王。实际上就是说要以文德为主而佐之以武功。古代文、阳属德、属生,武、阴主刑、主杀。《管子·枢言》认为:"先王用一阴二阳者霸("二阳一阴"即此"二文一武"),尽以阳者王。以一阳二阴者削,尽以阴者亡"。儒家所谓"远人不服,则修文德以徕之"、"柔远能迩"即是"尽以阳"的王道。前文的"兵战力争"等则是"尽以阴"的取亡之

道。

④其〈失〉主道,离人理,处狂惑之位处不悟,身必有戮:按:后一"处"字为前一"处"字的误重,而脱一"而"字,当作"处狂惑之位而不悟"。"狂惑"谓逆也,违逆天道人理。〈论〉云:"物有不合于道者,谓之失理。失理之所在,谓之逆"。《贾子·大政》具体解释为:"知善而弗行谓之狂,知恶而不改谓之惑"。又按:"失主道"疑当作"失天道","主"为"天"之误。"主"与"王"古常互误。而"王"与"天"形极相近。《庄子·在宥》:"主者,天道也",盖黄老后学受此种思想影响而抄误。

⑤柔弱者无罪而几,不及而翟:"柔弱者",即《四经》所说的"雌节"。"罪",祸患(《吕览·至忠》注:"罪,殃也")。"几",危险,指警惕危险的到来。"无罪而几",居安思危之谓也。"不及",谓祸患未至。"翟",读为"趯"或"愁",惊惧也(《广雅·释诂》:"趯,惊也"。《汉书·王商传》师古注:"愁,古惕字")。"不及而翟",《易·乾》所谓"夕惕若厉"也。所谓"柔弱",即《文子·道原》所说的"拘雌节,……柔弱以静"。

⑥刚正而[强]者[临罪]而不究:"强"、"临罪"三字原缺,据前文文意补。"刚正而强者",即《四经》所谓的"雄节"。"究",意识到(《汉书·刘向传》集注:"究,明也"。《古微书》引《孝经援神契》:"究者,以明审为义")。"临罪而不究",谓祸患临头而意识不到。

按:柔弱、雌节谓文、刚强、雄节谓武。此二句似是在补充说明"用二文一武"的道理。

⑦名功相抱:"抱"读为孚,符合。

⑧名进实退,是谓失道,其卒必[有]身咎:"名进实退",名声超过实际。"卒",最终,结果。"有"字原缺,今补。"咎",祸患,忧患。上文"失天道……身必有戮"与此句式相同。《诗·伐木》:"微我

有咎",是"有咎"一词之出处。《吕览·侈乐》:"异实者必离(罹)其咎",正谓此也。

⑨黄金珠玉藏积,怨之本也:"藏积",谓独占而不以之分人。《管子·枢言》所谓"蓄藏积陈朽腐而不以与人者,殆"。厚积黄金珠玉而不与人,故为怨之本。

⑩女乐玩好燔材:"燔材"读为"蕃载",古"才"声"弋"声之字多通假,如材、裁、载可互通。"蕃",盛也。"载",置也(《史记·礼书》:"侧载臭茝",索隐:"载,置也")。

"女乐玩好蕃载",谓广为置办女乐珍玩。盛置女乐珍玩而惑其心,故为乱之始。

⑪乱之基也:"基",开始(《国语·晋语》注:"基,始也")。

【今译】

顺应天道,诛伐必然要灭亡的国家,这就叫"武"。在武功杀伐之后继之以文德安抚,这样就会有成功,而使用二分文德一分武功的就可以称王天下。像那种弃失天道、背离人理、处于悖逆之位而尚不知省悟的君主,必有杀身之祸。守雌节者虽无忧患却能居安思危,祸患未至却能随时警惕,这便是雌节的含义。而恃雄节者却正相反,祸患已经临头还丝毫意识不到。名声与功绩相符,所以才能长存久安。名声与功绩不相符,名声超过实际,这就是弃失了天道,最终必有祸患。厚积黄金珠玉而不分与他人,这是惹怨的祸根。盛置女乐珍玩而蛊惑其心,这是生乱的开始。保守惹怨的祸根,培养生乱的苗头,即便有圣人在他的国家，也仍然难以为这样的君主出谋划策了。

【阐述】

本段申释四度之一的"诛禁"。具体说，就是如何诛伐以及什么样的国家具备诛伐的条件。

因天时伐天毁、武刃而以文随其后、用二文一武，这即是诛伐的策略。失天道、离人理、恃雄节、名进实退、广为积置珠玉女乐的君主所统治的国家便是诛伐的对象。

本段谈诛伐的方针是：文武相济、文德为主武功为辅。

通过注释中与《管子·枢言》的比较，我们可以进一步肯定：《四经》所反映的黄老思想中关于王、霸的理解显然是正处于孔子儒学与其后的法家之中间地带，即孔儒尚王而法家崇霸，《四经》则王、霸二道尚无分际。

〈论〉第六

【内容提要】

本篇论述天道和取法天道的人理。

天道就是"八政"、"七法",人理就是"六柄"、"三名"。主张君主应该取法天道所建立、推行的"八政"、"七法"来"执六柄"、"审三名",以此来治理国家、平定天下。

名实关系,是本篇重点论述的对象。并提出通过循名责实,最终达到"名自命也,物自正也,事自定也"的目的。

本篇在论述中,采用的是正反两面相对的立论模式。

本篇篇题为"论",它在《四经》中是论理性较强、哲学意味较深的一篇。它提出了一系列概念,都具有极高的概括性。因此,它在《四经》中占有极为重要的位置。

人主者,天地之[稽]也①,號令之所出也,[爲民]之命也②。不天天則失其神③。不重地則失其根。不順[四時之度]而民疾④。不處外內之立(位)⑤,不應動靜之化⑥,則事宭(窘)于內而舉宭(窘)於[外]⑦。[八]正皆失,[與天地離]⑧。[天天則得其神。重地]則得其根。順四[時之度]□□□而民不[有]疾⑨。[處]外[內之位,應動靜之化,則事]得於內而舉得於外⑩。八正不失,則與天地總矣⑪。

【注释】

① 人主者，天地之〔稽〕也：“之”，犹是。“稽”字原缺，今补。“稽”，
则也。“天地是稽”，即唯天地是则，是说人主取法天地之道。
〈四度〉：“天之稽也……地之稽也……王公执之以为天下正”即
此。“稽”与“命”为脂、真合韵。

② 〔为民〕之命也：“为民”二字原缺，今补。《道原》：“信能无欲，可
为民命”同此。此处说君主为民之命，下文说上天“为物之命”，
相互呼应。“为民之命”，使民安身立命。

③ 不天天则失其神：“天天”，尊重天命，取法天道。天天，即是
顺天道。不天天，即是逆天道，而〈四度〉说“逆则失天”。所
以，此处“不天天则失其神”，是说不取法天道就会失去天助
神佑。

④ 不顺〔四时之度〕而民疾：四时节候不同，政令亦自不同。违逆四
时节候，乖舛农时，民自有怨。

⑤ 不处外内之位：不能正确区分事物是处于适度之内还是处于适
度之外。按：此“外内”即指〈名理〉篇的“度之外”、“度之内”。详
见〈名理〉第一段注②。

⑥ 不应动静之化：不能顺应消息盈虚进退出入的变化。

⑦ 事窘于内而举窘于外：“事”，指政令（《左传·昭公九年》杜预
注）。“窘”，困窘。“内”，统治者内部，朝廷内部。“举”，行事，指
实行贯彻政令。“外”，统治者以外，地方。

　　按：《四经》喜用“内外”一词，综其义例，主要有以下几个含
义，当随文释之。其一，指国家内外。其二，指朝廷内外。其三，

指君主自身及自身以外。其四,指阴阳。其五,指后妃与大臣。其六,指上下。其七,指身心。其八,指虚实情伪。其九,指适度之内与适度之外。

⑧[八]正皆失,[与天地离]:"八正",即八政,八种政令,即上文所说的春、夏、秋、冬、外内、动、静("七法"、"明三定二"等都赅之于"天地"之内,故"八正"不含天地。下文"八正不失,则与天地总",亦是将"天地"排除在"八正"之外)。下文"建八正,则四时有度,动静有位,而外内有处"亦可为证。"与天地离"四字原缺,今补。"离",谓不合。下文"八正不失,则与天地总"正与此相俪偶("总",同也,合也。《称》:"同则不肯,离则不能",正是"同"与"离"相对)。且"离"为歌部字,"外"为月部字。歌、月合韵。

⑨顺四[时之度]□□□而民不[有]疾:"有"字原缺,今补(亦或为"其"字)。按:"顺四时之度而民不有(或'其')疾"与上文"不顺四时之度而民疾"语句恰相骈对,文意已足,则中间的"□□□"似非缺文,乃是抄误后的涂迹。

⑩举得于外:"举"上原衍"得"字,今删。

⑪与天地总矣:"总",合也(《淮南子·本经》注)。

【今译】

君主取法天地之道,制定各项政策律令,使人民得以安身立命。但如果不取法天道就会失去神佑,不尊重地道就会失去根本,违逆四时节候人民就会有怨恨。不能区分事物是处于适度之内还是处于适度之外,不能顺应消息盈虚进退出入的变化,那么在朝野中政令的制定与实施都会遇到困难。四时、外内、动静八种政令皆有失误,便与天地之道相乖舛了。倘若取法天道就会得到神助,尊崇地道就有了立国的保证,遵循四时节候人民就不会有怨恨。辨明了事物的适度与非适度的界线,顺应盈绌消长出入进退的自然变化规律,那么政令就得以在中央顺利地制定并在地方有效地实施了。八政没有失误,这才是与天地之道相合。

【阐述】

本段论述"八正(政)"。君主是八政的执行者。而君主制定各项政令的前提条件,便是须取法天地之道。

本段从正反两个方面来论证与天地之道是否相合,决定着八政的得失。本段及以下诸段很明显地是沿着老子的"人法地,地法天,天法道,道法自然"(《老子》二十五章)的脉络来立论的,这从后面的执一、定二、明三、行七法、审三名、执六柄等的论述中可以看出这一点。

天执一,明[三,定]二①,建八正,行七法②,然后[施於四极,而四极]之中无不[聽命]矣③。岐(蚑)行喙息,扇蜚(飛)需(蠕)動④,無□□□□□□□□□□不失其常者,天之一也⑤。天執一以明三,日信出信入,南北有極,[度之稽也⑥。月信生信]死,進退有常,數之稽也⑦。列星有數,而不失其行,信之稽也⑧。天明三以定二,則壹晦壹明,[壹陰壹陽,壹短壹長]⑨。天定二以建八正,則四時有度,動靜有立(位),而外內有處。

【注释】

①天执一,明［三,定］二:"一",指道。"明",生成(《尔雅·释诂》:"明,成也")。"三",指下文所说的日、月、星辰。"二",指阴阳(《说苑·辨物》:"二者,阴阳之数")。"定",即使阴阳定位。《十大经·观》:"始判为两,分为阴阳"、《周易》:"分阴分阳"都是此"定二"的意思。这三句是说:上天依靠道的力量,生成出了日月星辰,并使阴阳得以定位。

②行七法:"行",推行,行使。"七法",见后注。

③然后［施于四极,而四极］之中无不［听命］矣:按:方括号内九字原缺,今以意补。此处文意是说,将八政、七法行于天下,而天下莫不听命。下文"与天俱见,尽［施］于四极之中"、《十大经·成法》:"上捡之天,下施之四海"、〈三禁〉:"天道寿寿,施于九州"、《荀子·议兵》:"德盛于此,施及四极",以及《四经》中多次出现的"民无不听"、"则民听令"、"令行天下而莫敢不听"等等皆可以参证据补。并且"命"与"正"为耕部协韵。

④蚑行喙息,扇飞蠕动:指各种动物。"蚑行",多足虫。"喙息",用口呼吸的动物。"扇飞",用翅膀飞行的动物。"蠕动",指没有骨骼,依靠身体爬行的动物。

⑤无□□□□□□□□□□不失其常者,天之一也:按:中间缺十字。据《新语·道基》:"蚑行喘息,蜎飞蠕动之类……为宁其心而安其性"之文,则此处足其文可为:"无不宁其心而安其性,故而不失其常者,天之一也"。又据《淮南子·原道》:"蚑行喙息,蠉飞蠕动,待而后生,莫之知德。待之后死,莫之能怨"之文,则

此处足其文可为："无德无怨,待之死而候之生。不失其常者,天之一也"。这是说:一切动物都安其心性,而不违背其生存的法则,这是由恒定的天道所决定的(按:《淮南子》的"待而后生"、"待之而死"、"不德不怨"即是申说"宁其心而安其性"之义)。

⑥日信出信入,南北有极,[度之稽也]:"日信出信入",是说太阳按照确定的时间东升西落("信",确定)。"南北有极",南行北转皆有规则("极",规则)。"度之稽也",这是由它的运行度数所决定的客观规律。按:《鹖冠子·泰鸿》与本文多有重合之处,"度之稽也"及下文的"月信生信"八字即注家据补。〈泰鸿〉云:"日信出信入,南北有极,度之稽也。月信死信生,进退有常,数之稽也。列星不乱其行,代而不干,位之稽也。天明三以定一,则万物莫不至矣。三时生长,一时煞刑,四时而定,天地尽矣。"《鹖冠子·王铁》:"天者,诚其日德也。日诚出诚入,南北有极,故莫弗以为法则。天者,信其月刑也。月信死信生,终则有始,故莫弗以为政。天者,明其星稽也。列星不乱,各以序行,故小大莫弗以章。"陆佃在注释"南北有极,度之稽也"时说:"冬至,日在牵牛(北方星名)。夏至,日在东井(南方星座)。其长短有度"。太阳南行至黄经 90°时为夏至。此日阳光直射北回归线,北半球白昼最长。此后则开始往北转行,北行至黄经 270°时为冬至。此日阳光直射南回归线,北半球白昼最短。

⑦[月信生信]死,进退有常,数之稽也:"生"谓"生霸(魄)","死"谓"死霸(魄)"。死霸为初一,生霸为十五(《汉书·律历志下》:"死霸,朔也。生霸,望也")。"进退",指月亮的盈亏。"数之稽也",这是由它的生死气数所决定的客观规律。

⑧列星有数,而不失其行,信之稽也:众星运行各有度数,而从不离失它们的运行轨道,这是由它们各自确定的位置所决定的客观

规律。按:《鹖冠子》作"位之稽也",似以作"位"义长。

⑨壹晦壹明,[壹阴壹阳,壹短壹长]:"晦明",指昼夜。"壹阴壹阳,壹短壹长"八字原缺,据帛书《缪和》补。帛书《缪和》:"凡天之道,一阴一阳,一短一长,一晦一明;夫人道[则]之。""短长",谓生杀(训见《书·盘庚》孔传)。因为上天生成了日月星辰,并使阴阳定位,所以有了晦明、阴阳、生杀的相互交替转化。此与《十大经·果童》:"天有恒干,地有恒常。合[此干]常,是以有晦有明,有阴有阳"文意相同。尚可参考《十大经·观》:"……一困,无晦无明,未有阴阳……今始判为两,分为阴阳",〈姓争〉:"刑晦而德明,刑阴而德阳"。"天明三以定二,则壹晦壹明,壹阴壹阳,壹短壹长"与下文"天定二以建八正,则四时有度,动静有位,而外内有处"句式亦相同。并且,明、阳、长,为阳部协韵。

【今译】

　　上天依靠道的力量,生成出了日月星辰,并使阴阳定位,建立八政,颁行七法,然后施行于天下,使天下万物无不听命。同时,各种动物也都能安其心性,而不违背各自生存的法则,这些都是由恒一的天道所决定的。上天靠着道生出日月星辰,其中太阳总是按照确定的时间东升西落,南行北折皆有规则,这是由它的运行度数所决定的客观规律。月亮十五时饱满浑圆而初一时却消失不见,其盈亏满损皆有常规,这是由它的生死气数所决定的客观规律。众星运行也各有度数,而从不离失它们的运行轨道,这是由它们各自确定的位置所决定的客观规律。

上天生成了日月星辰并使阴阳定位,这样便有了昼夜、阴阳、生杀的交替转化更迭。上天使阴阳各得其位,又使八政得以建立,这样四时节候皆有定则,动静进退各得其序,适度与非适度都有定位。

【阐述】

本段论述明三、定二。

明三、定二、建八政、行七法的主语是"天",而天又是依靠"道"的力量来完成上述之功的。这明显是天地法道的思路,进一步申说道的至高无上。

而三、二、八政的主要内涵不外乎准度、命数、定位、信实、准则以及动静虚实、上下本末等等。这些都不过是为人法天地作铺垫,为下文君主执六柄、审三名张本。

天建八正以行七法:明以正者,天之道也①。適者,天度也②。信者,天之期也③。極而[反]者,天之生(性)也④。必者,天之命也⑤。□□□□□□□□□者,天之所以爲物命也⑥。此之胃(謂)七法⑦。七法各當其名,胃(謂)之物⑧。物各[合於道者],胃(謂)之理⑨。理之所在,胃(謂)之[順]⑩。物有不合于道者,胃(謂)之失理。失理之所在,胃(謂)之逆。逆順各自命也⑪,則存亡興壞可知[也]。

【注释】

①明以正者,天之道也:按:以下即申说"七法"。据前文"明三定二,建八正,行七法"的立论顺序,则可见"八正"、"七法"是"明三定二"的派生物。换言之,"明三定二"是言器,"八正"、"七法"是言用。如:四时交替、动静盈虚等"八正"是由阴阳、日月这"三"、"二"的对立转化及运行决定的。既然"八正"含赅着"明三定二",那么"七法"也应如此。此二句可译为:万事万物的明了和确定的特性,是自然规律决定的。

②适者,天度也:事物所具有的恰当适度的特性,是由天道本身的度数决定的。如四时有度(适)乃"度之稽也"(天度)。

③信者,天之期也:事物都具有信实的特性,是因为天道运行的本身就具有确切的周期性。如日信出信入(信)乃"信之稽也"(天之期)。

④极而[反]者,天之生(性)也:事物运动发展到至极而必然走向反面的特性,这是天道本身的性质决定的。如南北有极、月信生信死(极而反)乃同于从无到有、从有到无的天地之道。

　　《老子》"反者道之动"(四十二章)、"大曰逝,逝曰远,远曰反"(二十五章)都是这个意思。

⑤必者,天之命也:事物都具有必然性,这是由天道本身的命数决定。如动静有位、外内有处便是取法于天地定位。先秦道家大抵是以自然性、必然性来解释"命"的,如《庄子》"调之以自然之命"(〈天运〉)、"死生,命也"(〈大宗师〉)、《鹖冠子》"命者,自然者也"(〈环流〉)。

⑥□□□□□□□□□者,天之所以为物命也:按:此处缺九字,为"七法"的最后两项。依文意推断,事物除具有明了确定、适当、信实、极而反、必然等特性外,尚应有顺正、有常二性。因此,足

其文,似可为:[顺正者,天之稽也。有常]者,天之所以为物命也。这是说:事物都具有顺正的特性,这是由天道本身的守则决定的。事物各自守其常规,这是由于天道能使万物各安其性(按:对"为物命也"的理解,可以参考《道原》的"可为民命"及上文所补的"为民之命也")。且"稽"为脂部字,后文的"命"字为真部字,脂、真合韵。"顺正"者,如"列星有数,而不失其行"。"天之稽也"即"位之稽也"(《鹖冠子》作"位",而本经作"信",以作"位"义长)。"有常"者,"蚑行喙息"等动物的"无不宁其心而安其性,故而不失其常"也。

⑦此之谓七法:"七法",即前文所开列的明以正、适、信、极而反、必、顺正、有常。

⑧七法各当其名,谓之物:"物",指事物得到验证(《礼记·缁衣》:"言之有物而行有格",郑玄注:"物,谓事验也")。这两句是说:七法的内容与各自的名称一一相副,这就叫作事物得到验证。

⑨物各[合于道者],谓之理:事物验证后的结果与道的具体特质一一相合,这便称作理。

　　按:"物"又可以解释为分类、类别(《国语·晋语》注:"物,类也")。这四句便可以译为:七法的内容与各自的名称都能相合,这就使事物有了明确的分类。分类后的事物与道的具体特质一一相合,这便称作理。这里所说的分清类别,很有正名定分的意思,与《管子·君臣上》"别交正分之谓理"相吻合。以上两种注译均可解释通。

⑩理之所在,谓之[顺]:按:上文及此处的"理"都是"得理"或"合理"的意思,与下文"谓之失理"、"失理之所在"相对。《管子·君臣上》:"顺理而不失之谓道"同此。

⑪逆顺各自命也:"命",指根据不同的性质确定不同的名称(《广

雅·释诂》:"命,呼也"、"命,名也"。《礼记·檀弓下》注:"命,犹性也")。这是说,逆和顺这两种不同的称呼是由它们各自的性质决定的。

【今译】

上天建立八政、颁行七法:万事万物的明了和确定的特性,是自然规律决定的。万物万事所具有的恰当适度的特性,是由天道本身的度数决定的。事物都具有信实的特性,这是因为天道运行的本身就具有确切的周期性。事物发展到极端就必然向相反的方面转化,这是天道本身的性质决定的。事物都具有必然性,这是由天道本身的命数决定的。事物都具有顺正的特性,这是由天道本身的守则决定的。事物各自守其常规,这是由于天道能使万物各安其性。以上所述,便是"七法"。七法的内容与各自的名称一一相副,这就叫作事物得到验证。如果事物验证后的结果与道的具体特质都能相合,这便称作合理。合理就是顺。而假如事物验证后的结果与道的具体特质都不相合,这便称作失理。失理就是逆。逆和顺这两种不同的称呼是由它们各自的性质决定的,懂得了这一点,存亡兴坏的道理也就可以把握了。

【阐述】

本段论述七法。

　　具体论证了天道具有明了确定、恰当适度、信实、至极而反、必然、顺正、有常等特质，这也同时决定了天地间万事万物同样秉有上述特性。这种情形即是合道得理，即是顺；如事物或有与七法相背者，便是失道无理，便是逆。逆、顺决定着存亡兴坏。

　　天道本身，有器、用之别。"三"、"二"即为器，"八政"、"七法"即为用。然天道与人道相对时，则天道为器，人道为用。人道之用依赖于天道之器。如：没有日月星等的信出信入、消息盈虚，人道的动静之位、养生伐死等政令便无所取法、无从施设。

　　以下几段，即是按照这个理论框架，讨论人事如何取法自然、人道如何取法天道的。

　　又，本段分言"道"、"理"。道与理，在《四经》中有这样两种情况：1. 道与理同义（如"天道"又表述为"天理"）。2. 道指天道，理指人理（如〈四度〉"天地之道也，人之理也"）。在这个意义上说，道指总规律，理指具体规律；道说普遍，理谓特殊。如《庄子·则阳》："万物殊理，道不私"，又如《韩非子·解老》："道者，万物之所以然也，万理之所稽也。理者，成物之义也……万物各异理。万物各异理而道尽稽万物之理"，即是在试图说明二者的差异。这里明显地可以见出宋明理学"理一分殊"的命题是继承庄子和黄老道家这一思路而发展的。

　　[強生威，威]生惠①，惠生正，[正]生静②。静则平，平则宁，宁则素③，素则精，精则神④。至神之极，[見]知不惑⑤。帝王者，执此道也⑥。是以守天地之极，与天俱见，尽[施]于四极之中⑦，执六枋（柄）以令天下⑧，审三名以為

萬事[稽]⑨,察逆順以觀於朝(霸)王危亡之理⑩,知虛實動靜之所爲,達於名實[相]應,盡知請(情)僞而不惑,然後帝王之道成。

【注释】

①[强生威,威]生惠:"强生威,威"四字原残,注家据《商君书·去强》:"强生威,威生惠"补入。"强生威"即〈四度〉"强则威行"的意思。"惠",恩惠。威重则虽轻赏民亦以为惠,威轻则虽重赏民亦不以为惠,故云"威生惠"(高亨《商君书注译》亦译此句为"威力产生恩惠")。或读"惠"为"慧",似属多余。

②惠生正,[正]生静:恩惠产生端正,端正产生宁静。人民惧威感惠,故皆知自正,"惠生正"之意也。人人自正,则诸事可静,"正生静"之意也。《淮南子·主术》:"为惠者生奸",正异此说。按:以上四句言"治人",以下五句言"正己"。所谓"信能无欲,可为民命"(《道原》)、"始在于身,后及外人"(《五政》)是也。

③素:质朴。指内心无欲空灵。《老子》:"见素抱朴,少私寡欲"(十九章)即此"素"字之义。

④素则精,精则神:心境空灵则精明,内心精明则微奥莫测应化无穷。《管子·心术上》:"虚其欲,神将入舍"、"去欲则宣(通也),宣则静矣。静则精,精则独立矣。独则明,明则神矣。"与此文相近。

⑤至神之极,[见]知不惑:按:《鹖冠子·道端》:"至神之极,见之不忒",旧注:"忒,一作或",注家据此补"见"字,并认为"之"当作"知"、"或"读为"惑"。这是说,深微奥妙到极点,人的认识便不会再迷惑。

⑥帝王者,执此道也:作为帝王所执守的便是此道。按:此二句属上,为以上数句之归结。"道",幽部。上文"惑"为职部字,幽、职合韵。倘属下,则失韵矣。

⑦是以守天地之极,与天俱见,尽［施］于四极之中:因此把握天道运行的规律,进退动静取法天道,并将此规律广施于天下。"守",把握。"极",准则。"天地之极",即天道运行的规律。"天",天道。"俱",共同。"见",同"现",隐现,指动静进退,与天道一同隐现,即是动静进退取法天道的意思。〈国次〉的"因与俱行"与此"与天俱见"意思接近。"施"字原缺,今补。《十大经·成法》:"施于四海"、"上捡之天、下施之四海"、〈三禁〉:"天道寿寿,施于九州"、《荀子·议兵》:"德盛于此,施及四极"等都是这个意思。"四极"本指东、南、西、北四境,在此与四海、九州相同,都是泛指天下。"是以"探下诸句,与"然后"为呼应句式,中间不句,一气贯底。

⑧执六枋(柄)以令天下:"柄",本指器物的把儿,这里指道术。这是说把握治国的六种道术来统治天下。"六柄"见下文。

⑨审三名以为万事［稽］:审察三种名实关系来作为处理各种事务的准则。"稽"字原缺,今以意补。"三名"见后。

⑩察逆顺以观于霸王危亡之理:"霸",霸道。"王",王道。"危亡"疑为"存亡"之误,与"逆顺"、"霸王"、"虚实"、"动静"、"名实"、"情伪"同样是一对范畴。"观霸王存亡之理"与"知虚实动静之所为"文正相对。这句是说:考察逆顺可以明了("观",明也)或霸或王或存或亡的道理。施威与行惠、霸道与王道的统一,便是帝王之道。这便是作者的意思。

【今译】

强大产生威严,威严产生恩惠,恩惠产生端正,端正产生宁静。诸事宁静则心情平和,平和则安宁,安宁则内心空灵无欲,心境空灵则精明,内心精明则微奥莫测应化无穷。深微奥妙到了极点,认识便不会再迷惑了。作为帝王,所执守的便是此道。因此把握天道运行的规律,进退动静取法天道,并将此规律广施于天下,并把握治国的六种道术来统治天下,审察三种名实关系来作为处理各种事务的准则,考察或悖逆天道或顺应天道的客观史实来明了或霸或王或存或亡的道理,了解虚实动静的不同施为,通晓名实相应的道理,审知真假而不迷惑,这样的话,帝王之道也就成就了。

【阐述】

本段为下段论述六柄、三名做铺垫。

本段为八政、七法与六柄、三名做衔接,也即为天道与人道做勾联。"守天地之极"、"与天俱见"、"逆顺"等即是这个意思。

本段论治人,论正己。论施威之与行惠、霸道之与王道有机结合,便成就帝王之道。以为霸道与王道略微有异,始见本篇;然终不为之轩轾也。所以仲伯者,霸、王之与帝王也。帝王为最高之境界,乃因"帝"字本含"天"义(《国语·周语》注:"帝,天也"),而帝与天道又直接系属。如《风俗通》引《书大传》说:"帝者,任德设刑,以则像之,言其能行天道,举措审谛"。蔡邕《独断》说:"帝者,谛也。

能行天道,事天审谛"。《称》:"帝者臣,名臣,其实师也。王者臣,名臣,其实友也。霸者臣,名臣也,其实宾也"。在论述君臣之间的私人关系时似乎有了帝、王、霸的等第,但这只是作者在这个问题上的一种感情流露,仍未从整体上明确地为王、霸序其次第。

　　六枋(柄):一曰觀①,二曰論②,三曰僮(動)③,四曰槫④,五曰變⑤,六曰化⑥。觀則知死生之國,論則知存亡興壞之所在,動則能破強興弱,槫則不失諱(韙)非之[分]⑦,變則伐死養生,化則能明德徐(除)害。六枋(柄)備則王矣。三名:一曰正名立而偃⑧,二曰倚名法(廢)而亂⑨,三曰強主威(滅)而無名⑩。三名察則事有應矣⑪。

【注释】

①观:静观,观照。这里有察几知微的意思。下文"观则知死生之国",是说观照几微,可知一个国家的死生征兆(朕迹)。如不作此理解,则与下句意思重复。

②论:综合辨析。"论"有集合、辨析二义。《汉书·艺文志》说:"……门人相与辑而论纂,故谓之论语"。《吕览·应言》注:"论,辨也",《吕览·振乱》注:"论,别也",同书〈适音〉注:"论,明也"。"论"字从"侖"("侖"亦声)从"言",故有集合、辨析二义。《说文》:"亼,三合也,读若集"。"侖"字为从"亼"从"册"之字,所以段玉裁注《说文》解释"侖"字说:"集合简册,必依其次第,求其文理"。下文"论则知存亡兴坏之所在",是说对客观事物做综合分析,就可以懂得一个国家存亡兴衰的原因。

③动：有所举措，这里指相时而动。

④槫：此字不见于字书。马王堆汉墓帛书整理小组本读为"转"。
按：此字疑为"抟"字之讹抄，"抟"乃古"专"字。《史记·秦始皇本纪》："抟心壹志"，司马贞索隐云："抟，古专字"。《老子·道经》"专气致柔"，"专"，决断，谓以法决断。下文"专则不失黮非之[分]"，就是说善于决断就不会混淆是非的界线。此正与〈名理〉篇"是非有分，以法断之"相合。〈道法〉"形名立，则黑白分已"也是这个意思。又按："专"声"耑"声之字古多通假，书证甚多。则此字亦可读为"端"，谓端正法度则不会混淆是非之界线。《荀子·正论》"无隆正则是非不分"说的也是这个道理。二说似均可通。

⑤变：应变，善于应变。下文云"变则伐死养生"。"伐死养生"谓之"当"（符合天当），而"应变不失"也谓之"当"（见《管子·宙合》）。故知此处的"变"谓"应变"。

⑥化：交替改变（《易·象传》疏："化，谓一有一无，忽然而改"。《列子·周穆王》注"俯仰变异谓之化"）。在此指赏罚威惠交替变化着使用。因为赏惠罚威的使用交替变化，所以能"明德除害"。

⑦槫（读为"专"）则不失黮非之[分]：按："分"字原缺，今补。〈名理〉："是非有分，以法断之"。〈道法〉："形名立，则黑白（指是非）之分已"。《荀子·不苟》："分是非之分"等皆可据补。"黮"，是。

⑧正名立而偃："正名"，谓形名正定，名实相符。"立"，指法度得以建立。"而"，连词，无义。"偃"，读为"安"。"正名立而偃"，是说形名正定，名实相符，则法度就能得以建立并且国家得以安定。下文"名实相应则定"即申释此说。《管子·白心》："正名则治……名正法备"亦是此意。也可证本句之"立"当释为"法立"，与"名正"为因果关系。"立"上原衍"一曰"，今据删。

⑨倚名废而乱:"倚"读为"攲",倾斜不正。"倚名废而乱",谓形名
　不正,名实不符,则法度荒废并且国家混乱。下文"名实不相应
　则争"即呼应此说。《管子·枢言》:"名倚则乱"、同书〈白心〉:
　"奇名自(则)废"("废"谓荒废法度)、《申子·大体》:"其名倚而
　天下乱"说的都是这个意思。

⑩三曰强主灭而无名:按:准上文文例,此句当作"三曰无名而强主
　灭"。"灭",月部字,与"偃"、"乱"(元部)为月元合韵。《管子·
　枢言》正作"无名则死",可为铁证。倘作"三曰强主灭而无名",
　则既不合文例,亦上下失韵。"无名",无视形名,不立形名。此
　结果为"灭",较"倚名"之"乱"更递进一层。按:桀亦有名,只是
　"名倚"罢了(《申子·大体》:"桀之治天下也亦以名,其名倚而天
　下乱")。则"无名"者,其纣乎? 然此句后文无有呼应,颇疑后文
　有脱漏。

⑪有应:即"有以应",谓有用以应付的方法。

【今译】

　　治理国家的六种道术:一是观照几微,二是综合辨
析,三是相时而动,四是以法决断,五是善于应变,六是交
替变换。观照几微,可知一个国家的死生征兆;综合分析
客观因素,就可以击败强大而振兴弱小;以法决断,就不
会混淆是非的界线;顺时应变,就能扫灭腐朽而培植新
生;赏罚威惠交替变化,就能兴善除恶。六种道术具备,
就可以称王天下了。决定国家治乱的三种名实关系:一
是形名正定、名实相副,则法度就能得以建立并且国家得

以安定；二是形名不正、名实不副，则法度荒废并且国家混乱；三是无视形名、名实扫地，则国家虽强，也会灭亡。懂得了以上三种形名关系，也就具备了应付一切的手段。

【阐述】

本段具体论述六柄、三名。

三名言本分，六柄言道术。三名为"正"，六柄为"奇"。"审三名"为"执六柄"的基础。

审三名可以自安，执六柄可以平天下。先求诸"事有应"而后冀之"王"天下，此是内外的次序。

观、论、动、专、变、化、正名、倚名、无名，都带有很强的概括性，具有哲学范畴的意味。因此，在解释时，不能泥于表层，过于拘执。这种高度的概括性和哲学化，使得本篇在《四经》中占有很重要的位置。本篇"论"的命题也突出体现在本段中。

動靜不時，種樹失地之宜①，〔則天〕地之道逆矣。臣不親其主，下不親其上，百族不親其事②，則內理逆矣③。逆之所在，胃（謂）之死國④，〔死國〕伐之。反此之胃（謂）順，〔順〕之所在，胃（謂）之生國，生國養之⑤。逆順有理，則請（情）僞密矣⑥。實者視（示）〔人〕虛，不足者視（示）人有餘⑦。以其有事，起之則天下聽；以其無事，安之則天下靜⑧。名實相應則定⑨，名實不相應則靜⑩。勿（物）自正也，名自命也，事自定也⑪。三名察則盡知請（情）僞而

[不]惑矣⑫。有國將昌,當罪先亡⑬。

【注释】

①动静不时,种树失地之宜:"动静",指戎耕。"动",谓征集民力从事徭役征战,探下文之"以其有事起之则天下听"("动"谓此"有事")。"静",谓使民从事农耕,安心生产,探下文之"以其无事安之则天下静"("静"谓此"无事")。"不时",不合时宜,违背天时农令。农忙时令民务耕,农闲时,练兵讲武从事征战,此谓合时。"种树失地之宜",是说不能因地制宜种植农作物。〈君正〉说"地之本在宜……知地宜,须时而树"亦是讲地宜。

②百族不亲其事:"族",类。"百族",各种各样的人,各种行业的人。"亲",专意,专心。

③则内理逆矣:"内理",即人理,人事之理,指社会法则(上文"天地之道"则指自然法则)。〈四度〉:"天地之道也,人之理也"与此"天地之道"、"内理"相同。是"人理"又可表述为"内理"。则天道为外,人理为内,正是器与用的关系。《荀子·礼论》:"薄器不成内",杨倞注:"内,或为用",正是外器内用。

④死国:腐朽、没落的国家。

⑤生国养之:扶植联合充满生机的国家。

⑥逆顺有理,则情伪密矣:"逆",指违逆自然社会规律。"顺",指顺应自然社会规律。"有"犹若,如果(训见近人徐仁甫《广释词》)。"理",分清,知晓(《礼记·乐记》注:"理,分也"。《管子·君臣上》:"别交正分之谓理"。《淮南子·时则》注:"理,达")。"逆顺理"与后文"三名察"相偶。"情伪",谓虚实。"密",清楚,确定(《考工记·庐人》注:"密,审也,正也")。此"情伪密"即下文的

"尽知情伪而不惑"。"逆顺有理,则情伪密矣",意思是:分清了一个国家是违逆自然社会规律还是顺应自然社会规律,那么它们的综合国力的虚实也就很清楚了。此二句承上"死国"、"生国"而言。以上开列出判断"生国"、"死国"、实国、虚国的标准,为"养"、"伐"提供理论准备。

⑦实者示[人]虚,不足者示人有余:此二句紧承上面二句而言,是说在征伐"死国"的具体战术上,兵力充足时要装出兵力不足的样子,而在兵力缺乏时要装做兵力充备。这是为伐国具体画策。"实者示人虚",即〈顺道〉所谓"战示不敢"也。这即是《老子》、《孙子兵法》所谓"以奇用兵"的意思。然而"不足者示人有余"之说却于《四经》中仅此一见,更无他证。相反,〈君正〉篇说"以有余守,不可拔也。以不足攻,反自伐也"。如果说〈君正〉所言是战略,本文所言是战术,是可以自圆其说的;但在《四经》、《老子》等书中(《孙子兵法》除外)却再也找不到一例是有关"不足者示人有余"这样的论述,则此种译法似尚可商榷,待考。

当然,还可以有另一种译法,仅供参考:分清了一个国家是违逆自然社会规律还是顺应自然社会规律,那么它们的综合国力的虚实也就很清楚了——尽管有实力的国家表现得似乎很虚弱,而没有实力的国家装得强大无比。

⑧以其有事,起之则天下听;以其无事,安之则天下静:"以",在,在……的时候。"其",指代天下。"有事",发生战事。"起",发动。"之",指代人民。"起之",谓发动人民从事征战。"安之",谓使人民安心生产。"起之"、"安之",即〈君正〉"动之静之,民无不听"的意思。这几句的意思是:在天下发生战事时,发动人民从事征战,则天下百姓无不听命;在天下太平时,让百姓安心从事生产,则天下人民安居乐业。

⑨名实相应则定：“相应”上原衍“不”字，据删。“定”，安定。此句
　　呼应前文之“正名立而偃”。

⑩名实不相应则静：“静”，读为争，指出现纷争。此句呼应前文之
　　“倚名废而乱”。

⑪物自正也，名自命也，事自定也：按：据〈道法〉“名形已定，物自为
　　正”，《韩非子·扬权》：“名正物定”、《史记·晋世家》：“名自命
　　也，物自定也”的排列顺序，则此三句似当作“名自命也，物自正
　　也，事自定也”。这是说：名称是根据万物的具体性质自然确定
　　的，万物在名称的规范下自然得到正定，万事也会在名物（名形、
　　名实）相副的情况下自然得以安定。“名自命也，物自正也”即
　　《管子·白心》：“物至而名自治之”的意思。《管子·白心》：“名
　　正法备，圣人无事”、《韩非子·主道》：“形名参同，君乃无事焉”，
　　都是在发挥本文“事自定也”。与此三句相近的文句论说见于多
　　种子书，诸如《管子》（〈白心篇〉）、《文子》（〈上德〉）、《申子》（〈大
　　体〉）、（《尸子》）（〈分〉）、《韩非子》（〈主道〉、〈扬权〉）、《淮南子》
　　（〈缪称〉）等等，不烦一一备引。

⑫三名察则尽知情伪而[不]惑矣：“情伪”，指虚实。

⑬有国将昌，当罪先亡：“当罪”，本指“天毁”，即注定灭亡的国家。
　　但据〈亡论〉的：“有国将亡，当[罪复]昌”二句，可见此处的“当
　　罪”是泛指敌国。则“有国将昌，当罪先亡”是说：做到这些，国家
　　就会昌盛，敌国就会灭亡。

【今译】

　　使人民从戎征战或务农生产违背天时农令，又不能
因地制宜种植农作物，这便是违逆自然规律。大臣不亲

近君主,下属不亲近上级,各行各业的人不专心于各自的本职工作,就是违逆了社会规律。违逆自然社会规律的国家,就是腐朽没落的国家,这样的国家就应该去讨伐。与上述做法相反的便称作"顺",顺应自然社会规律的国家,就是充满生机的国家,这样的国家就要去扶植联合。分清了一个国家是违逆自然社会规律还是顺应自然社会规律,那么它们综合国力的虚实也就很清楚了。在征伐腐朽国家的具体战术上,兵力充足时要装出兵力不足的样子,而在兵力缺乏时要装做兵力充备。在天下发生战事时,发动人民从事征战,则天下百姓无不听命;在天下太平时,让百姓安心从事生产,则天下人都会安居乐业。名实相副则国家安定,名实不相应则会出现纷争。所谓名称是根据万物的具体性质自然界定的,万物在名称的规范下自然得到正定,万事也会在名与物相副的情况下自然得以安定。懂得了"三名"就可以完全了解事物的虚实真伪了。这样,国家就会昌盛,敌国就会灭亡。

【阐述】

　　本段之论天道、内理,正是八正、七法与六柄、三名的综合,是为全篇之归结。所谓万法归一,讲论天道,最终是要落实在人道上。

　　本段又重复前文,继续申释正确处理名实关系的重要意义;尤其是首次提出了"名自命也,物自正也,事自定也"的界说。名实不副是为逆,是为下;名实相副是为顺,是为上;"名自命、物自正、事自定"是为大顺,是为上上。准拟《四经》理想国的排列位次,此则是其下、其次、太上也。"无名"者,则是太下也。

以后的名实家等各派,纷纷发挥其"名自"、"物自"、"事自"的界说,最终演绎出"君无事,臣有为"的理论构架。事实上,二者也许有着本质的区别。前者以有为为手段、无事为最终之理想;而后者则是以无事为手段、无不为为目的。我们这样持论的根据,在本篇中即可找到,那便是"名实相应"……"名自、物自、事自"的排列次序。这是一目了然的。

〈亡论〉第七

【内容提要】

本篇从国家政策、君主德行的角度论证了导致国家危亡的数种因素，这即是犯禁绝理、六危、三壅、三不辜、三凶、五患。

犯禁绝理、六危、三壅是就一个国家的方针政策而言，三不辜、三凶、五患是就君主的德行而言。

这六个方面综括起来，主要讲的是在处理国家与国家之间、君主与亲族之间、君主与大臣之间的关系时如果有失误，国家就会陷于危亡的困境。而这决定危亡的众多因素的内在原因，还是在于人们对于权与利的追逐趋骛。

在阅读本篇时，可与〈六分〉参读。

凡犯禁絕理[1]，天誅必至[2]。一國而服（備）六危者滅[3]。一國而服（備）三不辜者死[4]，廢令者亡[5]。一國之君而服（備）三壅者[6]，亡地更君[7]。一國而服（備）三凶者[8]，禍反[自]及也。上洫（溢）者死，下洫（溢）者刑[9]。德溥（薄）而功厚者隋（隳）[10]，名禁而不王者死[11]。抹（昧）利[12]，襦傳[13]，達刑[14]，爲亂首[15]，爲怨媒[16]，此五者[17]，禍皆反自及也。

【注释】

①犯禁绝理:"犯禁",触犯禁令,指做了禁止做的事情。具体是指下文的"国受兵而不知固守,下邪恒以地界为私者□,救人而弗能存"。"绝",灭绝,抛弃。"理",天理。"绝理",违反天理。具体是指下文的"声华实寡……夏起大土功"。

②天诛:即天罚,上天的惩罚。《越绝书·越绝外传记范伯》:"败人之成天诛行"。《书·泰誓下》:"恭行天罚"。

③六危:六种悖逆的现象所形成的六种危险、危害。具体内容见下文。按:此六危可与〈六分〉篇中的"六逆"相互参读。

④三不辜:"辜",罪。"三不辜",指三种无罪的人受刑被杀。具体内容见下文。

⑤废令者亡:"废令",废弛法令。按:此句是补充说明"三不辜"的,因为"废令",所以出现"三不辜"。《吕氏春秋·先识览》"不用法式,杀三不辜"正是这个意思。

⑥一国之君而服(备)三壅者:"壅",壅塞不通。"三壅"见下文。按:"之君"二字疑当下移,说见下。《史记·秦始皇本纪》:"先王知壅蔽之伤国也,故置卿大夫士,以饰法设刑,而天下治。"

⑦更君:更换君主。

⑧一国而备三凶者:"凶",恶。"三凶",三种恶德。"三凶"内容见下文。按:疑此句当作"一国之君而备三凶者"。上文"一国之君而备三壅"中的"之君"当下移至此。二者倒错,造成上衍下脱的现象。"三壅"就国家而说,因此结果是"亡地更君";"三凶"就个人而言,因此结果是"祸反自及"。《国语·越语下》:"夫勇者逆德也,兵者凶器也,争者事之末也。阴谋逆德,好用凶器,始于人者人之所卒也",正说明"三凶"确是就个人而言。

⑨上洫(溢)者死,下洫(溢)者刑:"上",指君主。"下",指官吏。

"溢",骄溢、骄奢。《十大经·前道》:"骄溢好争……危于死亡。"《荀子·荣辱》:"憍泄(骄溢)者,人之殃也。"

⑩德薄而功厚者隳:"德",文德、文治(阳)。"功",武刃、武德、武功(阴)。"隳",毁坏。"德薄而功厚者隳"与〈四度〉篇的"用二文一武者王"正相反为文。盖"薄"谓"一"、"厚"谓"二"也。《管子·枢言》所谓"以一阳二阴者削"即此也。

⑪名禁而不王者死:"名"谓名号,各种名分等级制度。"禁"谓禁令,各种法令条文。"而",如,如果。"王"读为"匡",正也(《春秋繁露·深察名号》:"王者,匡也"。《法言·先知》:"四国是王",注:"王,匡也")。

⑫昧利:贪利(《左传·襄公二十六年》:"楚王是故昧于一来",杜预注:"昧,犹贪冒也。"《汉书·匈奴传赞》集注:"昧,贪也")。此处的"利",主要指别国的土地、资财。

⑬襦传:马王堆汉墓帛书整理小组认为"襦"即"繻","繻传"谓符信凭证,在此处比喻轻弃信约。按:既然"襦传"为符信凭证,就不当反释为"轻弃信约"。

按:后文说"约而倍(背)之,谓之襦传"。《十大经·观》说:"不达天刑,不襦不传"。本文"襦传,达刑"并列,《四度》说:"倍(背)约则窘,达刑则伤"。据此可知,"襦传"是就伐国而讲,指背弃盟约。因此,疑"襦传"读为"渝转"。"渝",谓改变,"转"谓反复。"渝转"就是改变主意,反复其心,故谓之"背约"。试举数证以明之。《方言·四》注:"襦,字亦作褕"。《左传·桓公六年》"申繻",《公羊传》、《谷梁传》均作"申褕"、《管子·大匡》作"申俞"。《尔雅·释言》〈释文〉云:"渝,舍人本作襦"。是为"襦"读为"渝"之证。又,《左传·襄公二十六年》〈释文〉云:"传,一本作转"。《吕氏春秋·必己》高诱注:"传,犹转"。《淮南子·泛论》

注："转，读传译之传也"。是为"传"读为"转"之证。"渝"是改易、改变之义，《文选·西京赋》薛综注："渝，易也"。《谷梁传·隐公元年》："其盟渝也"，陆德明《释文》云："渝，变也"。"渝盟"一词，于《春秋》三传中屡见，如《左传·僖公二十八年》"有渝此盟"、《谷梁传·定公十一年》"渝盟，恶也"、《左传·桓公元年》"渝盟无享国"等等。此为"渝"字之义。《左传·昭公十九年》注："转，迁徙也"。《诗·祈父》郑笺："转，移也"。《后汉书·王允传》注："转侧，犹去来也"。辗转变化、反复无常，故易轻弃，因此引申亦有"弃"义，如《淮南子·主术》注："转，弃也"。见异思迁，中途改辙，轻易弃约背盟，常因图于利也，《史记·仲尼弟子列传》索隐："转化，谓随时转货以殖其资"，正是恰喻。总之，"转"谓心志不坚，《诗·邶风·柏舟》："我心匪石，不可转也"，郑玄笺："言己心志坚过于石"，孔疏："我心坚不可转也"。此为"转"字之义。春秋战国时，君主之善"渝"易"转"者多矣，楚怀王等即是。"渝转"者，或因图于利，或因心志不坚，失于果决，故《十大经·观》云："不襦不传。当天时，与之皆断，当断不断，反受其乱。"正此之谓也。

⑭达刑：不合于天刑，不恭行天罚。意即不能很好地执行上天的旨意对有罪的国家进行惩罚征讨。详见〈四度〉篇第四段注⑨。

⑮为乱首：充当祸乱的肇始者。

⑯为怨媒：充当引起怨恨的媒介。

⑰五者：即昧利、襦传、达刑、为乱者、为怨媒。

【今译】

　　凡是做了不该做的事情、违反了天理的人或国家，必

然受到上天的惩罚。一个国家具备了因六种悖逆的现象
而形成的六种危险和危害，这个国家就会灭亡。一个国
家出现了肆意惩罚杀戮三种无罪的人的情形，这个国家
就会濒于死地，这是因为废弛法令的国家必然灭亡无疑。
一个国家出现了三个方面都壅塞不通的情况，就会丧失
国土，更换君主。一个国家的君主具有三种恶德的话，就
会自己招来祸殃。君主骄溢，必被戮而死；臣下骄奢，必
有就刑之殃。只重武功而轻视文德的国家会受到极大的
损害，各种等级制度和法令条文不能正定的话会导致国
家灭亡。觊觎贪图别国的土地资财，轻易地改变主意背
弃盟约，不恭行天意对有罪之国予以惩罚征讨，扮演祸乱
的肇始者，充当引起怨恨的媒介，上述五种情况，都是自
取祸患的做法。

【阐述】

　　本段为全篇之绪论或提要。总论"犯禁绝理"、"六危"、"三不
幸"、"三壅"、"三凶"、"五患"等的危害，以下几段则分论之。

　　这里有一个重要的问题需要提出，这即是〈六分〉中的"六逆"
在本篇又重复出现，表述为"六危"，内容大同小异。所异者，又增
入了"父兄"（包括"子弟"）。可见《四经》作者认为统治者应把治理
自己家族内部的矛盾放在极为重要的位置上；也可见"父兄党以
儯"、"上杀父兄，下走子弟"的统治者家族内部的内讧之事在当时
是时常发生的，齐之公子纠与小白之事即是。〈六分〉之"六逆"、本

篇之"六危"都置"嫡子父"于首位，而"上杀父兄，下走子弟"亦视为"乱首"，可见作者的忧虑之深。《称》说"内乱不至，外客乃却"正是这个道理。

　　守國而侍（恃）其地險者削①，用國而侍（恃）其強者弱②。興兵失理，所伐不當，天降二殃③。逆節不成，是胃（謂）得天④。逆節果成，天將不盈其命而重其刑⑤。贏極必靜，動舉必正⑥。贏極而不靜，是胃（謂）失天。動舉而不正，[是]胃（謂）後命⑦。大殺服民，僇（戮）降人，刑無罪⑧，過（禍）皆反自及也。所伐當罪，其禍五之；所伐不當，其禍什之⑨。

【注释】

①守国而恃其地险者削："守国"，防守的国家。"恃"，依仗。《称》："恃其城郭之固，怙其勇力之御，是谓身薄，身薄则殆，以守不固，以战不胜"，正此之谓。《左传·昭公四年》："恃险与马而虞邻国之难，是三殆也"。《孟子·公孙丑下》："域民不以封疆之界，固国不以山豀之险，威天下不以兵革之利。"

②用国而恃其强者弱："用国"，用兵之国。

③所伐不当，天降二殃："不当"，即并非当罪。"当罪"，指天道（天当）规定理应受惩罚的国家。则"不当"，指并非天道所欲惩罚的国家。"二殃"，殃上加殃，即大殃、重殃，大祸。

④逆节不成，是谓得天："逆节"，违反天道的行为。《十大经·行守》："逆节萌生，其谁肯当之"、〈前道〉："不擅作事，以待逆节所

穷"、《国语·越语下》、《管子·势》:"逆节萌生"。"得天",得到
天助。

⑤逆节果成,天将不盈其命而重其刑:"果",确实(《淮南子·道应》
注:"果,诚也")。"不盈其命",即不满其命,指国家的命数不长。
"重其刑",重重地惩罚它。

⑥赢极必静,动举必正:"赢"同"盈"(《四经》"赢"、"盈"混用不别),
满。"盈极",事物发展到了极点。"动举",指动静进退。"正",
适度。这是说:当事物运行到极点时,人们就必须安静下来,动
静进退都必须符合适度。《易·乾卦》:"上九,亢龙有悔",文言
说:"亢龙有悔,与时偕极……亢之为言也,知进而不知退,知存
而不知亡,知得而不知丧。其唯圣人乎,知进退存亡而不失其正
者。""赢极必静,动举必正"即是"与时偕极"、"知进退而不失其
正"。

⑦后命:"后",不及,达不到。"后命",不合天命。

⑧大杀服民,戮降人,刑无罪:按:此当即下面的"三不辜"文。下文
云:"三不辜:一曰妄杀贤,二曰杀服民,三曰刑无罪。""降人"与
"服民"义复,故疑为"贤人"之声误。"贤"、"降"同为匣纽之字,
声读相近。

⑨所伐当罪,其祸五之;所伐不当,其祸什之:注家据《说苑·谈
丛》:"所伐而当,其福五之;所伐不当,其祸什之"之文,认为此处
的"其祸五之"当作"其福五之"。所校甚是。这是说,讨伐征敌
如果符合天道,就会得到五倍的福祥;讨伐出征如果不符合天
道,就会受到十倍祸患的惩罚。〈四度〉说:"诛[禁]时当谓之
武……武则强……强则威行。"〈国次〉:"诛禁不当,反受其殃"、
"禁伐当罪当亡,必墟其国。兼之而勿擅,是谓天功"说的都是这
个意思。

【今译】

防守一方如果仅仅凭借地势险要、城郭牢固,势必有被侵削地之危,进攻一方倘使完全依仗军事上的强大必定会由强变弱。出兵不讲事理,征伐不合天道,上天就会降下大祸。举动不违天道,就会得到天助。举动确实违反了天道,国家的命数也就不长了,还会受到上天的重重惩罚。当事物运行变化到极点时,人们就必须安静下来,动静进退都必须符合适度。而事物已发展到极点人们却仍不能静息下来,这就会失去天助。动静进退不合适度,这是违背天命的。人已归降还要杀戮,人有贤德反被杀害,人无罪过却施刑罚,上述做法,都是自己取祸。讨伐征敌如果符合天道,就会得到五倍的福祥;讨伐出征如果不符合天道,就会受到十倍祸患的惩罚。

【阐述】

本段是前后文的过渡,起衔接的作用,旨在说明上文提到的及下文将详论的犯禁绝理、六危、三不辜、三壅、三凶及五患都与天道有关。

本段提出了一个重要命题,那就是"所伐当罪,其祸〈福〉五之;所伐不当,其祸什之"。注家据《说苑》订"其祸五之"为"其福五之"之误,这是对的。而有人则认为订"祸"为"福"字之论是大失黄学之旨,并说"其祸五之"反映了黄老主张"禁攻寝兵"的思想。按:此说不确。

据我们粗略统计，《四经》一半以上的内容是谈"诛禁"、守战的。这正与古人所谓"国之大事，在祀与戎"相合（《四经》不言"祀"）。谈诛禁征伐，无外乎两个方面，一个是"诛禁时当"，一个是"诛禁不当"。当则有福，不当则有祸。区分的标准，一目了然，那就是是否符合天道。"诛禁时当"，"是谓天功"；"诛禁不当，反受其殃"（〈四度〉、〈国次〉）、"功合于天，名乃大成"；"功不及天，退而无名"（〈论约〉），这些与"所伐当罪，其福五之；所伐不当，其祸什之"的内容与思想是完全一致的。"祸"为"福"字之抄讹，乃不刊之论。

《四经》以诛禁为手段，寝兵为目的。诛禁为动、为武、为有为，寝兵为静、为文、为无为。以有为来实现无为，是《四经》黄老思想的主旨。以有为为手段，以无为为最终目的，使《四经》黄老思想明显地与老子道家思想区别开（老子无为思想的本色是以"无为而无不为"来表述的）。而以寝兵为最高宗旨，又使《四经》黄老思想明显地区别于"兵战力争"的后世法家思想。

有一点必须注意，那就是"五之"与"什之"在数量上的区别。我们认为，这反映了《四经》在诛禁问题上的两点思想。第一，它要求在诛禁问题上，要采取审慎的态度，要缜密地揆度天时、地利、人事。第二，参证上文"德薄而功厚者隳"，则"五之"、"什之"的差异是旨在进一步申明"用二文一武者王"的思想。

國受兵而不知固守①，下邪恆以地界爲私者□②。救人而弗能存，反爲禍門③。是胃（謂）危根④。聲華實寡⑤，危國亡土。夏起大土功⑥，命曰絕理。犯禁絕理，天誅必至。六危：一曰適（嫡）子父。二曰大臣主。三曰謀臣

[外]其志⑦。四曰聽諸侯之廢置⑧。五曰左右比周以雍（壅）塞⑨。六曰父兄黨以儥⑩。[六]危不朕（勝）⑪，禍及於身。[三]不辜；一曰妄殺賢⑫。二曰殺服民。三曰刑無罪。此三不辜⑬。

【注释】

①国受兵而不知固守："受兵"，受到侵犯。"固守"，坚固其防守。

②下邪恒以地界为私者□：上句说国家受到侵犯而君主不知积极坚固其防守，此句则指"属下"，属下在遇到侵犯时的所作所为。"邪恒"盖即斜横，谓横竖划界，据为私有。则缺字似为"有"字。"守"为幽部字，"有"为之部字。幽、之合韵。又解："邪恒"谓随意划分管片，画地为牢，但求自保，则缺字可补为"保"字。保、守，同为幽部字。

③救人而弗能存，反为祸门：这是说援救他国却不能使之免于危难，反而给自己招来祸患。

④是谓危根：上述三种情况是使国家招致危险的根源。

　　按：以上说"犯禁"，疑"危根"为"犯禁"之误。下文"犯禁绝理"正承"是谓犯禁"、"命曰绝理"而言，"天诛必至"是总论"犯禁"与"绝理"的严重恶果。"禁"为侵部字，"存"、"门"为文部字，侵、文合韵。

⑤声华实寡：声势很大却没有实力。所谓外强中干。此就一个国家而言。名实相副，方是合"理"。揣其文，似指不具实力反而虚张声势地去进攻别国，所以说"危国亡土"。上文言"守"，此言"攻"。

⑥夏起大土功：夏季是农忙季节，却广征徭役大兴土木，故曰"绝

理"。此谓"动静不时"也。《礼记·月令》:"孟夏之月……毋起土功……季夏之月……不可以兴土功。"

　　按:以上二事说"绝理"。

⑦三曰谋臣[外]其志:"外"字原缺,今补(有的注家补为"离")。〈六分〉在论"六逆"时说"嫡子父……群臣离志(一逆);大臣主(二逆);谋臣在外位(三逆)"。"群臣离志"包含在第一逆中,是第一逆"嫡子父"造成的结果,是此文不当补"离"字。"谋臣[外]其志"与"谋臣在外位"同义;而帛书《缪和》说"群臣虚位,皆有外志",故知此处当补"外"字,且"谋臣在外位"与"谋臣外其志"意思一样,都是指谋臣有外心。此即《称》所说的"臣有两位者,其国必危"。

⑧听诸侯之废置:按:此有二解。一是就诸侯而言,则本句可译为:本国君主和官吏的任免听任其他诸侯的意愿。弱小国家即是如此。二是就天子而言,则本句可译为:位为天子却听任诸侯的任免。东周即是如此。

⑨左右比周以壅塞:"左右"指群臣。"比周",相互勾结,结党营私。即〈国次〉所说的"党别"(《论语·为政》将"比周"分言,谓"君子周而不比,小人比而不周",此合言)。《荀子·臣道》:"朋党比周,以环主图私为务。"《韩非子·孤愤》:"朋党比周以蔽主。"帛书《缪和》:"(群臣)比[周]相誉以夺君明。"《缪和》此句与〈孤愤〉很接近,二者写作时代可能极近。

⑩六曰父兄党以偾:"父兄",具体指君主的伯叔、兄弟等,泛指君主家族内部的各种亲属。"党",结党,指各自扩展自己的势力。"偾","佛"的或体,读为"拂",违戾,违抗,指违抗君主。《战国策·秦策四》注:"父兄,谓公族。"《韩非子·八奸》:"何谓父兄?曰:侧室公子,人主之所亲爱也。"按:〈六分〉的"六逆"中,"主两,

男女分威"被列为第六逆,而本文"六危"则将"父兄党以偾"列为第六危。男女、父兄、子弟都是在讨论君主家族中的事。"嫡子父"、"父兄党以偾"是逆、是危,而"上杀父兄,下走子弟"则是"乱首"。可见,双方都要守道循理,作者不偏袒任何一方。

⑪〔六〕危不胜:注家以为"危"上脱"六"字,是也,今据补。"胜",克服。

⑫妄杀贤:"杀"上原衍一"杀"字,今删。

⑬三不辜:《吕览·先识》:"妲己为政,赏罚无方。不用法式,杀三不辜。"《左传·昭公二十七年》:"今又杀三不辜,以兴大谤。"

【今译】

国家受到侵犯,君主不专心于如何坚固防守,属下也只知随意划分管界但求自保。援救他国却不能使之免于危难,反而给自己招来祸患。上述三种情况是使国家招致危险的根源。不具实力反而虚张声势地去进攻别国,结果是国家危险,土地丧失。农忙季节却大兴土木,这是违背天理农令的。做了不该做的事情,违反了天理,必然会受到上天的惩罚的。所谓"六危":一是太子行使君父的权力。二是大臣行使君主的权力。三是谋臣怀有外心。四是本国君主和官吏的任免听任诸侯的意愿。五是群臣勾结蒙蔽君主。六是君主的伯叔兄弟各自结党,扩展势力,以违抗君命。上述国家存在的六种危险因素不能克服,必然会自取其祸的。所谓"三不辜":一是肆意杀害贤良,二是杀戮已经归降的人,三是对无罪之人滥施刑罚,这即是"三不辜"。

【阐述】

本段论"犯禁绝理"、"六危"、"三不辜"。

"犯禁绝理"是论守国、救国、攻国之禁忌。"六危"论族党(子、父兄)、论臣下、论诸侯。"三不辜"论刑杀。以上诸事、诸关系处理不好,其结果便是"亡"。

三雝:內立(位)朕(勝)胃(謂)之塞①,外立(位)朕(勝)胃(謂)之償②;外內皆朕(勝)則君孤直(特)③。以此有國,守不固,單(戰)不克,此胃(謂)一雍(雝)④。從中令外[謂之]惑,從外令中謂之[賊]⑤。外內遂諍(爭)⑥,則危都國。此謂二雍(雝)⑦。一人擅主,命曰蔽光⑧。從中外周⑨,此胃(謂)重雍(雝)⑩。外內爲一,國乃更⑪。此謂三雍(雝)⑫。三凶:一曰好凶器⑬。二曰行逆德⑭。三曰縱心欲⑮。此胃(謂)[三凶]⑯。

【注释】

①内位胜谓之塞:"内位",即内主,指后妃(《释名·释亲属》:"卿之妃曰内子。"《左传·昭公三年》:"君有辱命,惠莫大焉,若惠顾敝邑,抚有晋国,赐之内主,岂惟寡君,举群臣实受其赐。")。"胜",同"盛",过分(《素问·逆调论》注:"胜者,盛也"。《礼记·乐记》:"乐胜则流",疏:"胜,犹过也")。"内位盛",是说后妃的权力过大。"塞",闭塞不通(《管子·明法》:"下情不上通谓之

塞"）。又按："内位"似指外戚势力。下文"一人擅主"、"外内为一"，"一人"即指后妃，"内"则指以后妃为代表的外戚势力。

②外位胜谓之㑉："外位"，指大臣。"㑉"，读为"拂"，逆上。《管子·君臣上》："下及上之事谓之胜"。

③外内皆胜则君孤直（特）："直"通"特"。"孤特"，势单力薄。

④一壅：此"一壅"说后妃与大臣分别专权。

⑤从中令外"谓之"惑，从外令中谓之［贼］："中外"犹"内外"。"中（内）"谓中央，"外"谓地方。这二句是说借中央的名义来命令地方就会使地方迷惑，以地方势力来挟制中央就称为乱臣贼子。《史记·李斯传》："且夫从外制中谓之惑，从下制上谓之贼。""从中令外"，挟天子以令诸侯也；"从外令中"，下制上，地方割据也。

⑥外内遂争："内"犹上文之"中"。"遂"，注家以为"逐"字之讹。"逐争"，争权夺利。

⑦此谓二壅："二壅"说地方与中央争权。

⑧一人擅主，命曰蔽光："擅"上原衍"主"字，今删。"一人"当指后妃。"擅主"，控制君主。"蔽光"，指遮蔽、蒙蔽君主。《韩非子·内储说上》："夫日兼烛天下，一物不能当也。人君兼烛一国，一人不能壅也。故将见人主者梦见日。夫灶人炀焉，则后人无从见矣"。灶人主厨内事，后妃总主内事，则"一人"之喻后妃明矣。按：后妃擅主之事史载甚多，因此关于"女祸"的记载也层出不穷。而此种现象，又多发生在"小皇帝"当政的情况下。

⑨从中外周："周"，禁锢、封锁。"中外"即下文的"外内"。"中（内）"，指后妃及以后妃为首的外戚势力。"外"，朝官、权臣。这是说后妃为首的外戚势力以及朝官势力两方面对君主实行封锁。

⑩重壅：大壅，严重的壅蔽。

⑪外内为一,国乃更:权臣势力与后妃为首的外戚势力勾结在一起,国家就要更换君主了。王莽、元后、孺子婴即是其事。

⑫此谓三壅:"三壅"说后妃与权臣合谋专权。

按:"三壅"补充说明"六危"。

⑬好凶器:好用兵、好发动战争。此谓"兵战力争"、穷兵黩武。《史记》所谓"先王耀德不观兵"正与此相反。按:"好凶器"与"杀服民"相关合。

⑭行逆德:违背天道而倒行逆施。"妄杀贤"即是。

⑮纵心欲:随心所欲,置法律于不顾。"刑无罪"即此。

《国语》、《文子》等有与此相近之论述。《国语·越语下》:"夫勇者,逆德也;兵者,凶器也;争者,事之末也。阴谋逆德,好用凶器,始于人者人之所卒也。"《文子·下德》:"阴谋逆德,好用凶器,治人之乱,逆之至也。"《鹖冠子·近迭》:"是故不杀降人。"

⑯此谓[三凶]:按:"三凶"是补充说明"三不辜"的,说明"三不辜"的原因的。

【今译】

以后妃为代表的外戚势力权力过大,这就叫闭塞不通。朝官的权威过大就称为逆上;外戚势力和朝官的权威都过于强大,君主就会势单力薄。在这种情况下统治国家,防守不会牢固,攻战不会取胜。这就是"一壅"。外戚权臣们假借中央的名义来命令地方就会使地方迷惑,以地方势力来挟制中央就称为乱臣贼子。地方与中央分争权力,国家就会受到危害。这就是"二壅"。后妃一人控制君主,就比喻为遮蔽日光。后妃为首的外戚势力以及朝官势力两方面对君主实行封锁,这就形成了严重的雍蔽态势。一旦权臣势力与后妃为首的外戚势力勾结在一起,沆瀣一气,那么国家也就要更换君主了。这即是"三雍"。所谓"三凶":一是恃勇好战,专嗜杀伐。二是倒行逆施,妄杀贤良。三是无视法纪随心所欲。这便是"三凶"。

【阐述】

本段论"三雍"和"三凶"。

"三雍"论三事,即后妃代表的外戚势力及大臣各自专权、地方与中央争权、外戚与权臣合共专权。这显然是在补充说明"六危",论证"六危"的几种变异组合情况。

"三凶"论三事,即好凶器、行逆德、纵心欲。好凶器则嗜杀成性,戮服民者。行逆德则倒行逆施,杀贤良者。纵心欲则以私意代法,刑无罪者。这显然是在补充说明"三不辜",论证"三不辜"产生的原因。

三雍者,代不乏之。汉代之窦氏集团及元后、王莽、孺子婴等即是。三凶者,自可上溯至苌弘、比干之类。

小皇帝临朝,后妃擅政,外戚行威,大臣专权,地方割据,这是历史上屡见不鲜的。故《四经》于〈亡论〉中特为警示。

"三雍"论,旨在强调要加强中央集权,而"三凶"论,旨在强调道、法的重要性。杀服民、戮贤人是为逆天,刑无罪是为弃法。

[眛]天[下之]利,受天下之患;抹(眛)一國之利者,受一國之禍①。約而倍之,胃(謂)之襦傳②。伐當罪,見利而反,胃(謂)之達刑③。上殺父兄,下走子弟④,胃(謂)之亂首。外約不信,胃(謂)之怨媒⑤。有國將亡,當[罪復]昌⑥。

【注释】

①眛天下之利,受天下之患;眛一国之利者,受一国之祸:此说五患之一的"眛利"。是为"一患"。"眛天下之利,受天下之患",此就天子而言,周厉王等是也。"眛一国之利者,受一国之祸",此就诸侯而言,晋灵公等是也。《称》云:"天子之地方千里,诸侯百里",排列次序是一样的。

②约而倍之,谓之襦传(渝转):与他国签订了盟约却中途背叛了人家,这就称为"渝转"。此为"二患"。《艺文类聚》六引汉李尤《函谷关赋》:"察言服以有讥,捐襦传而弗论"。《荀子·解蔽》:"故以贪鄙背叛争权而不危辱灭亡者,自古及今,未尝有之也"。贪鄙、背叛连言与此眛利、渝转连言相同。

③伐当罪,见利而反,谓之达刑:"反"同"返",中道而返。盖谓贪受当罪之国贿赂之利(或为钱帛,或为土地)而中途退出盟国,不与共伐有罪之国也。楚怀王之贪秦所许商淤之地二百里而背弃与齐国之盟即其一证。此为"三患"。

④上杀父兄,下走子弟:"走",使动词,谓使之逃走,义犹今之"赶跑"、"驱赶"。"子弟"与"父兄"相对而言,《左传·襄公八年》:"非其父兄,即其子弟",此处父兄、子弟泛指叔伯子侄等君主的直系亲属。"杀父兄"、"走子弟"者,疑其争权夺位也。则眛利、

渝转、乱首正与《荀子》"贪鄙背叛争权"相同次第。此为"四患"。

⑤外约不信，谓之怨媒：按：前面已经说过"约而倍之"，则此处"外约不信"当与彼异意。且彼谓"渝转"，此则谓"怨媒"，界定亦自不同。揣其文义，一患为贪一国之利，二患为弃盟国之约，三患不行天罚，四患为迫害亲族，此五患当就臣下而言，谓背弃与臣子之约。因此，"外"疑与"外位"之"外"同义，指大臣。"约"谓与大臣所立之盟要、盟约。《左传·僖公五年》："勋在王室，藏于盟府"。孔颖达疏："以勋受封必有盟要（即盟约），其辞当藏于司盟之府也"。在古代，臣子有功者，国君当与之设立盟约，盟约由司盟之官世代保存。立约的内容，是说功臣及功臣的后代子孙将永远享受国家的特殊待遇等等。君主永远不可违背此盟约，而《左传》载晋之伐虢，即是背此盟约的典故（详见《左传·僖公五年》传文及孔疏）。此处说"外约不信"，盖谓君主与大臣立有盟约却不守信义，所以说充当了引起怨恨的媒介（"不信"者，盖指君主未能履行盟约而使功臣或其子孙永享爵禄也）。

⑥有国将亡，当[罪复]昌：按："罪复"二字原缺，今补。"有国将亡，当罪复昌"与〈论〉之"有国将昌，当罪先亡"相反为文。"当罪复昌"即〈国次〉的"不尽天极，衰者复昌"之义。〈论〉说顺应天道人理、循名责实则本国就会昌盛，敌国就会灭亡。而本文则说如果犯禁绝理，并且国家存在着六危、三不辜、三壅、三凶、五患诸因素时，则本国就会灭亡，本已衰败了的敌国就会重新昌盛。

【今译】

贪图整个天下的财利，就会承受全天下的灾患；贪图一国的财利，就要承受一国的祸患。与别国签订了盟约却中途背叛了人家,这就叫作反复善变。讨伐有罪之国,见到利益便中途而返,退出盟国不再共与讨伐,这就叫作不恭行天罚。杀戮迫害自己的亲属,这就叫作肇兴祸乱的罪魁。与大臣立有盟约却不守信义,这就叫作充当引起怨恨的媒介。上述这些,会导致本国灭亡,本已衰败了的敌国也会因此重新兴盛。

【阐述】

　　本段论述五患,即昧利、襦传、达刑、乱首、怨媒,而此五患,皆是就国君而言。言国君在处理国家利益、与盟国关系、与亲属关系、与大臣关系等方面的五大过失所形成的五大祸患。

　　这五大患害之渊薮,不外乎"利"之与"权",也即《荀子·解蔽》所说的"贪鄙"、"争权"。前三患是言"贪利",后二患是言争权(不与功臣兑现永享爵禄的盟约,当亦有争权之意)。重权好利,亦是恶德。则于此看来,五患亦与"三凶"相关合。合而计之,君之所忌,恶德有五。

〈论约〉第八

【内容提要】

本篇扼要论述"道"的合成。

首论天地之道和天地之理。次论建立功名与符合天道度数的关系。再次论名正而分定、分定而后万举不失。总之,天道、天理以及对天道天理的取法与再现的人事之理即是"道"的合成大要。所以,本篇把用人理取法天道天理称之为"有道"。

始于文而卒於武,天地之道也①。四時有度,天地之李(理)也。日月星晨(辰)有數,天地之紀也。三時成功,一時刑殺,天地之道也②。四時而定,不爽不代(忒),常有法式,[天地之理也]③。一立一廢,一生一殺,四時代正,冬(終)而復始,人事之理也④。

【注释】

①始于文而卒于武,天地之道也:按:此二句是双关天地之道与人道。就天地之道而言,"文"指春、夏、秋之生养收获,即下文之"三时成功";"武"指冬季之凋零肃杀,即下文之"一时刑杀"。三时生养在前,一时肃杀在后,故云"始于文而卒于武"。关合到人事,则人道法天道,开始时用文德教化;顽固不化者,最终要以刑罚治之。此与"武刃而以文随其后"的伐国之道有

异。

② 三时成功，一时刑杀，天地之道也：按：此复上文，释"文"、"武"之义。《鹖冠子·泰鸿》："三时生长，一时杀刑，四时而定，天地尽矣。"《春秋繁露·阴阳义》："是故天地之道，以三时成生，以一时杀死"。

③ 四时而定，不爽不代（忒），常有法式，[天地之理也]：按："时"字原误重，今删一"时"字。"天地之理也"五字（帛书整理小组本以为缺三字或为缺四字，疑当缺五字）原缺，今补。其证有二。"三时成功，一时刑杀，天地之道也"乃是重复、申释前文"始于文而卒于武，天地之道也"；此"四时而定，不爽不忒，常有法式，天地之理也"亦是在重复、申释前文"四时有度，天地之理也"。此其证一也。"理"为之部字，"忒（代）"、"式"为之部入声字（职部），三字协韵。其证二。"而"，既，已。"不爽不忒"没有差错。《易·豫》"四时不忒"同此。"法式"，规律。

④ 一立一废，一生一杀，四时代正，终而复始，人事之理也："立"、"生"，谓三时之成功。"废"、"杀"，谓一时之刑杀。"代"，更迭、交替。"正"，主也，君也。"四时代正"，谓春夏秋冬四季更相为主交替用事。此颇有点五行的味道。"代正"犹《庄子·徐无鬼》之"时为帝"。吴汝纶《庄子点勘》说："时为帝，犹云迭为贵重。《淮南子》时为帝者也，高注：时见贵也。"郭庆藩《集释》说："时者，更也。帝者，主也。言堇、桔梗、鸡壅、豕零，更相为主也"。邹衍五德终始学说起源于"四时代正"的终而复始，受这规律的启迪。《四经》关于终而复始的天道、四时的描述着墨甚多，故颇疑邹衍之五德终始说可能受《四经》或黄老学说的影响。按："一立一废，一生一杀"仍承文武，成功刑杀的"天地之道"而言；"四时代正，终而复始"则承"四时有度"、"常有法式"的"天地之理"

而言。然人道取法天道、天理，是天道、天理的再现形式，因而
"天道＋天理＝人理"的公式自然可以推导出，这也是此五句中
"人事之理也"的系属之处。马王堆帛书整理小组以缺字为
"人"，极是。又按：《春秋繁露》中有与此四句很相近的论述，然
尤为使人惊异的是，《春秋繁露》的论述更接近《庄子》，这是极值
得注意的。《春秋繁露·天道无二》说："天无常于物而一于时，
时之所宜而一为之。故开一塞一，起一废一，至毕时而止，终有
复始为一"。再看《庄子·则阳》："阴阳相照，相治相害（俞越读
"盖"为"害"，笔者据偶句例及协韵规则将"治"移于"害"上）；四
时相代，相生相杀……穷则反，终则始……不随其所废，不原其
所起……"。《淮南子·兵略》也有近似之论："若春秋有代谢，若
日月有昼夜，终而复始，明而复晦"。

【今译】

　　始于生育长养而终于肃杀，这是天地的自然规律。
四时的更迭运行自有一定的规则，这是天地自身的道理。
日月星辰自有定位和行运的固有轨道、周期，这是天地本
有的纲纪。所谓天地之道，即是春夏秋三季的生长收获
和冬季的枯萎凋谢。所谓天地之理，即是四时的交替运
转既已确定，便永无差错，常有定则。有生长就有凋谢，
有繁荣就有枯萎，四季交相行事，终而复始，这即是天道
天理，人类社会的运转法则即是这天道天理的取法和再
现。

【阐述】

本段论述天地之道和天地之理,并指出人事之理即是对天道、天理的取法和再现。

"人事之理也"起承上启下之作用,既点醒主题,同时兴起下面关于人事取法天道、天理之议论。

本段极值得注意的是关于四时的交替变化不用"四时相代"(《庄子·则阳》)、"四时代序"(《楚辞·离骚》)、"四时代御"(《荀子·天论》)、"四时代谢"(《淮南子·兵略》)等来表述,而是用"四时代正"这个具有五行说味道的术语来表述,而这又与《庄子》的"时为帝"的语势很接近。似乎这一点值得研究。

逆順是守①。功洫(溢)於天,故有死刑②。功不及天,退而無名③;功合於天,名乃大成④。人事之理也⑤。順則生,理則成,逆則死⑥,失"則無"名⑦。怀(倍)天之道,國乃無主⑧。無主之國,逆順相功(攻)⑨。伐本隋(隳)功⑩,亂生國亡。爲若得天,亡地更君⑪。不循天常⑫,不節民力,周遷而無功⑬。養死伐生,命曰逆成⑭。不有人戮(戮),必有天刑⑮。逆節始生,愼毋[諶]正,皮(彼)且自氐(抵)其刑⑯。

【注释】

①逆順是守:即下文的"逆順有位",指是违逆天道人理还是顺应天道人理都要有严格的区分界线。与此相反的,便是下文的"逆順

相攻"。

②功溢于天,故有死刑:"功",举动行事(《诗·七月》毛传:"功,事也")。"溢",超过。"功溢于天"是说人们的举动行事超过了天道规定的度数(天即"天极"、"天当")。此二句与〈国次〉的"过极失当,天将降殃"、"功成而不止,身危有殃"、〈名理〉的"动于度之外而欲成功者也,功必不成,祸必反自及也"为同义语。以下四句,亦皆是言"度",是承前文所给定的"度"、"数"而言("四时有度"、"日月星辰有数")。

③功不及天,退而无名:"退",归结,最终(《广雅·释诂》:"退,归也")。"名",功名。"功不及天"者,〈国次〉所谓"不尽天极"也;"退而无名"者,〈名理〉所谓"卒于无名"也。

④功合于天,名乃大成:此与〈国次〉的"尽天极"、"用天当"故而"功成"的说法是一样的。

⑤人事之理也:这便是取法天道的社会规律。按:此句属上。

⑥顺则生,理则成,逆则死:"理",恰相吻合(《荀子·礼论》注:"理,谓合宜"。《荀子·仲尼》注:"理,谓不失其道")。此"逆"、"顺"即上文之"逆顺"。

⑦失[则无]名:"失"谓失去天道人理,迷失了天道人理。"逆"谓忤逆,言其有意识也,故言"死";"失"谓迷失,言其无意识也,故言"无名"。其因有异,其果亦别。二者程度显然是不同的。"顺"、"理"亦自有异。"顺"言有意顺应,故云"生";"理"言无意而合,故言"成"。"则无"二字原缺,今补。"理则成"与"名乃大成"、"逆则死"与"故有死刑"、"失则无名"与"退而无名"在语势上是相承接的。

⑧怀(倍)天之道,国乃无主:"倍"通"背"。"主"谓根本、支柱。下文"伐本"承此而言。

⑨逆顺相攻:"相攻"犹混乱,言逆顺标准混乱。

⑩伐本隳功:破坏根本毁坏事功。无主故本伐,逆顺标准混乱,故功隳。

⑪为若得天,亡地更君:"为若",如果。"得天"与"亡地更君"意乖,故疑"得天"为"失天"之误。前后文均论"逆"、"顺",此正当作"失天",〈四度〉所谓"逆则失天"是也。此承上"无主"、"伐本"而言,失去天佑,是"无主"、"伐本"的必然结果。

⑫不循天常:"天常",天道,天理,指自然规律。按:"天常"与"天当"意思接近。"天常"强调其恒定,"天当"强调其度数。

⑬周迁:进退动静。

⑭养死伐生,命曰逆成:"成",固定,常规。按:"养生伐死"或"养死伐生"在《四经》中多次出现。有时意思很具体,有时则很宽泛,当随文释之。此处前后文均说"逆"、"顺"二事,故"死"即是"逆",指不合道理;"生"即是"顺",指合于道理(〈论〉:"逆之所在谓之死国,死国伐之……顺之所在谓之生国,生国养之"、"天道逆矣"、"内理逆矣")。"养死伐生"是指不能正确对待合理与不合理的事物。

⑮不有人戮,必有天刑:会受到天灾或人祸的惩罚。《鹖冠子·天则》:"非其天诛,逆夫人戮"本此。

⑯逆节始生,慎毋[戡]正,彼且自抵其刑:按:"戡"字原缺,今据《十大经·果童》"不戡则不可正"之"戡"、"正"连言例补。"戡"读为"戡",伐也(《史记·殷本纪》:"及西伯伐饥国",张守节正义说:"饥国即黎国……《尚书》:西伯戡黎"。是"戡"亦有"伐"义)。"戡正",谓诛讨矫正。"彼",指代"逆节"。"且",将会。"抵",当。"其刑",指天刑。"自抵其刑",谓自然受到上天的惩罚。按:"始生"是说逆节正值势盛,故云"慎毋戡正"。〈国次〉"人强

胜天,慎避勿当"即此之谓也。《十大经·行守》"逆节萌生,其谁
肯当之",亦是此义。〈顺道〉"不擅作事,以待逆节所穷"正释此
"慎毋截正,彼且自抵其刑"之意。《管子·势》:"逆节萌生,天地
未刑,先为之政,其事乃不成,缪受其刑"亦本此。

【今译】

　　是违逆天道人理还是顺应天道人理都要有严格的区
分界线。如果举动行事超过了天道规定的度数,便有败
亡之祸。举动行事达不到天道规定的度数,结果是不会
有功绩。只有当人们的行为恰与天道规定的度数相吻合
时,才能成就大功。这便是取法自然的人类法则。顺应
天道便得以生存,吻合天道方能成就功业,违逆天道便会
败亡,迷失天道则一事无成。如果背逆了天道,国家便失
去了根本。失去了根本的国家,就会出现逆、顺标准的混
乱。根本遭破损、事功被毁坏,那么就会天下大乱、国家
灭亡。一旦失去了天佑,就会丧失国土、更换君主。不遵
循天道,不节约民力,其结果便是一切行事均无所获。错
误地对待合理与不合理的事物,就称之为违反常规。这
就必然会受到天灾或者人祸的惩罚。悖逆的行为或事物
气势方刚时,切勿去诛讨矫正它,它将自然受到上天的惩
罚。

【阐述】

本段谈天道、谈度数、谈逆顺、谈功名、谈逆节。

综合本段之论述为一公式,那即是建立功名——顺合天道——符合天道的度数。

对"逆节"的态度,仍是要求取法于天道。"极而反"、"盛而衰",天道如此,"逆节"亦如此,静候天道惩罚,实亦候其自罚也。然这绝非消极无为,而是避其锋芒,以静制动。静俟时机,察其微,审其变,以最终裁正之。"不裁则不可正"、"与天俱行"、"与天俱现"都说明了其中的底蕴。

故執道者之觀於天下也,必審觀事之所始起①,審其刑(形)名。刑(形)名已定,逆順有立(位)②,死生有分,存亡興壞有處,然後參之於天地之恆道③,乃定禍福死生存亡興壞之所在。是故萬舉不失理,論天下無遺策④。故能立天子⑤,置三公⑥,而天下化之⑦。之胃(謂)有道⑧。

【注释】

①审观:详细考察。观始,含有察秋毫、知几微的意思。可能与老子的"观窍"有些联系。

②逆顺有位:背理还是合理都有区分的标准。"逆顺"犹是非。

③恒道:恒久不变的天道。按:帛书《老子·道经》:"道,可道也;非恒道也。名,可名也;非恒名也"。老子只以恒来描述道。《四经》说恒道,也说恒一、恒日、恒常,都很接近道。帛书《缪和》则经过《四经》的过渡,已经将"恒"与"道"等同了。如《老子》说"道

者,万物之奥。善人之宝,不善人之所保"。帛书《缪和》说"贤不肖得其恒者,则得吉,自[失]也则凶"。

④是故万举不失理,论天下无遗策:"万举",一切举措。指做一切事情。"论",谋虑(《考工记序》注:"论道,谓谋虑治国之政令也")。"遗策",失算。《庄子·外物》:"七十二钻而无遗策"。《淮南子·主术》:"行必然之道,故万举而无遗策矣"。皆本于《四经》。

⑤立天子:"立"同"位",谓登天子位。又解:"立"如字,义同"立太子"之"立"。"立天子"即设立天子。"立天子,置三公"的主语为"执道者"(圣人)。

⑥三公:指太师、太傅、太保(见《礼记》)。是辅佐国君掌握军政大权的最高官员。《尚书·周官》:"立太师、太傅、太保"。《十大经·立命》"乃立王三公,立国置君三卿"。按:疑"置三公"、"立三公"、"置三卿"可能是就〈亡论〉中的"听诸侯之所废置"而发的议论,则"置三公"只是泛指国君有权任免一切官吏。

⑦而天下化之:天下人受到教化。通过长期的文教德治和律令规约来逐渐转移人心风俗谓之化。如《管子·七法》说:"渐也,顺也,靡也,久也,服也,习也,谓之化……不明于化,而欲变俗易教,犹朝揉轮而夕欲乘车"。

⑧之谓有道:"之"犹"是",代词,指代上述做法。

【今译】

因此作为掌握"道"的圣人,在他观照天下的时候,一定要首先详细考察事物的起因,审核它们的形和名。形与名确定了,那么背理还是合理也就有了区分的标准,死

亡与新生也就有了确切的分际,存亡兴衰也就都有了定
位。然后再参照天地自然规律,就可以确定祸福死生存
亡兴衰的原因所在了。这样的话,一切举措都会合理,谋
虑天下万事都不会失算。因此能够设立天子,置建三公,
使天下百姓都受到教化。这就称为"有道"。

【阐述】

本段论形名,论名正而后分定,论名正分定的意义所在。

"恒道"一词首见于本段,复参证帛书《老子》,更可确定《老子》
通行本的"常道"为避讳所改。

"立天子"三字亦见于《称》。〈立命〉亦有"立王"、"置君"之说。
再参证〈亡论〉的"听诸侯之废置"一语,则有两点值得注意,其一,
《四经》写作时期当在战国早中期,所以才带有如此之多的春秋末
季的史迹。其二,《四经》作者必出于七雄中之一强国。

〈名理〉第九

【内容提要】

本篇是《经法》的末篇,与首篇的〈道法〉相呼应。

本篇论述了以下几个问题:

第一,道的神妙作用就在于"处于度之内者,静而不可移也;见于度之外者,动而不可化也"。主张人事亦当取法之。

第二,判断事物是处于度之内还是度之外与"循名究理"是有内在联系的。

第三,循名究理与循法执度有内在联系。1.二者互为表里,相互为用。2.二者互涵,有时在概念上亦可互换。

道者,神明之原也①。神明者,處於度之內而見於度之外者也②。處於度之[內]者,不言而信③;見於度之外者,言而不可易也④。處於度之內者,靜而不可移也;見於度之外者,動而不可化也⑤。靜而不移⑥,動而不化,故曰神⑦。神明者,見知之稽也⑧。

【注释】

①道者,神明之原也:天地间的各种奇妙作用都本原于"道"。《四经》中"神明"一词,仅见于本篇本段。它指的是"道"的一种不可捕捉而又可以感受到的奇妙作用,正如张岱年先生所说:"在古

代道家哲学中,所谓神,所谓精神,所谓神明,是有更深一层的意义。不仅指人的精神,而是指天地的一种状态,自然界的一种奇异的作用"(张岱年:《中国古典哲学概念范畴要论》)。

按:"神明"一词,最早见于本书。我们按照它的本义和引申义的顺序开列如次:

1.本义:指"道"的神妙作用。本经用的即是本义。与此用法相同的又见于他书。如《庄子·天下篇》:"备于天地之美,称神明之容"("神明"与"天地"并举,可知是指天地之神妙作用)。《管子·内业》:"天仁地义,则淫然而自至神明之极,照乎知万物"。《文子·自然》:"夫道者……变化无常,得一之原,以应无方,是谓神明"。《易传·系辞》:"以通神明之德,以类万物之情"("神明"与"万物"并举,亦指天地万物之神妙作用)、"以体天地之撰,以通神明之德"。《荀子·儒效》:"通于神明,参于天地"。《鬼谷子外篇·本经阴符七篇》:"夫道者,神明之源"。

2.引申义。由天地神妙作用之本义引申出去,便有两个走向:

(1)由天地之神妙作用具指为具有奇异作用的"神祇"。如《左传·襄公十四年》:"爱之如父母,仰之如日月,敬之如神明,畏之如雷霆"。《易·说卦》:"昔者圣人之作易也,幽赞于神明而生蓍。"

(2)由天地之神妙作用取譬为人的思维作用(即精神及智慧)。《庄子·齐物论》:"劳神明为一"。《管子·心术上》:"去私毋言,神明若存"。《荀子·劝学》:"积善成德而神明自得"、〈解蔽篇〉:"心者形之君也,而神明之主也"。《韩非子·喻老》:"空窍者,神明之户牖也……此言神明之不离其实义"。《楚辞·远游》："保神明之清澄"。

  在《四经》中，"神明"一词出现三次，皆用本义，而无"精神"、"神祇"二引申义。与"神明"相关的是"神"。"神"字在《四经》中，除去"神明"三见外，共出现十二次。其中六次义同"神明"，六次义指"神祇"，本义、引申义的发展线索与"神明"相同，只是仍不见有"精神"的含义。在这一点上，与"神明"一词是有共性的。"神"之用为"神明"者，如〈国次〉："无所逃其神"、"孰知其神"、〈论〉："精则神"、"至神之极"、〈名理〉："静而不移，动而不化，故曰神"、《道原》："神微周盈"。用为"神祇"者，如〈论〉："不天天则失其神"、"天天则得其神"、〈前道〉："祥于鬼神"、〈行守〉："与民共事，与神同□"、《称》："伤国之神"、"[神胡]不来"。

②神明者，处于度之内而见于度之外者也："处"，存在。"见"，表现。"度"，天道规定的度数。然析而言之，第一个"度"，指天道所规定的准度，强调恒定，也即下文的"静"；第二个"度"指运动的极度，强调转化，也即下文的"动"。存在于"内"，则表现为适度、恒定和静；表现于"外"则谓极度、转化和动。

③处于度之[内]者，不言而信：当处于恒定的准度之内时，不需要用言语去表述而万物自有定则，如日之信出信入、月之信生信死、四时之递嬗有常等。《论语·阳货》所谓"四时行焉，百物生焉，天何言哉"。

④见于度之外者，言而不可易也：当事物运行到开始转化的极度时，无论怎样用言语去表述，"道"仍然在其中发挥着神妙作用而不会改变。如"盛而衰"、"极而反"之类。

⑤处于度之内者，静而不可移也；见于度之外者，动而不可化也：事物处于适度之内（相对稳定的准度）时，事物保持静止状态而道的神妙作用也相应地不发生变化；当事物处于适度之外（发生转

化的极度）时，事物的性质便发生变动而"道"的神妙作用仍然并未改变。

"度"即是事物维持相对稳定性的数量界限。当事物处于量变积累的静止状态时，事物暂时维持质的相对稳定性，这即是"处于度之内者，静而不移"；当事物由于运动到导致质变的量变积累极度时，事物的性质即发生转化，而"道"的神妙作用依然继续发挥作用而永远不会改变，这即是"处于度之外者，动而不化。"

《道原》："夫为一而不化，得道之本"有助于理解本文。

⑥静而不移，动而不化："静"上原衍"动而"二字，今删。《管子·内业》："一是故圣人与时变而不化，从物而不移，能正能静，然后能定。"与此意近。

⑦故曰神："神"，神妙。按：《四经》中，"神"与"神明"义近（见注①），然"神"指神妙，"神明"谓神妙的作用，二者略异。

⑧神明者，见知之稽也：道的这种神妙作用便是人们的认识所要取法的楷式。通过这种取法的过程，人们的认识思维能力也达到这种出神入化的境界，这便是〈论〉中所说的"至神之极，见知不惑。"

【今译】

天地间的各种奇妙的作用都本原于道。这种神妙的作用，既存在于事物的适度之内又表现于事物的极限之中。当事物处于稳定的适度之内时，不需要用言语去表述而万物自有定则；当事物运行到开始转化的极度时，无论怎样用言语去表述，道仍然在其中发挥着神妙的作用而不会改变。事物处于适度之内时，它便保持相对静止状态而道的神妙作用也相应地不发生变化；当事物处于适度之外时，它的性质便发生变动而道的神妙作用仍然并未改变而是继续发挥作用。这种事物动、静有异而道的神妙作用不变的现象，就称之为"神"。道的这种神妙作用，便是人们的认识所要取法的楷式。

【阐述】

本段论"神明"，即论述道的神妙作用。

无论事物是处于静止不变的适度时，还是处于运动转化的极度时，道的神妙作用都始终不变，也即在事物存在的不同阶段、不同形式中始终持久地发挥其作用。因此，它对事物的作用和指导是永恒的。

判断事物是处于度之内还是度之外与"循名究理"是有内在联系的。内（度之内）外（度之外）有分际，是为"循名"；道的神妙作用始终不变，是为"究理"。"循名究理"，便意味着人们的认识对道的神明做了有效的取法，这即是"神明者，见知不惑也。"

"神明者，见知不惑"，是承上启下。论述道的神明，实在是为了论述人们的见知。《管子·内业》的"是故圣人与时变而不化，从物而不移，能正能静，然后能定"几乎可以视为本段的总注。

有物始〔生〕①，建於地而洫（溢）於天②，莫見其刑（形），大盈冬（終）天地之間而莫知其名③。莫能見知，故有逆成④;物乃下生,故有逆刑⑤。禍及其身。養其所以死,伐其所以生⑥。伐其本而離其親,伐其與而□□□⑦。後必亂而卒於無名⑧。

【注释】

①有物始[生]:"有物",指"道"。"生"字原缺,今补。《十大经·行守》:"无形无名,先天地生"。《老子·二十五章》:"有物混成,先天地生"。"始生"即谓先天地而生也。〈论约〉"逆节始生","始生"为《四经》习语。"生"与"形"、"名"、"成"、"生"、"刑"、"生"、"名"等协韵。

②建于地而溢于天:"建",及,至(《国语·周语》注:"建,及也")。"溢",超出。上超于天下及于地是形容道的"高不可察,深不可测"(《道原》),也即《管子·心术》的"上察(际)于天,下察(际)于地"的意思(〈内业篇〉也说"上察于天,下极于地")。

③大盈终天地之间而莫知其名:"盈",满,充满。道的广大充满极尽于天地之间犹《道原》所谓"盈四海之内,又包其外"。此本于《老子》二十五章:"吾不知其名,强字之曰道。强为之名曰大"(河上公注:"强曰大者,高而无上,罗而无外,无不包容,故曰大也")。《管子·心术上》:"道在天地之间也,其大无外,其小无内"亦出于此。"大盈终"三字析而言之,"大"是就其体言,"盈"是就其用说,"终"则就其时间而论也。

④莫能见知,故有逆成:因为不能认识它,因此违反常规的事情时有发生。"莫能见知",承上"莫见其形"、"莫知其名"而言,又启下之数"逆"("逆成"、"下生"、"逆刑"等皆是"莫能见知"的结果)。

⑤物乃下生，故有逆刑："物"，事（《诗·烝民》传："物，事"）。"下"疑为"怀（倍）"之缺讹。"下"与"不"形近易讹。《易·损卦》："不制于柔"，《释文》云："不制，一本作下制"。"逆刑"犹滥刑。此二句承"莫能见知"而言，谓因为不能认识"道"，所以便有悖逆的事情发生，也因此便有了刑罚的滥施。又解："物"即下文"万物群材"之"物"。"下"，失分（《书·五子之歌》孔传："下，谓失分"）。"刑"，即"三时成功，一时刑杀"之"刑"，指生杀消长的自然规律。此二句是说：众物过长失分，所以有违逆自然规律的事情发生。下文"万物群材绕长非恒者，其死必应之"似即呼应此二句，而"逆成"则是探下"事之反"、"生之反"二事。

⑥养其所以死，伐其所以生："所以死"，死所依凭的，即逆。"所以生"，生所依赖的，即顺。维护悖逆，戕害顺正，都是不能认识道所造成的。

⑦伐其本而离其亲，伐其与而□□□："与"，与国、盟国。亲族为其存在之本，与国是其所依托。离散亲族是破坏其根本，攻伐盟友是毁其依托。二句文意当是如此，因此原文及结构疑当作"伐其本而离其亲，败其根而伐其与"（文意本如此，盖为协韵，原文本作"伐其与而败其根"。"亲"，真部。"根"，文部。真、文合韵）。"根"即前文"外根"之"根"，释为依凭、依托。以与国为依托，乃典籍之习见。《左传·僖公五年》："晋侯复假道于虞以伐虢，宫之奇谏曰：虢，虞之表也。虢亡，虞必从之……谚所谓辅车相依，唇亡齿寒者，其虞、虢之谓也"。《三国志·魏志·鲍勋传》："王师屡征而未有所克者，盖以吴、蜀唇齿相依，凭阻山水，有难拔之势故也。"

⑧后必乱而卒于无名："无名"，一事无成。

【今译】

　　"道"在刚刚产生的时候,它上超于天而下及于地,而没有人知道它是什么样子;它广大充满极尽于天地之间,而没有人知道它是怎样的称呼。因为人们不能完全认识"道",所以违反常规的事情时有发生;不能认识"道",悖逆之事因之而起,刑罚的滥施也由此而生。其结果自然是自取其祸。维护悖逆,戕害顺正;离散亲族而破坏根本,攻伐盟友而毁其依托。上述诸"逆",其结果必然是一切混乱而最终一事无成。

【阐述】

　　本段论"逆"。

　　逆成、怀(倍)生、逆刑、逆伐诸数逆,其总因是"莫能见知"(不能认识道)。此是从"逆"的角度反衬"道"的重要性。不能把握和运用"道"的神妙作用,便是"逆"之所由来。

　　如燔如卒,事之反也;如繇如骄,生之反也①。凡万物羣财(材),泆长非恒者,其死必应之②。三者皆动于度之外,而欲成功者也③。功必不成,祸必反[自及也]。以刚为柔者栝(活),以柔为刚者伐④。重柔者吉,重刚者威(灭)⑤。若(诺)者言之符也,已者言之絶也⑥。已若(诺)不信,则知大惑矣⑦。已若(诺)必信,则处于度之内也⑧。

【注释】

①如燔如卒，事之反也；如繇如骄，生之反也：释此四句，须先明三事。其一，"事"，谓无生命之事物，"生"谓人（《国语·楚语》注："生，人物也"。《易·观》虞注："生，谓生民"）。其二，"如燔如卒"说事物之态势，"如繇如骄"说人之心性。其三，"如燔如卒"，所说同为一事；"如繇如骄"，所说亦同为一事。亦即"燔"、"卒"义属同类，"繇"、"骄"义亦属同类。古多此句法，仅《诗经》一书，便可举数证，如《诗·荡》："如沸如羹"、《大雅·常武》："如飞如翰"、《大雅·云汉》："如惔如焚"等等。明此三事，则此四句文意自明。"燔"读为"蕃"，盛也（《汉书·吾邱寿王传》注："蕃，盛也"）。"卒"读为"倅"（《周礼·诸子》郑玄注："郑司农云：卒，读如物有副倅之倅"。《礼记·燕记》注："卒，读为倅"）。"倅"，盈也（《广雅、释诂一》："倅，盈也"）。"繇"，读为"遥"。《方言·十》："遥，淫也"。"淫"是过度之义（《诗·关雎序》疏："淫者，过也，过其度量谓之淫。"《左传·隐公三年》："骄奢淫佚"，疏："淫，谓奢欲过度"）。因此，"燔卒"即"蕃倅"，盛盈也；"繇骄"即"遥骄"，骄溢也。按：此二者，均是下文所说的"动于度之外"的意思。"度之外"乃适度以外，极度是也。至于极度必走向反面，故云"事之反也"、"生之反也"。〈四度〉之"极而反"三字可赅此四句文意。"动于度之外"者，即〈论约〉之"功溢于天"也，故"祸必反自及"、"故有死刑"。

②凡万物群财（材），兆长非恒者，其死必应之："财"通"材"（《史记·五帝本纪》引《大戴礼记》"财"作"材"。《文选·魏都赋》注："财与材，古字通"）。"材"即物（《周礼·闾师》疏："材，即物也"），"群材"义同"万物"。"万物群材"即众物。"兆"，读为"超"（"兆"声"召"声之字音近可通。《说文通训定声》："佻，假借为

超"。《礼记·祭法》注:"祧之言超也,超上去意也")。"超"是超出、过分之义(《华严经音义》引〈韵圃〉:"超,高也"。《楚辞·抽思》注:"超,越也"。《后汉书·冯衍传》注:"超,过也")。"非恒",异常。"超长非恒",亦是言"动于度之外"也。

按:以上之三事,"盛盈"、"骄溢"、"超长",均可取证于《四经》及他书。如《称》:"不嫁子于盛盈之家"、〈前道〉"骄溢好争……危于死亡"、《淮南子·主术》"奇材佻长而干次"。

又按:以上三事,分言事、人、物。"事"谓事物之性,"生"言生民之性,"物材"谓众物之性也。

③三者皆动于度之外,而欲成功者也:"三者",指上文之"燔卒"、"繇骄"、"佻长"也。"度之外"即上文之"度之外",适度之外,极度也。按疑此二句当断句为"三者皆动于度之外,而欲成功者"。"也"为衍字,"者"下为逗号","。

④以刚为柔者栝(活),以柔为刚者伐:"以刚为柔"者,〈四度〉所谓"以强下弱"、《老子》所谓"知雄守雌"(二十八章)、"柔弱处上"(七十六章)、帛书《缪和》所谓"强[刚]守以弱"也。"以柔为刚"者,《老子》所谓"强大处下"(七十六章)也。"活",生存。"伐",败亡。《老子·七十三章》:"勇于敢则杀,勇于不敢则活"。又《老子·七十六章》:"人之生也柔弱,其死也坚强……故坚强者死之徒,柔弱者生之徒"正释此二句。〈君正〉:"以有余守,不可拔也;以不足攻,反自伐也"是此二句文意的具化。

⑤重柔者吉,重刚者灭:"柔刚"即"雌雄"。柔为"吉节",刚为"凶节"。此二句"吉"、"灭"之具体含义可参读《十大经·雌雄节》下面一段文字:"凡人好用雄节,是胃(谓)方(妨)生。大人则毁,小人则亡。以守不宁,以作事[不成。以求不得,以战不]克。厥身不寿,子孙不殖。是胃(谓)凶节,是胃(谓)散德。凡人好用[雌

节〕,是胃(谓)承禄。富者则昌,贫者则榖。以守则宁,以作事则成。以求则得,以单(战)则克。厥身则〔寿,子孙则殖。是谓吉〕节,是胃(谓)绔德。"

⑥若(诺)者言之符也,已者言之绝也:"诺",应允之辞(《说文》:"诺,应也"。《论语·颜渊》皇侃疏:"诺,犹许也")。"已",拒绝之辞。《荀子·王霸》:"刑赏已诺信乎天下矣",杨倞注:"诺,许也。已,不许也"。"言",指用语言表示,表示,指的是。"已者,言之绝也",意思是说:已,表示的是拒绝。"诺者,言之符也",意思应该与之相反,是说:诺,表示的是应许。然"符"无"许"义,疑"符"读为"许"。付声、午声、无声之字古可通假。如《荀子·富国》:"拊循之",杨倞注:"拊与抚同"。《汉书·赵充国传》集注:"拊,古抚字"。《说文》:"鄦,读若许"。《史记·郑世家》:"鄦公",《汉书》等均作"许公"。"符"为侯部字,"许"为鱼部字。旁转得通。

⑦已诺不信,则知大惑矣:"知",即下文及《四经》多次出现的"见知不惑"的"见知",认识。"则",即是,就是(《广雅·释言》:"则,即也"。《古书虚字集释》:"则,犹为")。

⑧已诺必信,则处于度之内也:已经应诺就必须守信,这即是合乎准度。此承上"处于度之内者,不言而信"。《史记·游侠列传》:"其言必信,其行必果,已诺必诚。"

　　按:《老子》也说"轻诺必寡信"(六十三章)。老子、《四经》皆言重诺、重信,其旨皆在取法"日信出信入,月信生信死"的常有准度的天道。

【今译】

　　事情一旦发展到满盈极盛时就会走向反面——毁败

就会到来;人如过度骄横志满也会走向反面——危殆马上临头。众物过分生长而超出准限——离死灭也就不远了。上述三事都是其自身的运动已超出了正常的准度,如此而欲成其事功是绝对办不到的;非但如此,尚有祸患随之。刚强有力却表现为虚弱无能的可以生存,虚弱无能却显示为刚强有力的必定败亡。尊崇柔弱的会得吉而存,追求强刚的将得祸而亡。诺,表示的是应允;已,表示的是拒绝。已经承诺了却失信,这即是认识的最大迷惑。已经承诺了就必定守信,这就是所谓合于准度。

【阐述】

本段具体论述了何为"动于度之外",何为"处于度之内"以及"动于度之外"的恶果。

本段承上启下。承上者,申明人事之度内、度外之义;启下者,启下文阐发人事处于度内——循名究理之意义。

本段前三事言度外,诺、已二事言度外、度内,此均甚明。然中间所论之扬柔抑刚显然应该与前后一致,仍是论述度内、度外的。据此可以肯定,作者视柔为度内而刚则属度外也。其刚,则必坚强、必盛盈、必骄溢,是度之外;柔则反之,度之内也。

天下有事,必審其名。名□□循名廄(究)理之所之①,是必爲福,非必爲材(災)②。是非有分,以法斷之;虛靜謹聽,以法爲符③。審察名理冬(終)始④,是胃(謂)廄

（究）理。唯公無私，見知不惑⑤，乃知奮起⑥。故執道者之
觀于天下［也］⑦，見正道循理，能與曲直，能與冬（終）始⑧。
故能循名廄（究）理⑨。刑（形）名出聲⑩，聲實調合⑪。禍
材廢立⑫，如景（影）之隋（隨）刑（形），如向（響）之隋（隨）
聲，如衡之不臧（藏）重與輕⑬。故唯執道者能虛靜公正⑭，
乃見［正道］，乃得名理之誠⑮。

【注释】

①名□□循名究理之所之：第一个"之"字犹"与"（训见《经传释
　词》）。第二个"之"字训为旨归，实质（《诗·何彼秾矣》笺："之，
　往也"。《文选》注引《孟子·万章上》"之"作"归"。〈尚书〉疏引
　《孟子·万章上》"之"亦作"归"）。这是说不但要在行事上循名
　究理还要在理论和方法上把握它的实质，也即下文的"得名理之
　诚"。按：此处缺二字，疑为"理者"。"名［理者］，循名究理之所
　之"，是说：名理的含义包括两方面，那就是既要在行事上循名究
　理，还要在理论上和方法上把握它的内在实质。此"名理者，循
　名究理之所之"正探下"乃得名理之诚"。"循名"，谓就其名而知
　其实；"究理"，谓因其实而察其理。"名"谓事物的名称和概念，
　与"实"相依存，故公孙龙说"夫名，实谓也"。墨家进一步将名细
　析为达名、类名、私名，而荀子则条分为别名、共名、大别名、大共
　名、单名、兼名等等。"理"谓事物的条理、准则，即事物各自所涵
　的特性。《韩非子·解老》解为"短长、大小、方圆、坚脆、轻重、白
　黑之谓理"。是则"循名究理"乃循名、督实、察理三概念之总和。
　"名理"连言，似首见于《四经》。《三国志·魏志·钟会传》："及
　壮，有才数技艺，而博学精炼名理"。《晋书·范汪传》："博学多

通,善谈名理"。当皆推衍于此。《韩非子·奸劫弑臣》:"循名实
而定是非,因参验而审言辞"、同书〈定法篇〉:"循名而责实"皆本
于此。

②是必为福,非必为材(灾):"灾",即"祸",祸灾。《四经》"福"、
"祸"对举例甚众,似本于《老子》习用之句法。〈亡论〉之"其福五
之"、"其祸什之"即其例。"是"、"非"即正确与错误,与下文的
"是非"同义。又解:"是"与"非"即是否,指是否做到了"循名究
理之所之"。

③是非有分,以法断之,虚静谨听,以法为符:"听",犹观照。"符",
依据。这是说:名理确定了是非的分际,然后用法度去裁决,观
照事物时采取虚静审慎的态度,处理这些问题时再以法度为依
据。

④审察名理终始:"终"上原衍"名"字,今删。

⑤见知不惑:"见知"即下文"见正道",指认识天道。

⑥乃知奋起。"奋起",发奋自强。

⑦故执道者之观于天下[也]:"也"字原缺,今补。此与〈论约〉等篇
多次出现的"故执道者之观于天下也"的句式完全一样。

⑧能与曲直,能与终始:"与"同"举"(《易·象上传》虞注:"与,谓举
也"。《仪礼·少牢》之"举"字,武威出土《仪礼》简作"与")。
"举"是正定、把握的意思(《吕览·自知》高诱注:"举,犹正也"。
《诗·烝民》郑笺:"举者,提持之言")。此谓认识天道遵循事理
则可正定是非善恶、把握事物始末之理。

⑨故能循名究:此句承上言,补充"见道循理"。"故能"可译为
"也一定要"。

⑩形名出声:"声",具体的名称。所有的事物都由"形名"组成,而
每一个具体事物都有它的具体名称("声"),这就叫"形名出声"。

"形名"之"名"即《荀子》所谓"别名",即种概念。

⑪声实调合:事物的具体名称与它的具体实情相吻合。"调合",协调,符合。《韩非子》作"周合",如〈扬权篇〉:"周合形名,民乃守职"。

⑫祸材废立:注家疑"材"为"福"字之讹。按:所疑非是。"祸"乃"福"字之讹,与〈亡论〉"其祸五之"为"其福五之"之讹同例。"材"即"灾",与"祸"同义。"福材(灾)"即承上"是必为福,非必为材(灾)"而言。

⑬如影之随形,如响之随声,如衡之不藏重与轻:"形"、"声"、"衡"喻上文之"实","影"、"响"、"重与轻"喻上文之"声"声之副实,如影依形、响应声、重轻赖衡也。《管子·心术上》:"若影之象形,响之应声也"。《文子·精诚》、《淮南子·主术》也说:"如响之应声,影之象形"。

⑭故唯执道者能虚静公正:"虚静公正"即上文的"虚静以听('虚静'),以法为符('公正')"。《吕览·知度》:"有道之主,因而不为,责而不诏,去想去意,静虚以待。不伐之言,不夺之事。督名审实,反复自司",即是本句之意。以"督名审实"与"公正"、"以法为符"对应,亦深解本经之旨。

⑮乃见[正道],乃得名理之诚:"诚",实质。"正道"二字原缺,今补。此承上"见正道循理"而言。

【今译】

　　处理天下万事,首先要审核它们的名称。名理的含义包括在行事上要因名知实、因实察理和在理论方法上把握其内在实质这样的双重含义。做到了这一点,便可以明辨是非,正确的可以给人带来福吉,错误的就可以带来灾患。名理确定了是非的分际,然后用法度去裁决;观照事物时采取虚静审慎的态度,处理这些问题时再以法度为依据。在处理具体事物时,要把审察名理所得的结论贯穿于其全过程,这就称之为"究理"。只有依法办事而不偏执一己之私,方能认识天道而不迷惑,方能发奋自强。因此,掌握道的圣人在观照天下时,要体察天道遵循事理,这样就能够正定事物之是非善恶、把握事物始末之理。做到这一点,同时也一定要"循名究理"。所有事物都有形名,而每一具体事物又都有它的具体名称,事物的具体名称与其具体实情相吻合,那么福祸兴衰的道理也就因此而可以把握了,这就与形移则影随、声动则响应、衡器确定则重轻即明的道理是一样的。因此掌握道的圣人能够虚心静意地观照事物,能够依法公正地处理事物,因此能够认识自然人事的规律,并把握住名理的实质。

【阐述】

本段论名实、名理。"道"与"名理"的关系是:出于公心的虚静观照便可以得"道",得"道"便可以"得名理之诚"。这是一个次序。

循名究理与执度循法的关系是:1.二者相互表里、相互为用。始于循名究理,而继之以"以法断之"。2.二者是互涵的关系。本段说循名究理即可正定是非曲直,而〈道法〉则说"法者……明曲直者也";本段说"声实调合"即可明"福灾废立"(即得失),而〈道法〉

则说"法者,引得失以绳"。可见二者的概念有时是可以替换的。

本段的"形名出声"之"名"与"声",很有可能即《荀子》"共名"、"别名"界说之所本。

　　亂積於內而稱失於外者伐,亡刑成於內而舉失於外者滅①,逆則上洫(溢)而不知止者亡②。國舉襲虛,其事若不成,是胃(謂)得天;其若果成,身必無名③。重逆[以荒]④,守道是行⑤,國危有央(殃)。兩逆相功(攻)⑥,交相為央(殃),國皆危亡⑦。

【注释】

①乱积于内而称失于外者伐,亡刑成于内而举失于外者灭:"称",举,举措。"称失于外"指军事外交上的举措失策。"亡刑"即"亡形"。"形"谓形迹,迹象。《淮南子·泛论》:"得王道者,虽小必大。有亡形者,虽成必败"。按:或在"亡"下绝句者,非是。"伐"、"灭"同举者《四经》数见。"伐"、"灭"正为月部协韵。且"刑成于内"亦费解。此处的"称失"、"举失"都是指不该做什么却做了什么,意谓对外兴兵。

②逆则上溢而不知止者亡:"逆则"即"逆节"。"则"、"节"同为精纽字,"则"在职部,"节"在质部,职、质旁转行通。"则"与"即"声通相假,如《广雅·释言》:"则,即也"。《诗·终风》:"愿言则嚏",《一切经音义》引诗"则"作"即"。而"节"从"即"声,是"则"可通"节"也。"逆节"《四经》中多次出现。"上溢"即"骄溢"。"不知止",言其骄溢过度而不知适可而止。所谓"多行不义必自毙"

也。

③国举袭虚，其事若不成，是谓得天；其若果成，身必无名："国举"，
即举国。"虚"，弱小国家。以一国之兵而攻袭一弱小之国，此乃
以强凌弱，逆于天道。倘未吞灭其国，那算是上天的照顾，没有
使它得到以强欺弱的恶名，这即是"其事若不成，是谓得天"的意
思。此四句与〈亡论〉的"用国而恃其强者弱。兴兵失理，所伐不
当，天降二殃。逆节不成，是谓得天；逆节果成，天将不盈其命而
重其刑"文意相同。

④重逆[以荒]："重逆"，大逆。"以荒"二字原缺，今补。〈国次〉：
"[重]逆以荒，国危破亡"。二者可以相互补正。"荒"是外内皆
乱的意思，所以说是"重逆"（《周书·谥法》："外内从乱曰荒"。
《书·五子之歌》孔传："迷乱曰荒"）。"荒"与"行"、"殃"、"亡"为
阳部协韵。

⑤守道是行：即执此逆道并唯此是行。

⑥两逆相攻："两"无确指，"两逆"即"重逆"，逆上复加一逆，是大逆
也，谓严重的悖逆现象。

⑦国皆危亡：即〈六分〉所说的"国无大小，有者灭亡"。

【今译】

国内动荡不安却又在外交上举措失利，此是取败之
道；国内已出现了败亡的迹象却执迷不悟地对外兴兵，这
是注定要灭亡的；违逆天道、骄横恣肆而怙恶不悛者，必
自取灭亡。举一国之兵而攻袭一弱小之国，如其事未遂，
那算是上天的照顾，没有使其得到以强欺弱的恶名；然一
旦得手，也绝无功名可言。大逆不道，外内迷乱，执此逆

道，一意孤行，必定是国家危殆，自取祸殃。逆上加逆，酿成大患，国无大小，统统灭亡。

【阐述】

本段重论"逆"，呼应第二段。

本段之"逆"仍然是"莫能见知"（不能认识天道）所造成的。

国家积累了动乱的因素、出现了败亡的迹象却执迷不悟地反举兵于外，是不能察几、不能自知也。量变的积累已值得警觉，不知调整、不知自正以使其维持在"度之内"，反而加速其至于"度之外"，加速其量变到质变的过程，其结果自然是"伐"是"灭"。此乃"处狂惑之位而不悟"者。"柔弱者无罪而几，不及而翟"其当效法也。

"国举袭虚"有背"以强下弱"之道。"兴兵失理"谓之逆，"所伐不当"亦谓之逆，恃强凌弱，勇于雄节，复为逆。凡此种种，皆不合于天道，都是"动于度之外"。

第二篇 《十大经》

　　《十大经》是古佚书《黄帝四经》的第二篇,共分十五节。

　　本经主要讲形名、刑德、阴阳、雌雄等对立统一及相互转化的关系。其中关于"不争"及"雌节"的论述,发展了老子道家思想;也为后世道家学派如《淮南子》所继承。其中〈兵容〉、〈本伐〉两篇专论古代军事战争,为道家重兵说又提供了佐证。

　　本经以〈名刑〉结束,反映了本经"循名复一"的主旨。

　　本经立论,多采用黄帝与大臣对话的形式,很多篇幅保存了关于黄帝的神话传说,有很重要的史学传说价值。

　　本经标题为《十大经》,而分为十五篇,"十"仅是个虚数,并非实指。

〈立命〉第一

【内容提要】

本篇篇题为"立[命]","命"字原缺,马王堆帛书整理小组据文中"立有命"补。

本篇记述的是黄帝神话中关于黄帝的形貌传说和即位时的演说。

形貌传说的记述,是说其"体天地之正",所以"能为天下宗"。它包含着帝权天授、顺应天道的双重含义。

即位演说的核心即是取法天、地、人。

天、地、人并举在本篇中出现凡三次,思想是很明确的,后世所谓"一贯三(天、地、人)为王"(《说文》)盖本于此。

昔者黄宗,質始好信①,作自爲象②,方四面,傅一心,四達自中,前參後參,左參右參,踐立(位)履參③,是以能爲天下宗④。"吾受命於天,定立(位)於地,成名於人⑤。唯余一人[德]乃肥(配)天⑥,乃立王、三公,立國置君、三卿⑦。數日、曆(曆)月、計歲,以當日月之行⑧。允地廣裕,吾類天大明⑨。"

【注释】

①昔者黄宗,质始好信:"昔者",犹《尚书》之"畴昔",指很久以前,远古时代。"黄"指黄帝,是黄帝的简称。《史记·韩非传》:"喜刑名法术之学,而其归本于黄、老"。"宗",尊崇,师表。因黄帝"能为天下宗",故又呼之为"黄宗"。"质"、"好"皆意动用法,即"以……为……"。"质始",以守道为根本(《易·系辞下传》:"以为质也",虞注:"质,本也"。《老子·一章》:"无,名天地之始"注:"始者,道本也"。同书三十二章:"始制有名"注:"始,道也")。"好信",以请求诚信为美德(《国语·晋语》注:"好,美也")。

②作自为象:按:自此至"践立履参"其文意可从两个角度去解释。一个从神话传说与譬喻相结合的角度,另一个则是以现实的角度。一般说来,神话传说较能反映其原始本义;通过曲解,将神话与人事相比附,其例甚多,如"夔一足"即是其典型。所以我们将从第一个角度去解释。

"作",始。"象",法象,自然界的一切现象。《易·系辞上》:"是故法象莫大乎天地"。"作自为象",即黄帝初始时以自身形貌特点作为万物的法象。《易》所谓"黄帝垂衣裳而天下治,盖取乾坤也"。

③方四面,傅一心,四达自中,前参后参,左参右参,践位履参:此五句皆以黄帝之先天形貌比况其类天地之形,得天地之正。下文"吾类天大明"即是说此。"方四面",传说黄帝前后左右("方")均有面目("四面")。《尸子》:"古者黄帝四面,信乎?"黄帝四面,犹文王四乳、仓颉四目之类的传说(见《论衡·骨相篇》)。"傅一心",是说四面之通观可助一心之明察(《左传·僖公二十八年》注:"傅,相也"。《汉书·贾谊传》集注:"傅,辅也")。"四达自

中"，是承"傅一心"而说。上云四面之观助一心之察，此说心之明察又可指导四面之观。"参"同"三"。"前三后三，左三右三"，是说天地四方十二位皆可以洞察秋毫。又解："参"指"三才"。《淮南子·泰族》："昔者，五帝三王之莅政施教，必用参五。何谓参五？仰取象于天，俯取度于地，中取法于人"。此谓黄帝前后左右，进退动静，皆能取象于天，取度于地，取法于人。即使践位时亦能行此礼（履，行也）。此正与下文"受命"、"定位"、"成名"相呼应。"践位"，指黄帝即位。"履"，通"礼"（《释名》："履，礼也"）。"参"即"三"，指三方九位。意谓黄帝即位时，还要向东、南、西三方礼让。因坐北而南面称帝，故只"礼三"也。

　　按："方四面，傅一心，四达自中，前参后参，左参右参"是说"受命于天，定位于地"；"践位履参"，是说"成名于人"。

④宗：取法的榜样。

⑤吾受命于天，定位于地，成名于人：按：自此至结尾，都是黄帝即位时所说的话，也即今之就职演说。这是说，黄帝之德禀赋于上天，即帝之位乃受意于天地，功业建成乃得力于人心。可见天、地、人三德备于黄帝一身。《管子》所谓"三常兼而一之"（〈君臣上〉）者也。《鹖冠子·世兵》"受数于天，定位于地，成名于人"即袭本经语。

⑥唯余一人［德］乃配天："唯余（或予）一人"这种语式屡见于商周铜器铭文及《尚书》，亦可见《四经》之写作年代甚早。"德"字原缺，今补。《新语·辅政》："德配天地"，同书〈求事篇〉"德可以配日月"均此辞例。

⑦乃立王、三公，立国置君、三卿："立王"，谓置立天子。"立国"，指封国，封建诸侯国。"置君"，设置诸侯、设置国君。《周礼·天官》："惟王建国"，《释文》引干注："王，天子之号，三代所称也"。

"立王"、"置君"是两个等次,主语皆是黄帝。"三公"、"三卿"指
辅佐天子、诸侯处理政事的三个最高级官员,也是两个不同的等
次。《老子》:"立天子,置三公"(六十二章)即此"立王、三公"的
意思。

⑧数日、历月、计岁,以当日月之行:"数"、"历"、"计"都是计算、推
算的意思。"以当日月之行",使之与日月的运行相当、相合。此
指制定历法。《淮南子·览冥》:"昔者黄帝治天下而力牧、太山
稽辅之,以治日月之行,律阴阳之气,节四时之度,正律历之数"
即此也。按:制定历法而颁之于民,此为历代君主登基时首先要
做的事情。

⑨允地广裕,吾类天大明:注家以为"允"上脱"吾"字。按:疑"吾
类"之"吾"当前移至"允"前,"吾允地广裕,类天大明"犹上文"吾
受命于天,定位于地"的句式。"允",相副,比附,与"类"义近
(《易·升》注:"允,当也"。《左传·文公十八年》疏:"允,言行相
副也")。《礼记·乐记》:"是故清明象天,广大象地"即此也。地
广则无所不载,天明则无所不覆。此均喻其德也。

【今译】

  远古时代的黄帝,以守道为根本,以讲求诚信为美
德。他初始时以自身形貌的特点作为万物的法象,他前
后左右均有面目,四面达观可助一心之明察,而心的明察
又可指导对四方的观审,他进退周旋均能取象于天、取度
于地、取法于人,即使在即位的仪式上仍能履行此礼(此
三句又可译为:他对天地四方都可以洞察秋毫,在即位时
还要谦谨地向三方礼让),所以他能成为天下所取法的榜

样。他在即位时说："我的德行是禀赋于上天,即帝之位是受意于大地,功业建成乃得力于人心。因为我一人的德行可以比配天地,所以可以代表上天在人间置立天子、封建国家、设立诸侯并分别为他们配置三公、三卿等各级官吏。我通过对日、月、年数的筹计推算制定了历法,使之合乎日、月的运行规律。我的美德如地一样广大,似天一样清明。"

【阐述】

本段记载了关于黄帝的一些神话传说以及黄帝的即位盟辞。

关于黄帝的神话虽然仍属"君权神授"的范畴,但又自有不同。关于"方四面,傅一心,四达自中"的"作自为象",显然与黄老取法自然的思想相一致;而"受命"、"定位"、"成名"的三才"兼而一之"的提法,又表现出"人亦大"的思想,这在黄老思想中占有很重要的位置;尤其是下一段则是重点论述"人亦大"的观点。《抱朴子》所谓:"黄帝生而能言,役使百灵,可谓天授自然体之者"、晋牵秀《黄帝颂》:"邈矣黄轩,应天载灵。通幽远览,观象设形"都有助于对于本段文字的理解;也进一步说明本段文字从神话传说角度入手去理解,方是得其正训。

另外,关于"黄帝以土德王天下"(《春秋内事》)的说法也许稍微迟起,"黄"为土色而象征土这却是明确无误的。老子的全部思想核心可以一"水"字赅之,称之为"水文化"可谓允当。"水文化"起于南方之楚国,而黄老思想可谓之"土文化"当兴于中原。两种文化自有其产生的各自地理环境,其思想亦自有异。"水文化"与"土文化"构成道家学派的两个不同走向,进一步丰富了道家思想,历经分合,乃至最终范铸为中国哲学史之主干。"土文化"之兴起,可以视为南北文化之融合,也很有南方文化北进之趋势——这是很值得研究的。

"吾畏天爱地親[民],□無命,執虛信①。吾畏天愛[地]親民,立有命,執虛信②。吾愛民而民不亡③,吾愛地而地不兄(荒)④,吾受民□□□□□□□死⑤。吾位不[失]⑥。吾句(苟)能親親而興賢⑦,吾不遺亦至矣⑧。"

【注释】

①吾畏天爱地亲[民],□无命,执虚信:按:缺字当为"立",下文"立有命"可证。然"立无命"费解,且下文无呼应此三字者,故疑"[立]无命"当为"立有命"之讹。下文"吾位不[失]",即是呼应此"立有命"。下三句"吾畏天爱[地]亲民,立有命,执虚信"当是衍文,应删掉。如此,则文通字顺。"畏天",敬畏天命。《论语·季氏》:"子曰:君子有三畏:畏天命,畏大人,畏圣人之言"。"[立]无〈有〉命",是说立身帝位乃禀命于天、受意于地。呼应前文"受命于天,定位于地"。《鹖冠子·泰录》之"若上圣皇天者,先圣之所倚威,立有命也"即本于此。"虚",指"道"(《管子·心术上》:"虚者,万物之始也"、"天之道曰虚",《吕览·有度》注:"虚者,道也")。"信",诚信。"执虚信",谓执守道本,立心诚信。"执虚信"即呼应本篇首句的"质始好信"。《吕览·有度》:"清明

则虚"、《贾子·道术》:"道者,所从接物也,其本者谓之虚",此皆
可助"执虚"、"质始"、"类天大明"之理解。

②吾畏天爱[地]亲民,立有命,执虚信:按:上文"□无命"据此可知
当作"立有命";此三句重复,盖为衍文,当删。详见注①。

③吾爱民而民不亡:按:以下三句"吾爱民而民不亡,吾爱地而地不
兄,吾受民……死"应是承上"吾畏天爱地亲民"而言,故此三句
疑是抄讹,盖当作"吾畏天而天不亡,吾爱地而地不兄,吾受民而
民不死"。"吾畏天而天不亡",是说我敬畏天命所以天不弃我
(即上天保佑我)。《诗·周颂·我将》:"畏天之威,于是保之",
即此也。本篇天、地、人并举例多至三处:"受命于天,定位于地,
成名于人",一也;"畏天爱地亲民",二也;"畏天而天不亡,爱地
而地不兄,受民而民不死",三也。文势通贯。敬畏天命即是顺
天之命,顺应天命,自然可以得到天助,《易·系辞上》所谓"天之
所助者,顺也"。

④吾爱地而地不兄(荒):"兄",读为"荒"。兄、荒同为晓母阳部字,
同音相假,故《释名·释亲属》云"兄,荒也"。因顺地宜,故地不
荒废;反之则为"阴蔽",故"土地荒"(〈国次〉:"阴窃(蔽)者土地
荒")。"地不荒",是大地因其敬爱而有以报也。

⑤吾受民□□□□□□□死:"受",亲,爱(《广雅·释诂》"受,亲
也")。(按:《广雅》受之训亲,疑所取书证乃"爱"字之讹)。"受
民"即上文之"亲民"。依上文文例,疑此句当作"吾受民而民不
死",文义足备,亦合文例,中间五空,当为涂迹,非缺文也。
〈观〉:"优未爱民"。"亲民"、"受民"、"爱民",其义一也。"吾受
民而民不死",言我惠爱人民而人民不至于饥馁劳疲而死也。

⑥吾位不[失]:"失"字原缺,今补。"吾位不失",承上"立有命",亦
总括"畏天"、"爱地"、"受民"三事。三事是因,"不失"是果。故

此句文意属上,译为"所以我能居此帝位而不会失去"。"失"与下文之"至"为质部协韵。

⑦吾苟能亲亲而兴贤:"苟",如果。是递进语气,意为:我如果再能……。上"亲"字为动词,谓眷爱、爱护、团结。下"亲"字为名词,谓亲族、亲属。"亲亲"的反面,即是"上杀父兄,下走子弟"(《经法·亡论》)。《左传·昭十三年》:"亲亲与大"、《公羊传·庄三十二年》:"亲亲之道"、《孟子·尽心上》:"亲亲而仁民"等皆是"亲亲"之词源。"兴贤",谓起用贤人。此当包含"起贤废不肖"两层含义。按:"亲亲兴贤"是析言"亲民"之意。

⑧吾不遗亦至矣:"不",无。"遗",缺憾,不足。"至",极点。这是说,我做到了这些,便已功德圆满再无缺憾了。

【今译】

"我谨畏天命,敬爱大地,爱护人民,立身行事以天命为本,执守道本,立心诚信。我谨畏天命所以上天保佑我,我敬爱大地所以土地不荒废,我爱护人民所以人民不会饥馁劳疲而流于死亡。因为这些,所以我能永守帝位而不会失去。我如果再能做到眷爱亲属、起用贤人而屏退不贤,那么就可以说功德圆满再无缺憾了。"

【阐述】

本段紧接上段,仍是黄帝的即位演说。

我们综合一下全篇黄帝的演说,有这样几处值得探讨:"唯余一人德乃配天"、"吾允地广裕,类天大明"、"吾位不失"、"吾不遗亦至矣"，这似乎与老子极尽谦恭的一贯思想是有差异的。道家黄老学派虽然也与老子道家学派一样主功成不居，但对功名伟业的追求与认同却显异于老子。其后之《管子》、《系辞》等也都继承了黄老学派的"尚功"思想。《系辞》的"盛德大业至矣"颇似本段"吾不遗亦至矣"的语气。

〈观〉第二

【内容提要】

本篇以黄帝臣力黑巡视各地、实地考察为议论开篇,故以"观"为篇名。

本篇论述了因顺自然法则、因顺民情与"布制建极"的关系。讨论了天地、阴阳、四时、晦明、万物的创生过程——"牝牡相求,会刚与柔";自然恰当地将民本思想与自然天道融会贯通。

重点讨论了自然法则——刑与德的关系,以此关合人事。

明确提出了人应趋时取福,当机立断。这便是"当天时,与之皆断。当断不断,反受其乱"。其中对于天时所持"守"和"断"的二重组合论,颇能反应黄老学派的特色。

而其中的"生"、"刑"说、灾异论等,对五行学派的创生起了一定的影响作用。

[黄帝]令力黑浸行伏匿①,周流四國②,以觀無恆,善之法則③。力黑視象④,見黑則黑,見白則白⑤。地□□□□□□□□[則]惡⑥。人則視兑⑦:人靜則靜,人作則作⑧。力黑已布制建極⑨,□□□□□曰⑩:天地已成而民生⑪,逆順無紀⑫,德瘧(虐)無刑⑬,靜作無時,先後無名⑭。今吾欲得逆順之[紀,德虐之刑,靜作之時],以爲天

下正，静作之時，因而勒之，爲之若何⑮。

【注释】

①［黄帝］令力黑浸行伏匿："力黑"，当从敦煌所出汗简作"力墨"，为传说中黄帝四辅（四位辅佐大臣）之一。因"墨"音近"牧"，故古书中亦作"力牧"；因"墨"形近"黑"，故古书中亦作"力黑"。"浸行"，即潜行，谓微服出访。"伏匿"，隐蔽，隐藏其身份。

②周流四国："周流"，周行，周游。"四国"，天下四方之国。

③以观无恒，善之法则：按：此二句有的注家中间不逗，则所解另是一说，似非正解。"观"，调察、考察。"恒"，当即"恒德"。《论语·子路》："人而无恒……不恒其德"、《孟子·梁惠王》："苟无恒心，放僻邪侈无不为已"，《易·乾》文言"进退无恒"、"恒"《象传》"观其所恒"、《象辞》"不恒其德，无所容也"等等，并是此"以观无恒"之义。"无恒"，即品行不合规范。"善之法则"，谓为民制定法则（《易·略例》注："善，修治也。""之"，指代民）。"善之法则"即下文之"布制建极"。

④视象："象"，法象，即自然界的现象。"视象"，由观察自然界的现象而推导人类社会的事物现象。

⑤见黑则黑，见白则白："黑白"，以自然现象界的深浅颜色关合人事的是非善恶。〈果童〉所谓"地有山有泽，有黑有白，有美有恶"是也。上面的"黑"、"白"为名词，后面的"黑"、"白"为动词，谓发现丑恶的品行便加以惩罚（刑），发现善良的品行便加以褒奖（德）。

⑥地□□□□□□□□□［则］恶：按：中间所缺九字虽未能明，然据下句"人则视尭"来看，此处仍为天、地、人并举之例。〈果童〉

说："观天于上,视地于下,而稽之男女"。"人则视爰"即"稽之男女"之意,则本句十二字亦当与"观天于上,视地于下"相关,也即取法、参照天地之意。又〈果童〉说:"天有恒干,地有恒常,合[此干]常,是以有晦有明,有阴有阳。夫地有山有泽,有黑有白,有美有恶,……静作相养,德虐相成",均与本文文意相近,故疑此句文意似为"地[之所德则善,天之所刑][则]恶"。言天地所养护的则善待之,天地所诛伐的则唾弃之。此近似于"因天之生也以养生,因天之杀也以伐死"。

⑦人则视爰:按:依上下文例,此句疑当作"人视则爰"。"视"同"示","爰"读为"镜",借鉴、参照。言人们显示出的取舍好恶则用以作为借鉴参照。"爰"(镜)下当为冒号":"。

⑧人静则静,人作则作:此是补充说明"人示则镜"的。"静"谓冬时之闲息,"作"谓春、夏、秋三时之劳作。此二句是说人们冬闲时需要静息便听其自为,农忙时需要劳作也任其自便。这有些像〈君正〉所说的"一年从其俗"。因为"一年从其俗则民知则",故下文便因而"布制建极"。

⑨布制建极:颁布制度,建立规章("极",准则,各项规章制度)。

⑩□□□□□曰:按:据下文"黄帝曰",可知此处当是"力黑曰",故此处当为"□□□。[力黑]曰"。所缺第三字下当为句号,并且在意思上与上句之"布制建极"相关;在韵部上当与上句职部之"极"字协韵。似当作"力黑已布制建极,而正之。力黑曰:……"。"之"为代词,指代百姓。"极"、"之",为职、之合韵。"而正之"探下文"而勒之"。又按:"黄帝曰"以下再无"力黑曰"字样,则本篇为力黑问、黄帝答。此与〈果童〉、〈成法〉、〈顺道〉等均为黄帝问、力黑答的立言形式迥异,未明何故。考此篇原文,"黄帝曰"至终篇,很多话是在以上诸篇中(包括〈姓争〉)为力黑所

言,故颇疑中间有几处是省略了"力黑曰"字样的。

⑪天地已成而民生:此与〈姓争〉"天地已成,黔首乃生"同文意。"而民生"即"民乃生"("而"犹"乃","黔首"谓"民")。

⑫逆顺无纪:"逆顺"犹上文之"黑白",谓是非善恶。"纪",法纪,标准。

⑬德虐无刑:"德虐"犹"赏罚","无刑",犹"无常",谓没有定则(《尔雅·释诂》:"刑,常也。"《礼记·礼运》注:"刑,犹则也")。《国语·越语下》:"德虐之行,因以为常"与此义近,韦昭注:"德,谓有所怀柔及爵赏也;虐,谓有所斩伐及黜夺也"。按:此句是承上句而言,因是非善恶没有区分的标准,所以也导致了奖惩赏罚的没有定则。

⑭先后无名:"先后",谓贵贱尊卑(《礼记·乐记》:"是故先王有上有下,有先有后,然后可以有制于天下也"。郑玄注:"言尊卑备,乃可制作以为治法"。又云:"德成而上,艺成而下。行成而先,事成而后。"郑玄注:"先,谓位在上也。后,谓位在下也")。"无名",没有确定的名分用以区分。

⑮今吾欲得逆顺之[纪,德虐之刑,静作之时],以为天下正,静作之时,因而勒之,为之若何:按:疑此处抄文、注家所补字及标点均有讹误,如此读法,文意不相贯、字句重复("静作之时"显系复赘)并且失韵。此承上文而言,疑原文本作:"今吾欲得逆顺之[纪,德虐之刑],静作之时,[先后之名],以为天下正。因而勒之,为之若何?"注家所补"纪,德虐之刑"五字不误,次序亦对;而所补"静作之时"四字显误,当删。原帛书抄文"静作之时"四字当前移至"以为天下正"之前;而上移的"静作之时"下当补"先后之名"。"以为天下正"下为句号。"刑"、"名"、"正"为耕部协韵。"得",谓使之得当。"以为天下正",使之成为矫正天下的楷式。

"勒",约束(《释名·释车》:"勒,络也",引申谓约束)。"为之如何",可有两种解释。一种译为:这样做如何? 另一种可译为:如何才能做到这一点? 两种译法似均可通。

【今译】

　　黄帝委派大臣力墨隐藏身份微服出访,巡视各国,考察人们品行上有否不合规范的地方,并为之制定行为准则。力墨仔细考察各种事物现象,发现丑恶的品行便加以惩罚,发现善良的品行便加以褒奖。凡属天道所养护的便善待之,属天道所诛伐的则唾弃之。对于人们所显示出的取舍好恶则用以作为借鉴参照:人们冬闲时需要静息则听其自便,农忙时需要劳作便任其自为。当力墨已建立并颁布了各项规章制度并要以此顺正民情时,便对黄帝说:大自然已经形成,人类也随之诞生,但此时是非善恶尚无区分的标准,奖赏惩罚也因之没有定则,闲息忙作尚缺乏规律性,贵贱尊卑还没有确定的名分。现在我想使这些都变得恰当得体,使是非善恶能有分界,使奖惩赏罚能有准度,闲息忙作能有规律,贵贱尊卑能有确定的名分,使之成为矫正天下的楷式。并以此来规范约束人们的行为,这样做怎么样呢?

【阐述】

　　本段是力黑向黄帝阐述治民之策。他阐述了以下几个观点:

　　一个是因顺自然法则,即文中的"视象,见黑则黑,见白则白,地[之所德则善,天之所刑][则]恶"。

　　一个是因顺民情,即文中的"人示则镜:人静则静,人作则作"——此即〈君正〉的"从其俗"。

　　一个是因顺民情与以法约之相辅相成,即文中的"善之法则"、"布制建极"、"正之"、"勒之"——此即〈君正〉篇的"从其俗"与"发号令"互为表里。

　　黄帝曰:羣羣□□□□□爲一囷①。無晦無明,未有陰陽②。陰陽未定,吾未有以名。今始判爲兩,分爲陰陽③,離爲四[時],□□□□□□□[德虐之行],因以爲常④。其明者以爲法,而微道是行⑤。行法循□□□牝牡⑥。牝牡相求,會剛與柔⑦。柔剛相成,牝牡若刑(形)⑧。下會于地,上會于天⑨。得天之微,時若□□□□□□□□□□寺(恃)地氣之發也,乃夢(萌)者夢而兹(孳)者兹(孳),天因而成之⑩。弗因則不成,[弗]養則不生⑪。夫民之生也,規規生食與繼⑫。不會不繼,無與守地;不食不人,無與守天⑬。

【注释】

①群群□□□□□为一囷:"群群",读为"混混"。《老子》十四章:"混而为一",帛书《老子》乙本"混"作"绲"。又或读为"浑浑",《史记·楚世家》"熊恽",索隐云:"恽,《左传》作頵"。"为",

如，如同（训见《古书虚字集释》）。"囷"，本谓圆形仓廪（《说文》：
"囷，廪之圜者。从禾在囗中。圜谓之囷"），在此取譬天地未成、
阴阳未分时的混沌窈冥的状态。中间缺六字，疑足文当为"混混
［沌沌，窈窈冥冥］，为一囷"。"混混沌沌"喻其混聚，"窈窈冥冥"
况其昏暗，"如一囷"，则是天地未成、阴阳未分时混聚昏暗状态
之合譬。"沌"、"囷"为文部协韵。《文子·十守》："天地未形，窈
窈冥冥，浑而为一"即此也。《艺文类聚》卷一引《三王历纪》"天
地混沌如鸡子"与此混沌如一囷之取譬相近。

②无晦无明，未有阴阳："明晦"指光明黑暗，又指昼夜。按：天地
分，阴阳别，方有明晦昼夜，即阴阳别在前，昼夜分在后（《性命圭
旨》"阳之清者升上而焕丽也，则日月星辰布焉"，即是说有阴阳
方有日月，而明晦昼夜在日月生成之后也）。《四经》言其次序时
似并不经意。

③今始判为两，分为阴阳："判"，分开。"两"即"两仪"，指天地。此
即《周易》所谓"天地定位"、"分阴分阳"。

④□□□□□□□［德虐之行］，因以为常："德虐之行"四字原缺，
注家据《国语·越语下》"德虐之行，因以为常"补，是也。"行"、
"常"，阳部协韵。此是说奖惩赏罚兼行并举，并将其作为一项制
度确定下来。此呼应上文"今吾欲得……德虐之刑"句意。中间
缺七字，据文例，此处皆为四四句，且为协韵式，则似当缺八字，
盖为"刚柔相成，万物乃生"。"成"、"生"，耕部协韵。秋冬为刚，
春夏为柔，四时既分，故有刚柔。四时刚柔相推，故有万物之生，
而万物之生便有"德虐之行"也。《文子·十守》下面一段文字与
此相近，可以参考："天地未形，窈窈冥冥，浑而为一，寂然清澄，
重浊为地，精微为天，离而为四时，分而为阴阳……刚柔相成，万
物乃生。"

⑤其明者以为法，而微道是行："明"，光明，喻指阳、日、德——奖赏。"法"，取法。"微"，隐晦，喻指阴、月、刑——惩罚。这是说：要取法自然规律以行奖赏，也要顺行自然规律以施惩罚——二者须相互配合。〈姓争〉："刑德皇皇，日月相望……刑晦而德明，刑阴而德阳，刑微而德彰。其明者以为法，而微道是行。"此可作为此二句的注脚。又，《国语·越语下》："天道皇皇，日月以为常。明者以为法，微道则是行"。《鹖冠子·世兵》："明者为法，微道是行。"皆可与此二句相参读。

⑥行法循□□□牝牡："行"，即上文"而微道是行"之"行"，谓顺行自然规律。"法"，即上文"其明者以为法"之"法"。谓取法自然规律。"循"，遵循。"牝牡"，即阴阳。中间所缺三字疑为"道是为"。"行法循［道］，［是为］牝牡"，意思是说：顺行取法自然规律、遵循天道，这就是阴阳的全部道理。〈本伐〉："道有原而无端……循之而有常"，"循之"，即此"循道"也。《易·系辞上》："一阴一阳之谓道"，即此"是为牝牡"也。"道"、"牡"、"求"、"柔"，幽部协韵。

⑦牝牡相求，会刚与柔：这是说阴阳聚合，刚柔相济。"牝牡（阴阳）"言其体，"刚柔"言其用。

⑧刚柔相成，牝牡若刑（形）："若"犹"乃"，于是。这是说刚柔相辅相成，阴阳二气合和而成就万物。《淮南子·精神》："于是乃别为阴阳，离为八极，刚柔相成，万物乃形"，即是此义。

⑨下会于地，上会于天：轻清的阳气向下与重浊的阴气合会于地而生就五谷草木，重浊的阴气向上与轻清的阳气会合于天而生成了日月星辰。《性命圭旨·大道说》所谓"阴之浊者重滞而就地也，则海岳峙而五谷草木昌焉"、"阳之清者升上而焕丽也，则日月星辰布焉"。《庄子·田子方》："至阴肃肃，至阳赫赫。肃肃出

乎地,赫赫发乎天(从高亨校改)。两者交通成和,而物生焉"即
此也。

⑩得天之微,时若□□□□□□□□□□寺(恃)地气之发也,乃梦
(萌)者梦(萌)而兹(孳)者兹(孳),天因而成之:按:此数句当以
对偶的句式解之,且下文亦有与此相呼应的句式和文意。"得天
之微",即得天气之精微。天气,阳气也。"寺"读为"恃",依赖,
依靠。"恃地气之发"与"得天气之微"相俪偶,谓恃阴气之发。
《庄子·田子方》:"至阴肃肃,至阳赫赫。肃肃出乎地,赫赫发乎
天"即此"得天气之微……恃地气之发"也。下文"赢阴布德,[重
阳长,昼气开]民功……宿阳修刑,重阴长,夜气闭地孕"亦是呼
应此文。"昼气"、"夜气"即阳气(天气)、阴气(地气)也。"时若"
疑当作"若时"。"若"犹下文之"乃"。准下文"乃萌者萌而孳者
孳"的句式,则此句当与之俪偶,而作"若时者×而×者×"。上
文言"逆顺无纪,德虐无刑,静作无时,先后无名",是说乖舛时
序,事无定则,则疑此句当作"若时者时而恒者恒",言该合时序
的便合时序,该有定则的便有了定则。下文"天因而成之",则此
处末后所缺五字当作"地因而养之"。下文"弗因则不成,弗养则
不生"即是呼应此处的"地因而养之"、"天因而成之"也。所以,
此处数句原文当作:"得天之微,若时[者时而恒者恒,地因而养
之];恃地气之发也,乃萌者萌而孳者孳,天因而成之"。"养"为
阳部字,"成"为耕部字。阴耕合韵。

按:这里提到了"微"这个哲学术语。

"微"是形容天道的精微幽深。"微"字成为哲学术语,始于
老子。《老子》十四章:"搏之不得,名曰微"。此为形容道之幽隐
未形。同书十五章"微妙玄通",此为体道者所达到的神妙境界。
三十六章"是谓微明",此为喻指事物萌发的机先征兆。《易传·

系辞上》之"知几"与"微明"意同。《系辞下》:"夫《易》……微显
阐幽"。此皆可以窥见老学影响《系辞》的痕迹。

⑪弗因则不成,[弗]养则不生:不因循天道万事便不会成功,没有
地道的养育万物便不会生长。

按:这里提到了"因"这个哲学术语。

"因"是依循之意。"因",为先秦道家所提倡的一个重要观
念。《老子》书中无此概念,最早见于本书和《庄子》。《庄子》书
屡用"因"以表顺任自然之义。如〈齐物论〉:"亦因是也",就是说
顺着这个样子,意即因任自然的方式(林云铭《庄子因》解说:"因
其各自为是而不参之以己见")。同篇"因是已","因"谓因物自
然。〈养生主〉:"因其固然",意指因循事物的自然结构。〈德充
符〉:"常因自然而不益生",意指顺任自然而不要人为去增益。

到了稷下道家,进一步提出"贵因"思想,并提出"静因之道"
的认识方法。《管子·心术》可为其代表。〈心术上〉一再强调
"因"的重要性,谓"因也者,舍己而以物为法者也",亦指屏除一
己成见而以客观事物为依据。并认为所谓因,即不是由自己主
观择取,所以能做到不偏颇("因也者,非吾所取,故无颇也")。
〈心术篇〉宣扬"因之术",说"无为之道,因也。因也者无益无损
也。以其形因为之名,此因为之名,此因之术也"。〈心术篇〉所
提出的"静因之道"即排除主观的嗜欲与成见而依客观事物自身
的规律行事,成为稷下道家认识论的重要命题;并对儒家的荀子
有重大影响。荀子"虚壹而静"的认识原则,便是对稷下道家"静
因之道"的继承与再造。

慎到也重视"因"。《慎子·因循》说:"天道因则大,化则细。
因也者,因人之情也。人莫不自为也,化而使之为我,则莫不可
得而用矣……故用人之自为,不用人之为我,则莫不可得而用

矣,此之谓因"。《管子·心术上》曾提出"道贵因"的思想,慎子
学派亦持同一观点。〈心术上〉也提到"因人之情"的主张,慎子
学派这里则具体地说明"用人之自为"是"因人之情"的一种表
现。

　　黄老学派所提出的"因"的思想,对法家韩非也有所影响。
韩非将"因人情"导入治道,他认为"凡治天下,必因人情。人情
者,有好恶,故赏罚可用;赏罚可用,则禁令可立而治具矣"(《韩
非子·八经》)。稷下道家说"因"是"舍己而以物为法",韩非则
说"舍己能而因法数"(〈有度〉)。他在"因道全法"(〈大体〉)的前
提下,提出"因资而立功"(〈喻老〉)、"因任而授官"(〈定法〉)等主
张。

⑫夫民之生也,规规生食与继:"规规",意指懂得基本道理。《庄
子·齐物论》:"日夜相代乎前,而莫知其所萌";〈德充符〉作:"日
夜相代乎前,而知不能规乎其始者也"。是"规"义犹"知"。《荀
子·非十二子》:"瞡瞡然",杨倞注:"瞡瞡,小见之貌"。则重叠
"规"字,为"小儿"之义,意即懂得简单的道理。"生食与继",生
存饮食繁衍后代。按:下文"不继"、"不食"及"所以食之"、"所以
继之"皆承此"食与继"而言。"生"字疑读为"性",本性,本能。
古所谓"食、色,性也"(《孟子·告子上》),"色"即男女婚育,即此
"继"也。"生"读为"性"有证可稽。

⑬不会不继,无与守地;不食不人,无与守天:"不会",不婚娶交配。
"不人",不能养育人。古人视"地"为"母","地"之为字,从土从
也,"也"为女性生殖器的象形。因为"地"统治着"生育长养",所
以说"不会不继,无与守地"。古人视"天"为"父","民以食为
天",天统治着"万物资始",所以说"不食不人,无与守天"。

【今译】

黄帝说：天地未生之前，先天一气，看去混混沌沌，窈窈冥冥，浑聚昏暗，如一谷仓。此时阴气阳气未分，无所谓明暗昼夜。阴气阳气聚散未定，所以一切都无法称名。现在天地既分，阴阳既别，离析而为春、夏、秋、冬四季，刚柔的相互更迭推衍，便有了万物的生成，因此奖惩赏罚须兼行并举，并要将其作为一项制度确定下来，而奖赏惩罚的施行，要取法自然规律，二者须相互配合。顺行取法自然规律，遵循天道，这便是阴阳的全部道理。阴阳聚合，刚柔相济；刚柔的相辅相成，阴阳的融会合和，便成就了万物。轻清的阳气向下与重浊的阴气合会于地而生就了五谷草木，重浊的阴气向上与轻清的阳气会合于天而生成了日月星辰。因为得到了天气的精微，于是该合时序的便合时序，该有定则的便有了定则，万物因此得到了大地的养护；依赖于地气的发动，于是该萌生的便萌生了，该孳长的便孳长了，万物因此得到了上天的成就。不因循天道万事便不会成功，没有地道的养护万物便不会生长。人类刚一降生，便本能地懂得饮食生育的道理。不婚娶交配人类便不得繁衍，这样也就谈不上持守地道；无饮食来源人便不得养育，这样也就谈不上持守天道。

【阐述】

本段论述天地阴阳等的生成过程。

　　这里提到了"微"和"因"这样两个术语。最后发展为黄老学派的两个重要的哲学概念。

　　本段结尾几句"夫民之生也,规规生(性)食与继。不会不继,无为守地;不食不人,无与守天",巧妙自然地将民本思想与自然天道融会贯通。

　　阴阳、牝牡、雌雄的构词,仍是阴性在前,阳性在后,与老子行文语近,乃为母系社会特性之孑遗;而柔刚、天地的组合形式则未确定,柔刚也作刚柔,天在地前,也可以地在天前,这都是本经的一大特点,这在稍后的古籍中已难得见到——天地、天地人的排列形式已成定格。也据此可见《黄帝四经》的产生年代很早,否则不会出现这种情况。

　　是[故]贏陰布德,[重陽長,晝氣開]民功者,所以食之也;宿陽脩刑,童(重)陰長,夜氣閉地繩(孕)者,[所]以繼之也①。不靡不黑,而正之以刑與德②。春夏爲德,秋冬爲刑③。先德後刑以養生④。姓生已定,而適(敵)者生爭,不諶不定⑤。凡諶之極,在刑與德⑥。刑德皇皇,日月相望,以明其當,而盈[絀]無匡⑦。

【注释】

①是[故]贏阴布德,[重阳长,昼气开]民功者,所以食之也;宿阳脩刑,童(重)阴长,夜气闭地绳(孕)者,[所]以继之也:"是"下原空缺二字,准下文"是故使民毋人執"、"是故为人主者"文例,疑"是"下缺一字,而非二字,所缺之字为"故"。"是故……"乃议论

之发端,紧承上文。此是《四经》习用之笔法。"民"字上,注家或以为缺四字,或以为缺五字。疑缺六字,即"重阳长,昼气开"。"重阳长,昼气民功者,所以食之也"与下文"重阴长,夜气闭地孕者,所以继之也"文正相俪。"昼气"呼应"重阳","夜气"照应"重阴",《称》所谓"昼阳夜阴"是也。"夜气闭地孕"者,下文"阴节"、"蛰虫不出"是也;"昼气开民功者",下文"阳节"、"蛰虫发声"是也。《淮南子·原道》:"与阴俱闭,与阳俱开"、〈精神〉:"静则与阴俱闭,动则与阳俱开"、〈天文〉:"昼者阳之分,夜者阴之分"等均可与此参证。"赢"同"盈",满盛。"宿",久,积久。"脩"同"修",预备,蕴育(《国语·周语》注:"修,备也")。这是说:阴气满盛时阳气便开始萌生,所以此时长养之德开始布散;阳气逐渐积累,昼气发动,成就事功,人类因此而得到饮食养育。阳气积久时阴气便开始萌动,所以此时肃杀之刑开始酝酿;阴气开始逐渐积累,夜气闭合,孕育生机,人类因此而得到后继繁衍。这里讲的是阴阳刑德相互依存转化的道理,也即由"度之内"向"度之外"积累转化的过程。《淮南子·天文》:"日冬至则斗北中绳,阴气极,阳气萌,故曰冬至为德。日夏至而斗南中绳,阳气极,阴气萌,故曰夏至为刑",此亦可视为"赢阴布德"、"宿阳脩刑"之诠释。

②不靡不黑,而正之以刑与德:"靡"同"縻",古籍通作(《易·中孚》〈释文〉云:"靡,本又作縻"),谓绳索、系缚(《广雅·释诂》:"縻,索也"。《荀子·正论》注:"靡,系缚也,与縻义同")。"黑"通"纆",指绳索(《说文》:"纆,索也",后作"纆"。《说文通训定声》:"纆,索也……《史记·仲尼弟子列传》:'罕父黑,字子索',以黑为之")。此二句是说:不人为强制性地去对人民约束羁縻,因顺取法自然规律的德刑生杀去布施赏罚而使民情归于正道。此是

对老子"善结无绳约而不可解"(《老子·二十七章》)思想的继承
与再造。《管子·枢言》:"先王不约束,不结纽。约束则解,结纽
则绝",思想是一脉相承的。在顺任因循之外,黄老又提出刑、德
二节,此显然是对老子道家的一种发展和再造;然刑德二节又非
常确定是以顺任因循天道为依据的,是天道的一种取法和再现,
具有明确的"度"的规定,这又显别于后世法家的一味任刑任法。
刑、德二节韩非称之为"二柄",云:"明主之所导制其臣者,二柄
而已矣。二柄者,刑德也。何谓刑德?曰:杀戮之谓刑,庆赏之
谓德。"

③春夏为德,秋冬为刑:这仍然是以天道比附人事,以人事取法天
道的意思。此种思想,为后世多种学派所推重。如《管子·四
时》:"是故阴阳者天地之大理也,四时者阴阳之大经也,刑德者
四时之合也。刑德合于时则生福,诡则生祸(按:"诡"疑当作
"乖")……日掌阳,月掌阴……阳为德,阴为刑……德始于春,长
于夏;刑始于秋,流于冬。刑德不失,四时如一,刑德离向,时乃
逆行"。《风俗通·皇霸》:"谨按:《易》、《尚书大传》……春夏庆
赏,秋冬刑罚"。《春秋繁露·王道通三》:"阴阳之理,圣人之法
也。阴,刑气也;阳,德气也。阴始于秋,阳始于春"。《太平御
览》卷二十二引〈范子计然〉:"德取象于春夏,刑取象于秋冬。"

④先德后刑以养生:此同于〈论约〉:"始于文而卒于武"。四时节
序,春夏之长养在先,秋冬之肃杀在后。人事亦取法此自然规
律,始于德教,而继之以刑罚。自然之四时节序之交替更迭而长
养万物,人事之德赏刑罚之相互为用以教化众生。"养",教育,
教化(《礼记·文王世子》注:"养,犹教也")。《论语·阳货》:"唯
女子与小人为难养也","养"即教化之义。

⑤姓生已定,而敌者生争,不谌不定:"生"同"姓"(《左传·昭公十

一年》注：“姓，生也”。《书·汩作九共槁饫序》传：“生，姓也”）。
“姓生”犹姓氏。“姓生已定”，是说能够区别婚姻、贵贱的氏族部
落已经形成（“氏”别贵贱，“姓”别婚姻，“姓氏”是氏族部落赖以
形成存在的依据。《礼记·大传》注：“姓，世所由生也”。《史
记·五帝本纪》集解引《郑驳五经音义》：“姓者，所以统系百世使
不别也”。《史记·五帝本纪》集解引《郑驳五经音义》：“氏者，所
以别子孙之所出也”。《白虎通·姓名》：“所以有氏者何？所以
贵功德贱伎力，或氏其官，或氏其事，闻其氏即可知其德，所以勉
人为善也”。《左传·隐公八年》：“天子建德，因生以赐姓，胙之
土而命之氏”）。“敌者生争”，是说氏族社会中相互敌对的部落
和阶级之间发生了战争和争斗。“不谌（戡）不定”，是说对这种
战争和争斗不予以伐正社会就不会安定。

⑥凡谌之极，在刑与德：刑之与德、诛伐与文教并用，便是伐正的准
则。《尉缭子·天官》：“梁惠王问尉缭子曰：黄帝刑德，可以百
胜，有之乎？尉缭子对曰：刑以伐之，德以守之，非所谓天官时日
阴阳向背也。黄帝者，人事而已矣”。所谓“百胜”，正释此“极”
字。

⑦刑德皇皇，日月相望，以明其当，而盈[绌]无匡：“皇皇”，光明，显
著。“匡”读为“枉”，偏颇（《考工记·轮人》注引郑司农云：“匡，
枉”）。“绌”字原缺，今补。下文“赢而事绌”、“绌而事赢”、《称》
“赢绌变化”等皆可据补。“赢绌”犹“赢缩”，又作“盈缩”，谓进退
也（《国语·越语下》：“赢缩转化”，韦昭注：“赢缩，进退也。”《国
策·秦策三》：“进退盈缩变化，圣人之常道也。”）。这是说，刑与
德相互配合使用的道理是极为简单显明的，这就如同日月交替
运行一样，懂得了恰当地使用刑德的道理，那么进退动静就不会
有什么偏颇了。

【今译】

　　阴气满盛时阳气便开始萌生,所以此时长养之德开始布散;阳气逐渐积累,昼气发动,成就事功,人类因此而得到饮食养育。阳气积久时阴气便开始萌动,所以此时肃杀之刑开始酝酿;阴气逐渐积累,夜气闭合,孕育生机,人类因此而得到后继繁衍。在治理百姓时,不要人为强制性地去对人民约束羁縻,要因顺取法刑德生杀的自然规律去布施赏罚而使民情归于正道。四时节序,春夏之长养在先,而秋冬之肃杀在后,人事亦当取法此自然法则,始于德教,而继之以刑罚,四时节序之交替更迭而长养万物,人事之德赏刑罚相互为用以教化众生。能够区别婚姻和贵贱的氏族社会已经形成,其中相互敌对的部落和阶级之间便不断发生战争和争斗,对这种战争和争斗不予以伐正社会就不会安定。而刑之与德、诛伐与文教并用,便是对其予以伐正的准则。刑与德相互配合使用的道理是极为简单显明的,这就如同日月交替运行一样,懂得了恰当地使用刑德的道理,那么进退动静就不会有什么偏颇了。

【阐述】

　　本段继续论述自然法则——刑德说。

　　"春夏为德,秋冬为刑"、"先德后刑以养生"、"刑德皇皇,日月相望"即是讨论刑与德的关系。

　　刑德、文武、柔刚、争与不争等一系列问题，在《四经》中所传达出的意向似乎都带有初建的性质。刚刚从老子道家分化出来，企图建立一种新的学说；而这种新的观点在很多地方似乎都还带有很大的游移性和不确定性。这可能需要经过不断的完善以至最终定格。而最终的定格也似乎同时意味着发展潜力的终断和门户壁垒的形成，其思想活力的淡化也即到来。

　　本段说"春夏为德，秋冬为刑"，这与"刑德皇皇，日月相望"、"文武并行"是一致的；但又说"三时成功，一时刑杀"(〈论约〉)。这里显然又是"春夏秋为德，冬为刑"了)，这又与"用二文一武者王"(〈四度〉)、"德薄而功厚者隳"(〈亡论〉)是一致的。这种自相出入的现象多处出现。比如说"重柔者吉，重刚者灭"(〈名理〉)，这是老子崇尚雌节的思想；但又说"刚不足以，柔不足恃"(〈三禁〉)。多处主张"无为也"、"事有害"而排抵"兵战力争"；但又说"作争者凶，不争亦无以成功"(〈姓争〉)。说"武刃而以文随其后"，又说"始于文而卒于武"……。这些都可窥见黄老学派大路椎轮的初创风貌；同时，也可看到黄老学派在有为与无为、王道与霸道、理论与实用之间进行选择、协调的艰难复杂的过程。

　　而其后的黄老学派，如《管子》等则已经将其中几处游移未定、伸缩力极强的界说定格化，如对"用二文一武者王"的申释："先王用一阴二阳者霸，尽以阳者王。以一阳二阴者削，尽以阴者亡"(《管子·枢言》)，这显然明了、确定多了。又比如关于四时刑德的申释："天出阳为暖以生之，地出阴为清以成之。不暖不生，不清不成。然而计其多少之分，则暖暑居百，而清寒居一。德教之与刑罚,犹此也。故圣人多其爱而少其严,厚其德而简其刑,以此配天"(《春秋繁露·基义》)。这显然是在黄老"春夏为德,秋冬为刑"与"三时成功,一时刑杀"之间选择发挥了后者。

《四经》黄老学说的滥觞初创的特质,为后世各取所需留下间隙,也是黄老学派的发展具有多种支系走向的原因。

夫是故使民毋人執,舉事毋陽察,力地毋陰㪟①。陰㪟者土芒(荒),陽察者奪光②,人執者摍兵③。是故爲人主者,時挃三樂④,毋亂民功,毋逆天時⑤。然則五穀溜孰(熟)⑥,民[乃]蕃兹(滋)。君臣上下,交得其志。天因而成之。夫幷時以養民功⑦,先德後刑,順於天⑧。其時贏而事絀,陰節復次,地尤復收⑨。正名修刑,執(蟄)蟲不出,雪霜復清,孟穀乃蕭(肅),此材(災)[乃]生,如此者舉事將不成⑩。其時絀而事贏,陽節復次,地尤不收⑪。正名施(弛)刑,執(蟄)蟲發聲,草苴復榮,已陽而有(又)陽,重時而無光,如此者舉事將不行⑫。

【注释】

①夫是故使民毋人執,举事毋阳察,力地毋阴㪟:"執"当作"执",偏执、固执。"察"、"㪟",谋度,考虑。"举事",谓动,谓兵役、发动战争。"力地",谓静,谓务农、休养生息。"阳",生养、护存。"阴",刑杀、诛戮。这是说:统治人民不要人为地偏执一己之私,征战伐国时不要从存生护养的角度考虑问题,务农息养时不要从刑杀诛戮的角度去考虑问题。详见《经法·国次》注。

②阴敝者土荒,阳察者夺光:以刑杀斩伐的思想指导务农养息则土
地荒芜,以存生护养的思想指导征讨伐国则功名丧失。详见《经
法·国次》注。

③人埶(执)者扲兵:按:此当与《经法·国次》之"人执者流之四
方"、"人执者失民"联系起来予以诠释。"扲"为"撞"之异体,《广
雅·释言》:"扲,撞也。""撞"即触着、遭遇、遭受的意思。"兵",
指兵祸或戈矛之属。因此,"扲兵"可释为遭受到兵祸;或直接释
为:被戮而死。这与〈国次〉"流之四方"的说法是完全一致的。
参看《经法·国次》注。

④时埩三乐:按:自此以下数句与《国语·越语下》一段文字很接
近,现征引如下:"四封之内,百姓之争,时节三乐,不乱民功,不
逆天时,五谷稑熟,民乃蕃滋,君臣上下,交得其志"。"时埩三
乐",《国语》作"时节三乐"。依文意推之,"埩"盖读为"适"。《仪
礼·泰射》之"至"字,武威出土汗简《仪礼》作"适",即是其证。
"节"、"适"即节度、适度。《吕览·情欲》注:"节,适也。"《考工
记·工人》注:"节,犹适也。"《淮南子·精神》注:"适,犹节也"。
又按:"节"训为"正"(《礼记·哀公问》注:"节,正也")。"埩"读
为"质","质",正也(《一切经音义·九》:"窒,古文恓,同"。《易·
讼》《释文》:"窒,读为瓱"。《易·损》《释文》:"窒,刘本作愤。"
《周礼·大司马》注:"质,正也"。《礼记·礼器》注:"质,正也")。
"三乐",谓春、夏、秋三时之逸乐。因"三时成功",为农作物长养
收获之时,故此三时之逸乐节制适度也。韦昭注《国语》云:"三
乐,三时之务,使人劝乐事业。"

⑤毋乱民功,毋逆天时:谓按时播种,按时收获,不在农忙时兴徭
役、起兵戎。

⑥五谷溜熟:"溜",注家据《国语》读为"稑",谓谷物早熟。按:据

《诗》郑笺可知,乙种谷物较甲种谷物后种却较甲种谷物先熟,则此乙种谷物谓之"稑",这是就某一种谷物的生长特点而言。倘泛说五谷统统早熟,则似非好事。这在《京房易》等各种史书的五行传中称为"乖时不祥"。"溜"字当读为"秀"(留声、秀声之字古通。《说文》:"穆,又作莠"。《广雅·释诂》:"莠,即穆字也")。"秀"谓花落结实、农作物长成(《后汉书·章帝八王传赞》:"或秀或苗",范晔注:"秀,谓成长也"。《诗·生民》"实发实秀",毛传:"不荣而实曰秀"。《释名·释天》:"秀者,物皆成也")。这是说不夺民功,不违农时,五谷就能正常生长成熟。又按:《国语》之"稑"也作"穆",音亦与"秀"相近。如《史记·孝武本纪》"诱忌",集解引徐广曰:"一云谬忌"。则《国语》之"穆熟"亦当读为"秀熟"。

⑦ 并时以养民功:"并时",《管子》作"秉时",即按时,顺时。"以养民功"即以助民事。

⑧ 先德后刑,顺于天:因顺春夏德养在前秋冬刑杀在后的自然规律而先行德教后施刑罚。《管子·势》:"故不犯天时,不乱民功,秉时养人,先德后刑,顺于天。"

⑨ 其时赢而事绌,阴节复次,地尤复收:"赢绌"也作"盈绌"、"赢缩"、"盈缩",是两个相反的概念。赢、盈谓长、谓进,指春夏;绌、缩谓收、谓退,指秋冬。"时"谓自然节令,"事"谓举事。《史记·韩世家》:"时绌举赢"。赢、绌作为相对的概念提出源于老子。《老子·德经》:"大赢如绌"。《淮南子·时则》也说"孟春始赢,孟秋始缩"。"阴节",秋冬季节。此"复次"及下文"阳节复次"的"复次"似与"复收"、"复清"、"复荣"之"复"意思有别。"次"谓次序。"复"可能当读为"愎"。《左传·僖公十五年》:"愎谏违卜",杜预注:"愎,戾也",谓乖戾、违戾。"愎次",谓乖其次序。又,亦

可如字解释,则"复次"谓时值春夏,已去之秋冬又再次来到。皆谓时序反常。"地尤复收"及下文"地尤不收"之"尤"盖为"旡"字之讹,"旡"、"既"、"忾"、"气"古通(见朱骏声《说文通训定声》)。"地旡"读为"地气"。"地气复收",谓春夏长养、地气发动之时反而再次如秋冬时收缩了。《淮南子·天文》:"至秋三月,地气不藏,乃收其杀,百虫蛰伏,静居闭户。"《淮南子》之"地气不藏"即本经下文之"地旡不收"也。

⑩正名修刑,蛰虫不出,雪霜复清,孟谷乃肃,此灾[乃]生,如此者举事将不成:"正名",盖谓政令。"修刑",修治刑罚也。春夏长养之时当布德施惠,颁行庆赏,此却违逆天时,反行决狱刑罪。《淮南子·时则》:"孟春之月……布德施惠,行庆赏……仲春之月……止狱讼(高诱注:"止,犹禁也"。谓不许断讼决狱)……立秋之日……修法制,缮囹圄,禁奸塞邪,审决狱,平词讼。""蛰虫",藏在泥土中过冬的虫。《礼记·月令》:"孟春之月……东风解冻,蛰虫始振"。"清",读为"凊",寒冷。"孟谷",即"稷",谷子。《礼记》作"首种",《淮南子》作"首稼"。《礼记·月令》:"孟春……行冬令则水潦为败,雪霜大挚,首种不入"。郑玄注:"旧说首种谓稷"。《淮南子·时则》:"孟春……行冬令,则水潦为败,雨霜大雹,首稼不入……仲春行冬令,则麦乃不熟"。"首稼"与"麦"相对,则"首稼"似当具体指"稷"这种农作物。又按:高诱注《淮南子》"首稼不入"句时说"植稼不熟也",则"首稼"似是泛指农作物。"肃",谓农作物苗叶枯萎不能成熟。《礼记·月令》"草木皆肃",郑玄注:"肃,谓枝叶缩肃"。"乃"字原缺,今补。"此灾[乃]生"与"孟谷乃肃"文例一致。《淮南子·时则》:"季夏行秋令……稼穑不熟,乃多女灾"、"孟秋行冬令……戎兵乃来",文法都是一样的。

⑪ 其时绌而事赢,阳节复次,地尤不收:自此以下,与上文文意恰好相反。《淮南子·时则》:"天地始肃,不可以赢",也是"时绌而事赢"的意思。谓秋冬本当决狱刑罪之时而反布德施赏,乖于天时。《史记·韩世家》:"往年秦拔宜阳,今年旱,昭侯不以此时恤民之急而顾益奢。此谓时绌而举赢"。又,《礼记·月令》说:"孟秋……行春令……阳气复还"。《管子·七臣七主》:"冬政不禁则地气不藏",皆本于此。

⑫ 正名弛刑,蛰虫发声,草苴复荣,已阳而又阳,重时而无光,如此者举事将不行:"正名弛刑"谓政令上不施刑诛而反颁德赏。"苴",枯草。"已阳而又阳",谓春夏刚已过去而现在又重复了一个春夏。"无光"谓无功也。"三时成功",此虽重复春夏二时却无成功可言。《礼记·月令》:"仲秋……行夏令……蛰虫不藏,五谷复生。"

【今译】

统治人民时不要人为地偏执一己之私,征战伐国时不要从存生护养的角度考虑问题,务农息养时不要从刑杀诛戮的角度去考虑问题。以刑杀斩伐的思想指导务农养息则土地荒芜,以存生护养的思想指导征讨伐国则功名丧失,偏执一己之私欲会有兵祸的惩罚。作为一个统治者,应在春夏秋农作物生长收获之时恰当地节制逸乐,使播种收获适时,不在农忙时兴动徭役兵戎。这样的话农作物就能正常地生长成熟,人民也会不断地繁衍庶足。君臣上下,和谐融洽,这样的话,也会得到上天的护佑。

顺应天时,以助民事。按照春夏德养在前秋冬刑杀在后的自然规律,而先行德教后施刑罚。在万物长养的春夏节令时却实行肃杀严厉的政令,那么就会造成节令混乱,秋冬乖违次序而重复出现,地气不能发动长养万物而反再次敛缩。在政令上不顺应春夏长养的法则而布德施赏却违逆天时决狱刑罪,这样的话,就会造成蛰虫春眠、雪霜复至、苗谷枯萎等一系列灾异的出现。在这样的政令下做任何事情都会失败。反之,在肃杀的秋冬季节却布德施赏,违逆天时,那么也会造成节令混乱,春夏乖违次序而重复出现,地气不能适时收缩,敛肃万物。在政令上不施刑诛而反颁德赏,这样就会造成蛰虫冬鸣、枯草秋茂、春夏重复等一系列灾异现象的出现,而长养万物的春夏虽然重复出现却因乖逆天时而无长养之功可言。在这样的政令下做任何事情都是行不通的。

【阐述】

本段将自然法则与人事具体结合起来论述。这里有三个问题需要提出:

其一,关于"阴节复次"、"阳节复次"。这是以自然节序的乖舛来影射人事政令的得失的。而这显然是受"闰月"、"闰年"的启示的。因此,"闰"的概念是明确的,而古人由对"闰"的忌讳与恐慌(《周礼》"闰月,王居门中终月")到五行家推衍为对"闰位"(非正统帝位,如秦)的排抵,思路是清晰可见的。

其二,"二分"、"二至"(春分秋分、夏至冬至)是天道四时所含"度"的最典型的体现,而令人惊异的是《四经》在讨论天道四时的"度"、"度之内"、"度之外"时却未见"二分"、"二至"的字样;尤其本段的论述,与此相关的《礼记》、"吕览"等都将二分、二至提到显耀的地位予以论述。二分、二至的概念早见于《左传》、《周礼》、《易》,而本经独未见,此点颇值得注意。

其三,"蛰虫不出"、"草苴复荣"等因天象灾异况说人事的思想为五行家所承继;而"生"时反"刑"、"刑"时反"生"的论述,又与五行家的"生刑(克)"说有着无法否定的联系。倘不能据此认定五行学派源于黄老,然其有着内在联系是无疑的。

天道已既,地物乃备①。散流相成,聖人之事②。聖人不巧,時反是守③。優未愛民,與天同道④。聖人正以侍(待)之,靜以須人⑤。不達天刑,不襦不傳⑥。當天時,與之皆斷;當斷不斷,反受其亂⑦。

【注释】

①天道已既,地物乃备:"既",成。"备",具。言天道已成,万物具备,人但顺成其事可也。

②散流相成,圣人之事:"散流",指阴阳二气的聚散流动。"之"犹"是","事"犹"为"。"之事"即唯此是为。这二句是说:阴阳二气的聚散流动相因相成而创生了万物,圣人只需顺因其事而已。上言天地,此言阴阳。皆为下二句张本。

③圣人不巧,时反是守:"不巧",无人为机心。"时"犹待,等待(《广

雅·释诂》：“时，伺也”）。“反”，指“极而反”、“盛而衰”的天道运行规律。“时反是守”即静修天道而持守之。圣人无智巧机心，但知持守天道，《老》、《庄》、《诗》等多处言及。如《老子》十九章：“绝圣弃智”、“绝巧弃利”。《庄子·刻意》：“去知与故，循天之理”（《吕览·论人》：“去巧故”，高诱注：“巧故，伪诈也”。《淮南子·主术》高注：“故，巧也”）。《诗·皇矣》：“不识不知，顺帝之则”。《国语·越语下》：“上帝不考，时反是守”。《汉书·司马迁传》：“圣人不巧，时变是守”（颜师古注：“无机巧之心，但顺时也”）。

④优未爱民，与天同道：“未”，注家读为“惠”。疑“未”读为“昧”（《释名·释天》：“未，昧也”。《淮南子·天文》：“未，昧也”），厚也（《淮南子·俶真》：“昧昧，纯厚也”）。“优厚爱民”犹《国语·周语》下之“优柔容民”。“与天同道”，谓如天地一样德施广溥。

⑤正以待之，静以须人：谓以公正的态度守修天道，以虚静的心灵对待人事。

⑥不达天刑，不襦不传：“不达天刑”，谓恭行天意对有罪之国予以惩罚征讨。“不襦（渝）不传（转）”，谓处事重然诺不违信。“不襦”读为“不渝”。《诗·羔裘》：“舍命不渝”，《国语·周语上》：“弗震弗渝”，《宋史·倪涛传》：“盟誓固在，不可渝也”。此皆“不渝”辞例。“不传”读为“不转”。《诗·柏舟》：“我心匪石，不可转也”，《汉乐府·孔雀东南飞》：“君当做盘石，妾当做蒲苇。蒲苇纫如丝，盘石无转移”。此“不转”、“无转”即本文之“不转”也。详见《经法·亡论》〈四度篇〉注。

⑦当天时，与之皆断；当断不断，反受其乱：“当”，顺应（《吕览·无义》注：“当，应也”。《吕览·大乐》注：“当，合也”。《管子·宙合》：“应变不失之谓当”）。“断”，决断，当机立断。“与之皆断”，

犹本书之"与天俱行"、"与天俱见"。"乱"谓祸乱、灾祸。《国语·越语下》:"得时无怠,时不再来,天予不取,反为之灾。嬴缩变化,后将悔之"。与本段文意相同。《兵容》:"因天时,与之皆断;当断不断,反受其乱。天固有夺有予,有祥[福至也而]弗受,反随以殃",《称》:"圣人……不为得,不辞福,因天之则,失其天者死"。这些都可证明本段"与之皆断"的内在含义还是在于要趋时取福。《文子·符言》:"遵天之道……不弃时,与天为期,不为得,不辞福,因天之则"。帛书《缪和》:"古之君子,时福至唯取,时亡则以须……走(趋)其时唯恐失之。故当其时而弗能用也,至于其失也……何无悔之有?……贲(奔)福而弗能蔽(《小尔雅·广言》:'蔽,断也'。此言福吉来至而不能当机立断去取得)者害,[辞]福者死。故其在时也……夫福之于人也,既(即)焉不可得而贲(奔)也……言于能贲(奔)其时,慎之亡也。"意思也是一样的。"当断不断,反受其乱",立语果决如金石掷地,"柔不足恃"、"不争亦无以成功"二语有征矣。此语为后世多种典籍所征引,如《史记·齐悼惠王世家》、《春申君传赞》、《汉书·高五王传》、《霍光传》、《后汉书·儒林传》、《杨伦传》等。

【今译】

上有既定的天道,下有周备的万物,中有阴阳二气聚散流动、相因相成地创生一切,圣人只需要顺因其事就可以了。圣人不设机心智巧,但知静候天道而持守之。同时惠爱人民,如天地一样德泽广被。圣人以公正的态度守候天道,以虚静的心灵对待人事。恭行天意对有罪之人及国家予以惩罚征讨,在处理这些事情时重然诺不违信。顺应天时,抓住时机,当机立断。时当决断而优柔寡断,错过时机,不但福吉失去,反会自取其祸。

【阐述】

本段是〈观〉篇的末段,它正告人们:

首先,要恭谨地顺应天道——"时反是守"。

其次,广施德泽于天地万物构成的主体——人,即"优未爱民"、"静以须人"。

第三,趋时取福,当机立断。

这里要注意两个概念,一个是"守",一个是"断"。"守"是静待持守,"断"则是主动出击,掌握机遇。"守"是本色,"断"以"守"为根基。"守"是无为,"断"是有为。"守"强调的是静,"断"则偏重于动。"守"是客观,"断"是能动。"守"是恒定,"断"是变化。"守"为柔,"断"为刚。"守"是文,"断"是武。"守"、"断"的有机整合,便构成黄老思想的主体,使它标异于其他学派。

〈五正〉第三

【内容提要】

本篇以黄帝与大臣阉冉对话的形式来立论,讲述了如下几个问题:

一个是主张君主应先正己身而后善天下,此与儒家思想有相通之处。而正己修身的途径,便是静定、屈抑、去欲、制怒。

另一个是明确提出了"作争者凶,不争者亦无成功"的观点;这一观点对老子的"不争"思想有所修正。

最后,通过涿鹿之战擒杀蚩尤的事实验证了上述两种策略的确实可行性。

黄帝問閹冉曰①:吾欲布施五正②,焉止焉始③?對曰:始在於身,中有正度④,後及外人。外內交緩(接),乃正於事之所成⑤。黄帝曰:吾既正既靜,吾國家愈(愈)不定。若何?對曰:後中實而外正⑥,何[患]不定?左執規,右執矩⑦,何患天下?男女畢逈⑧,何患於國?五正(政)既布,以司五明⑨。左右執規,以寺(待)逆兵⑩。

【注释】

①阉冉:人名,黄帝臣。

②五正:《管子·四时》作"五政",指四时的政令。《鹖冠子·度万》所说"天地阴阳,取稽于身,故布五正以施五明,十变九道,稽从身始,五音六律,稽从身出"本于此。

　　李学勤先生说:"'五正'的本义当为己身与四方的正。"(《道家文化研究》第一辑,三四二页)

③焉止焉始:从哪里停止?从哪里开始?

④正度:中正公平的法度。

⑤乃正于事之所成:"正"疑当作"止"。"始在于身……止于事之所成"似是承上"焉止焉始"而言。"正"、"止"形近易讹。《荀子·儒效》:"有所正矣",杨倞注:"正当为止,言止于礼义也"。《庄子·应帝王》释文:"正本作止。"

⑥后中实而外正:"后"指黄帝,与下篇〈雌雄节〉中的皇后义同,都指君主。"中实",内心诚实。"外正",行为端正。

⑦左执规,右执矩:指秉持法度。

⑧男女毕迵:"迵"读为"同"。"男女毕迵",是说上下都同心同德。

⑨以司五明:"五明",宋陆佃注《鹖冠子·度万》以为即"五名",为古代的五种官职(陆云:"五明宜谓名尸气皇名,尸神明名,尸圣贤名,尸主二名,尸公伯名")。"以司五明",谓各种政令颁布后分别由不同的职官去执掌。

⑩以待逆兵:"待",严阵以待,指抵御、反击。"逆兵",指后文的蚩尤。

【今译】

　　黄帝问手下的大臣阉冉说:我想通过颁布实施各种

政令的方法来治理国家,请问应始于何处、终于何处？阉冉回答说:应该始于完善自身,秉执中正公平的法度,然后以法度准量他人,外内交相融洽,就可终于事情的成功。黄帝又问:我自身端正而且宁静寡欲不专行妄为,而我的国家仍然愈发不安定,怎么办呢？阉冉回答说:如果您内心诚实静定而行为端正,还担心国家不能安定吗？如果您能秉执法度,还忧虑天下不太平吗？上下同心同德,还操心国家不能治理吗？各种政令都颁布以后,分别让不同的职官去执掌落实,您只须掌握着国家的大法,等待着严惩蚩尤就可以了。

【阐述】

本段有这样两个问题需要注意。

一个是"五政"、"五明"。"五"这个数字明确地提出来,并明显带有后世"五行"的味道,在《四经》中始见于本篇。"五政"是指四时政令,却不与"四时"相对,显然已于四时之外,别生出一个"季夏"来(即春、夏、季夏、秋、冬。造出一个"季夏"是为了与"五"这个数字相对)。到了《鹖冠子·度万》中,"五"这个数字(五政、五明、五音)又与"阴阳"结合起来,"阴阳五行"的观念已经十足了。"阴阳五行"学说看来与黄老不无联系。

那么第二个问题便是"五正既布,以司五明,左右执规",这与后世所谓"君无为,臣有为"的说法确实有很大的关系。而这种观点的明显流露,在《四经》中也似属首见。

　　黄帝曰:吾身未自知,若何? 對曰:後身未自知,乃深伏於淵①,以求內刑②。內刑已得,後[乃]自知屈其身③。黃帝曰:吾欲屈吾身,屈吾身若何? 對曰:道同者,其事同;道異者,其事異④。今天下大爭⑤,時至矣,後能慎勿爭乎? 黃帝曰:勿爭若何? 對曰:怒者血氣也,爭者外脂膚也⑥。怒若不發,浸廩是爲癰疽⑦。後能去四者,枯骨何能爭矣⑧。黃帝於是辭其國大夫⑨,上於博望之山⑩,談臥三年以自求也⑪。單(戰)才(哉),闔冉乃上起黃帝曰:可矣⑫。夫作爭者凶,不爭[者]亦無成功⑬。何不可矣?

【注释】

①深伏于渊:指隐居自静。《庄子·在宥》:"故贤者伏处大山嵁岩之下"即此意也。按:"深伏"及"谈(恬)卧"等等即〈在宥〉所谓"其居也渊而静",而"战哉"等犹如〈在宥〉之"其动也悬而天"。

②内刑:自我完善。"刑"是端正、约束、规范的意思。《孟子·梁惠王上》:"刑于寡妻",注:"刑,正"。

③后乃自知屈其身:"乃"字原缺,以意补。"屈",谓屈抑、克制。"屈其身"即"克己"、"苦其心志"的意思。

④道同者,其事同;道异者,其事异:"道"谓观点主张。"事"指举措应对。这是说要根据观点主张的是否相同,来决定如何应对。

⑤今天下大争:"大争"即纷争。《庄子·在宥》则描述为"天下脊脊大乱"。

⑥怒者血气也,争者外脂肤也:"血气"谓积因于内,"脂肤"谓形见

于外。"脂肤"正与"血气"相对,一内一外意思甚明,故疑此处的
"外"字为衍文。《庄子·在宥》:"大怒邪?毗于阴",又云:"矜其
血气……然犹有不胜也。"

⑦浸廪是为痈疽:"浸廪",即"浸淫",谓蔓延发展。"是"犹"乃",于
是。"痈疽",脓疮。

⑧能去四者,枯骨何能争矣:"能",如果能够。"四者",谓上文的
血、气、脂、肤。"枯骨",谓如同冢中枯骨。"争"指上文的"怒"及
"争"。

⑨国大夫:指重臣、要臣。

⑩博望之山:即博望山,位于淮南,即今当涂与和县隔江对峙的两
山。

⑪谈卧三年以自求:"谈",或读为恬,或读为澹、憺,《邓析子·无
厚》:"恬卧而功自成"。《玄女兵法》:"帝归息太山之阿,昏然忧
寝。"按:"谈"可读为"惔","惔"有恬、忧二义(见《一切经音义》及
《说文》),故《邓析子》作"恬卧"而《玄女兵法》作"忧寝"。"自求"
即上文的"内刑"。"谈卧三年"有完善自我修养及积蓄力量这样
双重含义。

⑫战哉,阉冉乃上起黄帝曰:可矣:"上"谓来到博望山。"起"同
"启",禀告。"战哉",是阉冉对黄帝说的话。所以,标点是这样
的:阉冉乃上起黄帝曰:"战哉,可矣!"

⑬作争者凶,不争[者]亦无成功:上一"争"字谓妄为、谓兵战力争;
下一"争"字谓相时而动、有条件下的有为。"作争者凶",乃"刚
不足以"也;"不争[者]亦无成功",谓"柔不足恃"也。

【今译】

　　黄帝说:我现在尚不能充分认识自己,怎么办呢?阉

冉回答说：如果您还不能充分认识自己，便可以姑且隐匿起来，先做到自我完善。自我完善好了，便可以自然有效地克制自己了。黄帝又问道：我是很希望克制自己的，但这又意味着什么呢？阉冉回答说：这就意味着能够根据观点和主张的是否相同，来决定如何去应对。当今天下纷争，您能谨慎小心地不去加入这样的纷争吗？黄帝说：不加入纷争又意味着什么呢？阉冉回答说：发怒是内在血气作用的结果，争斗是外在脂肤作用的结果。怒气如果不发散出来，那么蔓延滋长就会发展成痈疮。您如果能够去掉血、气、脂、肤这四个东西，就会形如枯骨，又如何能够再发怒和争斗呢？黄帝听罢，于是告别手下的要臣，来到了博望山，在那里淡然隐居、修心养性以求自我完善。三年之后，阉冉来到博望山禀告黄帝说：现在你可以去与蚩尤一决雌雄了。狂妄纷争者不祥，而错过天赐良机的人也绝不会成就事功的。据此而论，下山决战又有什么不可以的呢？

【阐述】

本段是阉冉为黄帝夺取天下而进的具体策略。

"自知"、"内刑"、"屈其身"等是先善其身，而去其血气脂肤及恬卧三年是"内刑"、"屈其身"的具体途径。

"作争者凶，不争者亦无成功"，为黄老思想最典型的体现。它迥异于老子道家的澹泊不争。由此，也可见：黄老思想的从"战哉"

等等的有为达到"乃止于事之所成"的最终无为这样的脉序之前，还有一个统治者先行正己的这样一个准备过程。

　　黃帝於是出其鏘鉞^①，奮其戎兵^②，身提鼓鞄（枹）^③，以禺（遇）之（蚩）尤^④，因而禽（擒）之。帝箸之明（盟）^⑤，明（盟）曰：反義逆時^⑥，其刑視之（蚩）尤^⑦。反義怀（倍）宗^⑧，其法死亡以窮^⑨。

【注释】

①鏘鉞："鏘"，读为"斨"，方孔斧。"鉞"，大斧。鏘、鉞，皆古代兵器。

②奋其戎兵：率领军队。

③鼓鞄（枹）："鼓"，战鼓。"鞄"读为"枹"，鼓槌。古代击鼓进军、鸣金收兵。

④以遇蚩尤："遇"，指交战。蚩尤，传说中古代部落首领、始造兵器者。后与黄帝交战于涿鹿，被擒杀。

⑤帝箸之盟："箸"，宣明。"盟"，盟约、盟誓。

⑥反义逆时：违反信义、背逆天时。盖各部落首领与帝前有盟约，今背盟相犯，故谓其"反义"；与帝争天下故谓其"倍宗"；天下静定而作乱故谓其"逆时"。

⑦其刑视蚩尤："刑"谓法，指惩罚之法。"视"，比，比照，以……为例。

⑧倍宗：背叛宗主，即背叛黄帝。

⑨其法死亡以穷："法"与上文的"刑"同义，指惩罚而言。"以穷"，即以死亡告终。

【今译】

　　黄帝听罢阉冉的话,于是陈列兵器,激励士卒,亲自击鼓进军,与蚩尤决战于涿鹿并且一战擒获了蚩尤。然后黄帝宣盟天下,盟词中说:今后再有违反信义、背逆天时的,会受到与蚩尤相同的惩罚。违反信义而且背叛宗主的,最终都会自食其果,自取灭亡。

【阐述】

　　蚩尤的被擒斩,是因为反义、逆时、倍宗。这里重视"时"(天道)带有较多黄老道家色彩。

〈果童〉第四

【内容提要】

本篇是寓托黄帝与大臣果童的对话。

本篇论证了人们能力的高低、强弱的差异是一种客观存在,这就如同万物的形质存在着差异的道理是一样的;而由于存在着人们之间能力的差异也就在根本上决定了富贵贫贱的等级制度;这种制度的稳定存在,依赖于严明法度和端正名分。这为刑名法术势的思想提供了客观依据。

黄帝[問四]輔曰①:唯余一人,兼有②天下。今余欲畜而正之③,均而平之④,爲之若何?果童對曰:不險則不可平⑤,不諶則不可正⑥。觀天於上,視地於下,而稽之男女⑦。夫天有[恆]幹,地有恆常⑧。合[此幹]常⑨,是以有晦有明,有陰有陽⑩。夫地有山有澤,有黑有白,有美有亞(惡)。地俗德以靜⑪,而天正名以作⑫。靜作相養,德虐相成⑬。兩若有名,相與則成⑭。陰陽備物,化變乃生⑮。

【注释】

①黄帝[问四]辅曰:"问四"二字原缺,马王堆帛书整理小组据帛书

《周易》卷后古佚书《二三子问》中"黄帝四辅,尧立三卿"句补。
"四辅",官名,古时天子之佐。《礼记·文王世子》:"虞、夏、商、
周,有师保,有疑丞,设四辅及三公"。疏引《尚书·大传》:"古者
天子必有四邻,前曰疑,后曰丞,左曰辅,右曰弼。天子有问无以
对,责之疑;可志而不志,责之丞;可正而不正,责之辅;可扬而不
扬,责之弼。"

②兼有:尽有、广有(《荀子·解蔽》注:"兼,尽也")。

③畜而正之:"畜"古多训为"养",然"养"即教化之义,如《论语》:
"唯女子与小人为难养也"之"养"即释为教化。"正"与下文"不
谌则不可正"之"正"相同,使动词,即使之端正的意思。

④均而平之:"均",衡量、斟酌的意思。"平",正定。

⑤不险则不可平:"险"字疑读为"严"。《史记·五帝本纪》:"得说
于傅险中"。集解引徐广云:"傅岩在北海之川"。索隐云:"旧本
作险,亦作岩"。"平,治也"(《公羊传·隐公元年》注)。此言不
严明法度而人民不得治理。此犹《诗·殷武》:"天命降监,下民
有严,不僭不滥"。

⑥不谌则不可正:"谌"或读为"戡",伐正。言不予伐正则贵贱尊卑
不得其正。又可读为"审"。甚、审声读相近。如《左传·昭公十
八年》疏:"甚者,益审之言也"。《淮南子·时则》:"湛熺必洁",
注:"湛,读审釜之审"。朱骏声《说文通训定声》云:"按:湛,读如
沛也"。"审",是端正的意思(《国语·齐语》注:"审,正也")。
"不谌(审)则不可正",是说不端正名分则贵贱尊卑不得其正。

⑦观天于上,视地于下,而稽之男女:"稽"是验证的意思。"观天于
上",谓"上顺天道"也;"视地于下",谓"下中地理"也;"稽之男
女",谓"中合人心"也。《经法·四度》:"参于天地,合于民心";
《十大经·前道》:"上知天时,下知地利,中知人事";帛书《缪

和》:"上顺天道,下中地理,中[合]人心"皆与此同义。

⑧天有[恒]干,地有恒常:此二句亦见于《十大经·行守篇》。"恒干"、"恒常"都是指天地间所存在的永久不变的客观规律。

⑨合[此干]常:"此干"二字原缺,以意补。此复上面二句"恒干"、"恒常"而言。

⑩是以有晦有明,有阴有阳:帛书《缪和》:"凡天之道,一阴一阳,一短一长,一晦一明,夫人道[则]之"显袭本经语。

⑪地俗德以静:"俗"读为"育","俗"、"育"与"鬻"声通。通行本《老子·道经》:"俗人昭昭",帛书本作"鬻人昭昭";《淮南子·原道》:"毛者孕育",《礼记·乐记》作"毛者孕鬻"。此其"俗"读为"育"之证一。"欲"、"育"与"有"古声通。《孟子·告子上》:"生,我所欲也;义,亦我所欲也。"《旧唐书·忠义传序》二"欲"字均引作"有";《庄子·人间世》:"是以人恶有其美也"。《释文》:"有,崔本作育"。此其"俗"读为"育"之证二。"育德"为古之习语,《周易·蒙卦》:"君子以果行育德"。"地育德以静",是说大地以静的方式来养育德行。"地育德以静,天正名以作(动)",便是古代所谓"天动地静"说。

⑫天正名以作:"正名",正定名分、建立制度法度,通过"正名",以便循名责实。此与《论语·子路篇》的"正名"既有联系又有区别。"作",动。

⑬静作相养,德虐相成:动静、生杀相互涵养、相辅相成。

⑭两若有名,相与则成:"两"指晦明、阴阳、山泽、黑白、美恶、动静、德虐等两组相互对立依存的矛盾体。"若"犹"乃",是。"相与",相互依赖、配合。

⑮阴阳备物,化变乃生:阴、阳二气含赅于万物之中,二者相互作用,使万物生生不已。

【今译】

黄帝问他手下的辅佐大臣说：现在我一人广有天下，我要教化臣民而使之端正，斟酌衡量而使之正定，具体应该怎样做呢？果童回答说：不严明法度人民便不得治理，不端正名分则贵贱尊卑不得其正。应参照天地法则，再验证于人事。天地之间本就存在着永久不变的法则，比照于这个法则，可知晦明、阴阳、山泽、黑白、美恶等等矛盾对立体原就存在，人事也是如此。自然法则是地以静的方式来养育其德，天以运动的方式来正定名分。动静、生杀相互涵养、相辅相成。这两组矛盾体是各有名分的，它们相互依赖、相辅相成。而阴、阳二气含赅于万物之中，二者相互作用，便使得万物生生不已。

【阐述】

本段言天地法则，下段论取法于天地法则的人事规律。

这里有两个问题需要注意，一个是"均而平之"，一个是"不险（严）则不可平，不谌（审，或截）则不可正"。

"均而平之"似不应理解为均贫富，因为黄老承认"贵贱有等，贫富有差"的（按：此种观点，前面已多次见到，下文也有"贵贱必谌，贫富有等"的提法）。果童的"营行乞食"，即是在以身作则，昭示这种等级名分。

"不严则不可平，不审则不可正"，达到平正的途径便是严明法度、审定名分,进一步表明黄老思想对法家、名家的影响。严明法度、审定名分是法、是名,属于纲;"德虐相成"是术,属于目。

　　有[任一则]重,任百则輕①。人有其中,物又(有)其刑(形)②,因之若成③。黄帝曰:夫民卬(仰)天而生,侍(恃)地而食④。以天爲父,以地爲母。今余欲畜而正之,均而平之,誰敵(適)繇(由)始⑤?對曰:險若得平⑥,諶[若得正]⑦,[貴]賤必諶⑧,貧富又(有)等⑨。前世法之,後世既員⑨,由果童始。果童於是衣褐而穿⑩,負幷(缾)而變⑪,營行氣(乞)食⑫,周流四國⑬,以視(示)貧賤之極⑭。

【注释】

①有[任一则]重,任百则轻:《淮南子·主术》:"有任一而太重,或任百而尚轻",据此补"任一则"三字。此言人的能力各有等差,有的委任一事还嫌太重,有的委任百事尚觉太轻。盖黄老主张贵贱、贫富的差别决定于人的能力的大小。

②人有其中,物有其形:《淮南子·主术》作"人有其才,物有其形"。"中"与"才"形近,疑"中"为"才"字之讹。此言人的能力各有等差,这就像物的形质各自不同是一样的道理。"任一则重,任百则轻",即"人有其才"也。"有山有泽,有黑有白,有美有恶",即"物有其形"也。

③因之若成:"因",因顺、顺应。"若",乃。此言顺应人类和万物的这种特性,就能成就事功。

④夫民卬(仰)天而生,侍(恃)地而食:"卬"读为"仰","侍"读为

"恃"。仰、恃,皆仰仗、依赖之义。

⑤谁适由始:"适"犹"则",言则由谁开始。

⑥险若得平:"险"读为"严"。"若"犹"乃"。"平",治也。此言通过严明法度而使民得到治理。

⑦谌[若得正]:"若得正"三字据上文补。"正"与"平"、"等"协韵。"谌"读为"审",正也,指端正名分。

⑧[贵]贱必谌:"谌"读为"审",正也。"贵贱必审"即《荀子·王霸》之"隆礼义而审贵贱"也。

⑨前世法之,后世既员:"员"读为"陨",破坏。这是说,这种贵贱、贫富各有等差的等级制度,过去的时代一直是遵循的,而后来却遭到了破坏。从作者的角度看,"前世"当指周代以前,而"后世"则孔子所谓"礼崩乐坏"者也。从黄帝的"今余欲畜而正之,均而平之"的话来看,"员"读为"陨"是讲得通的;有人读"员"为"缘",释为"遵循",似于义未安。

⑩衣褐而穿:"褐",粗布衣。"穿",破败、破烂,作"衣褐"的补足语。

⑪负缾而峦:"缾",盛水的瓦器。"峦"读为"爕"。《说文》:"爕,漏流也",作"负缾"的补足语。

⑫营行乞食:"营行"谓到处流浪("营"是周环往来之义,这里指到处。"行",可译为浪迹、流浪)。

⑬周流四国:周游四方。

⑭以示贫贱之极:显示极度的贫贱。

【今译】

　　(果童接着说)人的能力是不相同的,有的人委任一事还嫌太重,而有的人委任百事尚觉太轻。人的能力各有等差,就如同物的形质各自不同,顺应它们的这种特性,就能成就事功。黄帝问:人民仰仗上天而得以生存,依赖大地而得以有饭吃,人们因此而把天地看作自己的父母。现在我要教化他们而使之端正,斟酌衡量而使之正定,那么应该从谁开始呢? 果童回答说:通过严明法度而使民得到治理,通过端正名分而使民归于正道,这样的话,贵与贱的等级就能得到正定,贫与富也就自然有了等差。这种贵贱、贫富各有等差的等级制度,过去的时代一直是遵循的,而后来却遭到了破坏,要恢复这种制度,可以从我本人开始。果童于是穿着破旧的粗布衣,背着残损的瓦罐,到处流浪讨饭,周游四方,用以显示极度的贫贱。

【阐述】

　　本段论述人的能力高低强弱决定了人们之间贵贱、贫富的差别。关于贵贱、贫富的等级制度,先秦各家侧重点是不一样的。老子对贵贱、高下的差别采取认同的态度,但并不极力鼓吹。孔子对此种制度的认同与鼓吹其意在恢复"礼乐征伐自天子出"的周王朝。墨子、庄子不主此说。黄老对此的认同与鼓吹其立意与孔子自有区别,尤其它主张这种区别是由人的能力高低强弱的差异所造成的,这在战国中早期特定的诸侯纷争的时代是容易被人们所接受的;刑名、势的思想在此充分地体现出来。

　　还有一点应该提出来,那就是《四经》中"贵贱"、"贫富"经常与

"贤不肖"并提（贤与不肖与能力的高与低是有内在联系的），则据此可见，黄老把贤与贵富、不肖与贱贫视为一事；因此，贵、富便是一种德赏，是"尚贤"的一种具体制度。

〈正乱〉第五

【内容提要】

本篇完整地叙述了黄帝与蚩尤战争的准备、交战、获胜、菹醢蚩尤、为民立禁等的全部过程。

本篇披露出黄老思想的几个重要方面：

一个是黄老的"王术"，即老子"用兵以奇"的思想。

另一个便是黄老"寝兵"、"销兵"的思想。

关于黄帝与蚩尤的神话，本篇记载颇为详尽。

力黑問□□□□□□□□□□□，驕[溢]陰謀①，陰謀□□□□□□□□□高陽②，[爲]之若何③？太山之稽曰④：子勿患也。夫天行正信⑤，日月不處⑥。啓然不臺（怠）⑦，以臨天下。民生有極⑧，以欲涅（淫）洫（溢），涅（淫）洫（溢）[即]失⑨。豐而[爲][殺]⑩，[加]而爲既⑪，予之爲害，致而爲費⑫，緩而爲[衰]⑬。憂桐（恫）而窘（窘）之⑭，收而爲之咎⑮；累而高之，部（踣）而弗救也⑯。將令之死而不得悔。子勿患也。

【注释】

①力黑问……,骄[溢]阴谋:"问"下脱落十一字,难以补足。然原
　文之意当是:"力黑问于太山之稽曰:蚩尤……"。"溢"字原缺,
　今补。《十大经·行守》:"骄溢好争,阴谋不祥"与此"骄[溢]阴
　谋"文例恰好相同。《荀子·不苟》:"小人能则倨傲避违以骄溢
　人"。《荀子·荣辱》:"憍泄者人之殃也"。皆此"骄溢"辞例。
　"阴谋"在《四经》中多次出现,从出现的语言环境看,黄老似把
　"阴谋"归为妄为、雄节的范围里。如《十大经·顺道》:"不阴谋,
　不擅断疑,不谋削人之野,不谋劫人之宇"、〈行守〉:"骄溢好争,
　阴谋不祥,刑于雄节,危于死亡。"

②阴谋……高阳:"高阳",传说中古代部落首领颛顼,号高阳氏,为
　黄帝之孙。此处缺文甚多,难足文意。盖蚩尤所"阴谋"者,乃
　"削野"、"劫宇"之类。

③[为]之若何:"为"字原缺,据下文"为之若何"补。

④太山之稽:一说指黄帝,一说指黄帝之师。当以前一说为是。本
　文或称其号为"太(泰)山之稽",或称其名为"黄帝",或简称之为
　"帝",其实一也。"太山之稽"所言,如"正以待天,静以须人"等
　等都出现在前后篇(比如〈观〉)黄帝的言论中。"吾将"、"我将"
　等等口气如不视为黄帝的语气,则语义难通。

⑤天行正信:天道运行确当。

⑥日月不处:日月沿着恒定的轨道不停地运行("处",停止)。

⑦启然不怠:"启",运动(《仪礼·士昏礼》注:"启,发也"。《论语·
　微子》郑注:"发,动貌")。"启然不怠",是说天道日月的运动是
　从不懈怠的。

⑧民生有极:"极",限度。此言人类对物质的索取是有限度的,也
　如同天道、日月的运行一样,遵循着盛极而衰的规律。

⑨以欲淫溢,淫溢[即]失:"即"字原缺,以意补。"即",则也。此言通过怂恿其欲望而尽其淫溢,当他淫溢到了极点时就会走向失败。

⑩丰而[为][杀]:"为"字帛书整理小组据文例补,"杀"字笔者以意补。"杀"与"丰"相反为文,并与下文之"害"协韵。"丰",丰盈、盛盈。"杀"(音 shai 晒),衰败。此言使其盛盈至极而走向衰落。

⑪[加]而为既:"加"字原缺,以意补。"既",尽也,竭也。《庄子·齐物论》:"至矣,尽矣,弗可加也"。此言增益之而使之转向衰竭。

⑫予之为害,致而为费:给予是为之使之遇到患害,施赠为了使之挥霍致殃。

⑬缓而为[衰]:"衰"字原缺,以意补。"衰"是懈怠的意思,承"缓"字而言。"衰"为微部字,与微部入声字"既"、"费"协韵。此言弛缓之而使其懈怠。

⑭忧恫而窘之:使之忧惧而困窘。然此句在文意上应与下文"累而高之"相对;"收而为之咎"与"踣而弗救"相对,协韵亦相配合。因此,疑"忧恫而窘之"读为"优桐而君之"。"优",优裕。"桐",荣耀(见《说文》)。"君",尊显。言使之优裕荣耀而尊显。

⑮收而为之咎:"收",收捕拘获。"咎",问罪,治罪。

⑯累而高之,踣而弗救也:"踣",跌倒。此言不断地使其尊显高贵,这样一旦动手倾颠他就不可挽回了。《吕览·行论》:"诗曰:将欲毁之,必重累之;将欲踣之,必高举之"即是此意。又按:以上数句,即是《老子·三十六章》:"将欲翕之,必固张之;将欲弱之,必固强之;将欲废之,必固兴之;将欲取之,必固与之"之意。老子称此为"微明",黄老则称为"王术"。

【今译】

力黑问太山稽说：蚩尤骄倨淫溢，阴谋略地，……我们拿他怎么办呢？太山稽回答说：你不必为此担心。天道中正而确当，日月也是沿着恒定的轨道不停地运行。天道、日月的运动是从不懈怠的，它们显示于人类的便是这种恒定的法则。如同天道、日月的运行一样，人类对物欲的追求是有一个极限的，也是遵循着盛极而衰的规律，所以，可以通过怂恿其欲望而尽其淫溢，当他淫溢到了极点时就会走向失败。令其盛盈至极而使之走向衰落，增益之而使之转向衰竭。多多给予他而使之贪婪遇害，尽量施赠他而使之挥霍得殃，弛缓之而使其懈怠。使之优裕荣耀而尊显，然后收捕之而治其罪；不断地使其尊显高贵，然后一旦动手倾覆他就无可救药了。这样，就会使他死到临头了都来不及反思后悔。你不必多虑。

【阐述】

本段是黄老关于"王术"思想最集中、最具体的论述；同时，也明显可以看出黄老对老子思想中"术"的一面继承得是最多的。

在黄老思想观念中，"阴谋"与"王术"是截然不同的两种概念，黄老是明确反对"阴谋"的。《史记·陈丞相世家》："始陈平曰：我多阴谋，是道家所禁。"此处的"道家"常指黄老道家。

我们前面说过，《四经》中所说的"阴谋"盖指"削野"、"劫宇"之类的"雄节",倘验证于《国语·越语下》的"阴谋逆德,好用凶器,始于人者,人之所卒也",似颇可佐证此说。

由于可以推测,"王术"在黄老思想体系中,似倾向于"雌节"的,此与老子多有相通。

力黑曰:單(戰)數盈六十而高陽未夫①。涅□蚕□,□曰天佑②。天佑而弗戒③,天地一也④。爲之若何?[太]山之稽曰:子勿言佑,交爲之備⑤。[吾]將因其事,盈其寺,軹其力⑥,而投之代⑦。子勿言也。上人正一,下人靜之⑧;正以侍(待)天,靜以須人⑨。天地立名,□□自生⑩,以隋(隨)天刑⑪。天刑不搔⑫,逆順有類⑬。勿驚[勿]戒⑭,其逆事乃始⑮。吾將遂是其逆而僇(戮)其身⑯,更置六直而合以信⑰。事成勿發,胥備自生⑱。我將觀其往事之卒而朵焉⑲,寺(待)其來[事]之逐刑(形)而私(和)焉⑳。壹朵壹禾(和),此天地之奇也㉑。以其民作而自戲也㉒,吾或使之自靡也㉓。

【注释】

①战数盈六十而高阳未夫:"战数",战斗的次数、回合。"盈",满。"未夫",帛书整理小组以为是未成年的意思,并引《新序》等书为证(《新序》:"昔有颛顼,行年十二而治天下"。《鹖子》:"昔者帝颛顼十五而佐黄帝"。《帝王世纪》:"帝颛顼高阳氏,生十年而佐少昊,二十而登帝位,平九黎之乱")。按:疑"夫"当训为"治",成也。《周礼·天官·序官序》疏:"夫者,治也"。《礼记·王制》

注:"夫,犹治也"。"未夫",即尚未成功。

②涅□蚤□,□曰天佑:"涅□",帛书整理小组以为当作"淫溢"。
"蚤"下所缺二字疑当作"服名"。此处足文疑作"淫溢蚤(早)服,
名曰天佑"。《老子·五十九章》:"是谓早服",河上公注"早,先
也。服,得也"。"淫溢早服",言其淫溢骄倨反先有所得。"服"
与"佑"、"戒"协韵("佑"为之部字,"服"、"戒"为之部入声字)。
"名曰天佑"与下文"名曰蚩尤之旌"同一辞例。此二句是说蚩尤
骄倨淫溢而反先有所得,这大概可以称作上天的佑助罢。

③天佑而弗戒:"戒"与"悈"、"骇"通。《周礼·大仆》注:"故书戒为
骇"。此言天助蚩尤故有恃无恐。

④天地一也:"天"下原衍一"官"字,今据删。此言天地都同样佑助
蚩尤。

⑤交为之备:"交",共同。此言上下一心做好准备。

⑥[吾]将因其事,盈其寺,轵其力:"吾"字原缺,下文"吾将遂是其
逆而戮其身",即此辞例辞义,据此补。"因",借着。"其",指代
蚩尤。"事",指蚩尤所做之"逆事"。"寺"读为"志"。"轵"为
"轵"字之省,读为"拊"(《淮南子·览冥》注:"轵,读楫拊之拊")。
《左传·宣公十二年》注:"拊,抚慰勉之"。"力",谓尽力做坏事。
此三句是说:我将借着蚩尤所行的逆事,满足他的欲望,勉励他
去尽力做坏事。

⑦投之代:"代"有二解。一说读为"慝",邪恶,"投之慝",即促使其
恶贯满盈。一说"代"为古地名,在北方。"投之代",即充军流放
到北方,与《诗·巷伯》:"投畀有北"句义相同。两通。

⑧上人正一,下人静之:"一"或释为"道";或读"正一"为"贞一",也
释为"道"。按:疑"一"为"之"字之缺讹。其证有三。其一,"正
之"、"静之"相对为文,与"上人"、"下人"相对为文同例。其二,

"正以待天,静以须人"正承此"正之"、"静之"而言。其三,"正之"、"静之"的"之"字都作虚词,"正"与"静"耕部协韵,倘"之"做"一",则说不可通。此言居上位的人端正己心,在下位的人静定其意。

⑨正以待天,静以须人:"须",等待。此言端正己心以待天时,静定其意以伺人事。

⑩天地立名,□□自生:疑此处所缺二字为"万物"。《道原》:"授之以其名,而万物自定"。《易·序卦》:"有天地,然后万物生焉"。《礼记·中庸》:"天地位焉,万物育焉"。皆此辞例。此言天地为之建立名分,万物随之而生。

⑪以随天刑:"天刑"即"天行",指自然运动规律。此言万物都受自然规律的支配。

⑫天刑不臶:"臶"读为"偾"。《说文》:"僨,又作饙"。《礼记·大学》注:"偾,犹覆败也"。"偾"在文部,下文"类"在物部,文、物合韵。"天行不偾",是说自然规律(天道)是永恒不败的。

⑬逆顺有类:"有类",各有分际。

⑭勿惊[勿]戒:"戒"通"诫"、"骇","勿戒"之"勿"字原缺,今补。〈姓争〉:"勿忧勿患,天制固然",是此辞例。《淮南子·谬称》:"勿惊勿骇,万物将自理"。"勿惊勿骇"即袭本经语。

⑮其逆事乃始:"始"疑读为"治"(《史记·夏本纪》:"来始滑",索隐云:"《古文尚书》作'在治忽'")。此言蚩尤倒行逆施的恶行就会得到惩治了。

⑯吾将遂是其逆而戮其身:"遂"。成就,促使。"是其逆"读为"实(寔)其逆",即使其恶贯满盈。这是说:我将促使其恶贯满盈而后杀掉他。

⑰更置六直而合以信:"更置",更换建制。"六直"疑为"六相"之

讹。《管子·五行》:"黄帝得六相而天下治,神明至。蚩尤明乎
天道,故使当时"。此谓蚩尤曾为六相之一,今欲去之,故言"更
置"。"合以信",合乎信义。此句是说,重新调整六相的建制以
真正合乎信义。

⑱事成勿发,胥备自生:"事成勿发",言一切准备就绪而不要惊动
蚩尤。"胥",不久(《列子·天瑞》〈释文〉云:"胥,少也,谓少时
也")。"备"疑读为"毙"。《易·遯》:"有疾惫也"。《释文》:"惫,
王肃作毙,荀作备"。"胥毙自生",言其不久就会自取灭亡的。

⑲我将观其往事之卒而朵焉:"卒",全部。"朵",动。此言我将考
察蚩尤往日全部的所作所为而采取行动。

⑳待其来[事]之遂刑(形)而私(和)焉:"遂",究竟、终极、结果。
"刑(形)"或释为"形成"。按疑"刑"为衍文。"待其来事之遂而
和焉"与"观其往事之卒而朵焉"为俪句。"私"当作"和"。在文
意上,"和"与"朵"(动)相对,是应和、配合的意思。在协韵上,
"和"与"朵"、"禾"、"奇"、"戏"、"靡"为歌部协韵。此句言我将静
待蚩尤把坏事做尽了再配合采取谋划行动。

㉑壹朵壹禾(和),此天地之奇也:这是说:动则考察其往事,应则静
观其来事,这是天地间的神奇妙用。"用兵以奇",盖即此也。

㉒以其民作而自戏也:"作",奋起。"戏",或训为"斗"。按:"戏"疑
读为"陒"(《汉书·杜周传》注:"陒,读与戏同")。"陒"是倒覆、
倾覆的意思。戏、陒,同为歌部字。这是说:要凭借着他的人民
自己奋起而去倾覆他。

㉓自靡:自取败亡。

【今译】

力黑说:与蚩尤交战已足足有六十次了而高阳尚未

成功。蚩尤骄倨淫溢而反先得其势,这大概可以称作上天的佑助罢。天助蚩尤所以他有恃无恐,更何况现在天地都同样佑助他。这可怎么办呢?太山稽回答说:你还是姑且不要谈什么佑助之类的话罢,我们现在需要的是上下一心做好准备。我将借着蚩尤所行的逆事,满足他的欲望,勉励他去尽力做坏事,促使其恶贯满盈。你什么也不要说。居上位的人只需端正己心,在下位的人只需静定其意;端正己心以待天时,静定其意以伺人事。天地为之建立名分,万物随之而生,并受自然规律的支配。天道是永恒不败的,逆与顺都各有分际。不要惊慌,无需恐惧,蚩尤倒行逆施的恶行就会得到惩治了。我将促使其恶贯满盈而后杀掉他,然后重新调整重要吏员的建制以真正合乎信义。一切准备就绪而不要去惊动蚩尤,其不久就会自取灭亡的。我将考察蚩尤往日全部的所作所为而采取行动,静待蚩尤把坏事做尽了再配合采取谋划行动。动则考察其往事,应则静观其来事,这是天地间的神妙作用。要凭借着他的人民自己奋起去倾覆他,我会使他自取败亡的。

【阐述】

本段继续论述太山稽灭蚩尤的"奇"和"术"。

据《管子·五行篇》说蚩尤曾是黄帝的"六相"之一,因为他"明乎天道",所以"使为当时"。而本段也有"名曰天佑,天佑而弗戒,

天地一也"的话。而黄帝在人事上的主观努力,显然摆在了应有的
位置上。

"上人正之,下人静之;正以待天,静以须人",上、下明确的分
工,这在《四经》中大约是第二次出现(第一次是出现在《十大经·
五政篇》)。

"战数盈六十而高阳未夫"一句,把"六十"作为盈满之数。而
"六十"这个数字与后世五行说是有内在联系的。

　　單(戰)盈才(哉),大(太)山之稽曰:可矣①。於是出
其鏘鉞,奮其戎兵。黄帝身禺(遇)之(蚩)尤,因而育(擒)
之。勍(剝)其□革以爲干侯②,使人射之,多中者賞。劗
其髮而建之天③,名曰之(蚩)尤之睯(旌)④。充其胃以爲
鞫(鞠)⑤,使人執之⑥,多中者賞⑦。腐其骨肉,投之苦酨
(醢)⑧,使天下龤(嗺)之⑨。

【注释】

①战盈哉,太山之稽曰:可矣:此句句式为"太山之稽曰:战盈哉,可
　矣"。"盈"通"赢"。此三句意为:太山稽说,现在已经是战胜蚩
　尤的时候了。

②剥其□革以为干侯:"革"上缺一字,或以为"肤"字。也有可能是
　"皮"字,"革"与"皮"同义。《荀子·王制》:"西海则有皮革文旄
　焉"。"皮革"与"文旄"共文与本经"文革"与"蚩尤之旌"互文例
　同。"干侯",箭靶。

③劗其发而建之天:"劗",读为"剪",剪下。古代以旄牛尾来装饰

旗竿,此处的"劗其发",则是说把蚩尤的头发剪下来以装饰旗
竿。而古代又是以兽皮来制作"干侯"(箭靶)的。所以,这里的
"剥其皮革以为干侯"、"劗其发而建之天"似是形容蚩尤"反义逆
时",如同禽兽。"建之天"是说把"蚩尤旗"高高悬挂。一说下文
"名"当做"门",属上读,"建之天门",是说把"蚩尤旗"挂在宫门
上("天门",宫殿的门)。

④名曰蚩尤之胥(旌):"胥"读为"旌",旗。《吕氏春秋·明理》论天
之异象时说:"其云状有若犬、若马……有其状若众植华以长,黄
上白下,其名蚩尤之旍"("旍"同"旌")。《汉书·天文志》:"蚩尤
之旗类彗而后曲,象旗"。

⑤充其胃以为鞠:"鞠",古代的皮球,外面包以兽皮,中间用毛来充
塞,所以这里说"充其胃"。"充",充塞、填充。《史记·卫将军骠
骑列传》:"穿域蹋鞠",司马贞索隐:"鞠戏以皮为之,中实以毛,
蹴蹋为戏也"。汉刘向《别录》:"蹴鞠者,传言黄帝所作,或曰起
战国之时。蹴鞠,兵势也。所以练武士、知有材也,皆用嬉戏而
讲练之。"

⑥使人执之:"执"或说读为"蹋鞠"之"蹋"。"执"为章母缉部字,
"蹋"为定母叶部字,声部相近。"蹋",踢也。

⑦多中者赏:"中"似指将球踢入规定的球坑内。汉代军中的蹴鞠
场,两边不设球门,而是在地上挖一些小的浅坑,即称为"鞠域"
或"鞠室"。比赛时,球被踢入"鞠域"即如同射入球门。

⑧腐其骨肉,投之苦酢(醢):"腐",糜烂、剁碎。"苦醢",加苦菜以
调味的肉酱。

⑨嗺:读为"嗦",即今之"咂"字,吸吮。

【今译】

太山稽说:现在已经是战胜蚩尤的时候了。于是陈列兵器,激励士卒,与蚩尤大战,并且擒获了蚩尤。剥下蚩尤的皮制成箭靶,令人射之,射中多的给予奖赏。剪下他的头发来装饰旗竿并将这种旗子高高悬挂,称之为"蚩尤旗"。在他的胃中用毛塞满制成皮球,令人踢之,踢入球坑多的给予奖赏。把他的骨肉剁碎,掺在加苦菜的肉酱中,令天下的人来吮吸。

【阐述】

本段写擒获并支解蚩尤的具体过程。

制靶、制旗、制球、制醢,均是形容蚩尤之如同禽兽也。食肉寝皮之说盖始于此乎?

剥皮、断发、充胃、腐其骨肉,极写其憎恨;而古人之"鬼祟"说又可见一斑。支解并醢之,是恐厉鬼之作祟也。对鬼祟的憎恨与恐惧并存,由来已久。

刑天、蚩尤似是有案可稽的最早的"叛逆者",但因为"反义逆时",最终被执掌"天道"的"帝"严惩了。后代对他们的诅咒和祭祀并存,是一种奇异的二律背反现象。

上帝以禁①。帝曰:毋乏吾禁②,毋留(流)吾醢(醢)③,毋乱吾民,毋绝吾道。止〈乏〉禁,留(流)醢(醢),乱民,绝道,反义逆时,非而行之,过极失当,擅制更爽,心

欲是行,其上帝未先而擅興兵④,視之(蚩)尤共工⑤。屈其
脊,使甘其箭,不死不生,愨(愨)爲地桯⑥。帝曰:謹守吾
正名⑦,毋失吾恆刑,以視(示)後人。

【注释】

①上帝以禁:即"以上帝禁",是说以上帝的名义向臣民设立禁规。

②毋乏吾禁:"乏",废(《庄子·天地》:"无乏吾事",《释文》:"乏,废
也"),废止、废坏。

③毋留(流)吾酭(醢):"留"、"流"古通。"流",倾倒。倾倒之则是
不恭。

④其上帝未先而擅兴兵:"先",谓先有所命(《庄子·秋水》注:"先,
谓宣其言也")。此言上帝如未先有所命便擅自兴兵。

⑤视蚩尤共工:"共工",古官狱名。在此似指代刑罚。此句是说未
受上帝之命而擅自兴兵的就要受到像蚩尤一样的刑罚。

⑥屈其脊,使甘其箭,不死不生,愨(惡)为地桯:此四句的解释,第
一,需与神话传说联系起来;第二,既已支解醢之,则不复能"屈
其脊"了。因此,此四句是神话中蚩尤化为异物所受之惩罚。又
或是制成蚩尤的模型以像其事。"甘"读为钳,穿索也。"箭"读
为俞,脊椎两旁的俞穴。"屈其脊,使钳其俞",谓披枷戴索以械
之也。《山海经·大荒南经》:"有木生山上,名曰枫木,枫木,蚩
尤所弃其桎梏"。郭璞注:"蚩尤为黄帝所得,械而杀之,已摘弃
其械,化而为树也"。"不死不生",言其模型面容沮丧也。"愨",
恭谨、伏贴。"地桯",读为地楹,地下的支柱。多种书籍记载,蚩
尤为有角的水兽,似为虬龙之属。长沙马王堆一号汉墓出土有彩
绘帛画,地下有螭虬之属支柱其间,颇疑即是"愨为地楹"的蚩尤。

⑦谨守吾正名:恭谨地遵守我所建立的制度("正",正定。"名",各
种名分制度)。

【今译】

黄帝以上帝的名义向臣民设立禁条。黄帝说:不要
废坏我所立的禁规,不许倾倒我所赐给你们的肉酱,不要
扰乱民心,不要背弃我所秉执的天道。废坏禁规,倾倒肉
酱,扰乱民心,弃绝天道,违背信义悖逆天时,明知不对却
一意孤行,违犯法度和天道,专断无常,肆意行事,未受天
命而擅自兴兵,这些都将受到像蚩尤一样的刑罚。于是
制成蚩尤的模型,使其弯曲背脊,披枷穿索,容色沮丧呆
滞,伏贴地充当地下支柱。黄帝又说:希望大家恭谨地遵
守我所建立的制度,不要离弃国家的法令,用自己的行动
示范后人。

【阐述】

本段为〈正乱〉的收尾。

对蚩尤的惩罚可谓严酷。但是这里似乎暗示给人们两个问
题:

第一,"其上帝未先而擅兴兵,视蚩尤共工"。这里确实披露出
黄老关于"寝兵"的思想。

第二,因传说蚩尤为"始造五兵"者,那么,对蚩尤的大张挞伐,
很有可能寄托有黄老"销兵"的思想。

〈姓争〉第六

【内容提要】

本篇中有"姓生已定,敌者生争"二句,故取"姓争"为篇题。

本篇记述力黑与高阳对动静、作争与不争、刑德、天道与人道、主客等等关系的讨论。

动与静、争与不争、刑与德是对立统一的辩证关系,同时,它们的依据是是否合于天道。

天道与人道,是主与客的关系;但它们之间存在着适当条件下的相互转化关系。

德赏为主、刑罚为辅的思想,是黄老学说的一大特色。

对人的主观能动性的肯定以及主客关系的相互转化,是黄老学说的另一大特色。

　高陽問力黑曰:天地[已]成,黔首①乃生。莫循天德②,謀相復(覆)頃(傾)③。吾甚患之,爲之若何?力黑對曰:勿憂勿患,天制固然④。天地已定,規(蚑)僥(蟯)畢挣(爭)⑤。作爭者凶,不爭亦毋(無)以成功。順天者昌,逆天者亡。毋逆天道,則不失所守。天地已成,黔首乃生。勝(姓)生已定⑥,敵者生爭⑦,不諶不定⑧。凡諶之極⑨,在刑與德。

【注释】

①黔首：指百姓。

②莫循天德："天德"，即下文"毋逆天道"的"天道"。《经法·论约》"不循天常"与此句近。

③谋相覆倾："谋"即《四经》所力斥的"阴谋"。

④天制固然："天制"也接近于天德、天道。"固然"，同于《庄子·养生主》"因其固然"的"固然"，指本然具有的法则。

⑤蚑蛲毕争："蚑蛲"即《经法·论》中"蚑行喙息，扇飞蠕动"的"蚑行蠕动"，指多足虫和靠身体蠕动爬行的动物。

⑥姓生已定：指各个氏族部落已经形成。

⑦敌者生争：指各个敌对的氏族部落之间发生争斗。

⑧不谌不定："谌"读为"戡"，伐正。

⑨极：准则。

【今译】

高阳问力黑说：天地已经形成，百姓也就因此而产生。很多人都不遵循天道，而且阴谋相互颠覆。我对此十分忧虑，这怎么办呢？力黑回答说：不需忧虑，也不必担心，天道自有其本然的法则。天地的格局已定，连各色的动物都在纷纷争斗。妄肆争斗者有凶殃，然而一味不争的也无成功可言。自然社会的规律便是：顺随天道的就能兴昌，违逆天道的就会败亡。不违背天道，就不会失去自己所固有持守的东西。天地已经形成，人民随之产生。氏族部落已经形成，敌对的部落之间也就随之出现争斗，不予以伐正这种争端就不会平息。而伐正的准则,便是刑罚和德赏并行。

【阐述】

本段是高阳与力黑的对话。

本段讲论了两个问题,一个是静与动的辩证关系,一个是争与不争的辩证关系。

"勿忧勿患,天制固然"是静;"不谌不定"是动。二者的辩证关系即是"刑与德"的相辅相成、兼行并举。

争是妄动,不争是无条件的一味的守静。这两者都是违逆天道的。"不争"与"争"的必要守则便是"顺天"、"与天俱行"。

刑德皇皇,日月相望,以明其当①。望失其当②,環視其央(殃)③。天德皇皇,非刑不行;繆(穆)繆(穆)天刑,非德必頃(傾)④。刑德相養,逆順若成⑤。刑晦而德明,刑陰而德陽,刑微而德章(彰)⑥。其明者以爲法,而微道是行⑦。

【注释】

①刑德皇皇,日月相望,以明其当:"皇皇",显明,昭彰。"日月相望",喻刑、德兼行并举、彼此配合(《论衡·四讳》:"十五日,日月相望谓之望")。"当",恰当。《国语·越语下》:"天道皇皇,日月以为常"与此三句意近。

②望失其当:是说刑、德二者配合不当。

③环视(示)其殃:"环",反。"示",显示,此处义犹降下。此句说
　刑、德二者配合不当,上天会反过来降灾的。《诗经·十月之交》
　所谓"日月告凶"是也。

④天德皇皇,非刑不行;缪(穆)缪(穆)天刑,非德必顷(倾):"皇
　皇"、"穆穆",美盛之义。《诗·假乐》:"穆穆皇皇"。析而言之,
　"皇皇"谓平正之美,"穆穆"言威仪之美。"天刑穆穆"与"天德皇
　皇"恰恰相对,为了与下面耕部的"倾"字协韵,改作"穆穆天刑"。

⑤刑德相养,逆顺若成:"相养",相互涵养、彼此配合。"若",乃,于
　是。"成",定。偏执于一方,则是"逆",反之则是"顺"。

⑥刑晦而德明,刑阴而德阳,刑微而德彰:古代阴阳学说,刑、臣、西
　方、月等等属阴类,德、君、东方、日等属阳类。《说文》:"望,月
　满,与日相望以朝君也"。《释名·释天》:"望,月满之名也。
　……十五日,日在东,月在西,遥相望也"。联系上句,则德赏为
　主,刑罚为辅,似为黄老刑德之旨。

⑦明者以为法而微道是行:谓秉执法度要彰明,实行道术要隐晦。

【今译】

　　刑罚与德赏昭彰显明,兼行并举,配合恰当。如果配
合失当,上天会反过来降灾的。天德平正,但没有刑罚的
配合是无法实行的;天刑威严,但没有德赏作依托也必然
倾毁。刑罚与德赏相辅相成,逆与顺也便因此而定。刑
罚属阴的范畴,因此具有微晦的特质;德赏属阳的范畴,
因此具有明彰的特质。所以,秉执法度要彰明,施行道术
要隐晦。

【阐述】

本段专论刑、德的各自特质及其相互关系。所谓特质的区别，便为具体的实施提供了原则论据，这是黄老的一大特色。两者的关系，似以德赏为主而刑罚为辅，这又是黄老的另一特色。

这两大特色，似乎都为汉初之政治所接受。

明明至微①，時反(返)以爲幾(機)②。天道環[周]，於人反爲之客③。爭(靜)作得時，天地與之④。爭不衰，時靜不靜，國家不定。可作不作，天稽環周，人反爲之[客]⑤。靜作得時，天地與之；靜作失時，天地奪之⑥。

【注释】

①明明至微：第一个"明"为动词，明了，把握。第二个"明"即上文"德明"的"明"，在此指"德"。"至"，通晓(《国语·楚语》注："至，通也"。《礼记·乐记》注："至，犹达也")。"微"即"刑微"的"微"，在此指"刑"。"明明至微"，谓明了德赏通晓刑罚。

②时返以为机："时返"，指天道运行往返的规律。这是说真正把握住德赏刑罚的关系，就要抓住天道运行的规律来作为采取行动的契机。

③天道环[周]，于人反为之客："周"字据高亨说补。下文的"天稽环周"即此之复语。"环周"，即往复运行。"天道"与"人"，在老子、黄老思想中都视之为主、客的关系。但在黄老中，它们二者是辩证和转化的关系。当恰当地发挥了人的主观能动性，主、客关系会转化的。这是说：如果人能把握天道运行的规律，及时抓

住时机,那么在天道运行当中,人就有可能反客为主。《国语·越语下》也有"天时不作,反为之客"的说法。又按:"客"在此失韵,疑"天道环周"句上有脱文。

④争(静)作得时,天地与之:此二句疑为衍文,当删。其证有三。下文"天稽环周,人反为之客"即是紧承此处的"天道环周,于人反为之客"而说的,中间不当横插此二句。其证一。再下句"静作得时,天地与之;静作失时,天地夺之"四句整齐相对,意思完整。此处赘出此二句,显系抄误。其证二。下文有"争不衰",此处的"争作得时"显系涉之而衍。其证三。又按:也可能下面的"静作得时,天地与之"为衍文。此处"静作得时,天地与之"是说"于人反之客"的。下面的"静作失时,天地夺之"是说明"人反为之客"的。

⑤天稽环周,人反为之[客]:"天稽",即上文的"天道"。此谓静、作失时,则在天道运行中,人就会又重新处于被动地位。

⑥静作得时,天地与之;静作失时,天地夺之:"与",佑助。"天地与之",乃"于人反为之客"也;"天地夺之",乃"人反为之客"也。《管子·势》:"夫静与作,时以为主人,时以为客,贵得度"与此语近。

【今译】

明了通晓德赏、刑罚的内涵以及二者之间的关系,就要抓住天道运行的规律来把握采取行动的契机。这样的话,人就能在天道运行当中反客为主。如果一味地争竞,该静时而不静,国家就无法安定治理。相反地,该动时而不动,那么在天道运行当中,人就会重新处于被动地位。

因此说,动静合时,就会得到天地的佑助;而如果动静不
合时宜,就会失去天地的佑助。

【阐述】

本段论述刑德、动静、天道与人、主与客的对立转化关系。

联系"地育德以静",则刑属动的范畴。

天道与人是主与客及主、客相互转化的关系。正确地认识和
掌握自然社会规律,人就能反客为主,处于主动地位;而这里所涉
及的具体前提便是正确处理刑与德、动与静的关系。

夫天地之道,寒涅(熱)燥濕,不能幷立。剛柔陰陽,
固不兩行。兩相養,時相成。居則有法,動作循名①,其事
若②易成。若夫人事則無常,過極失當,變故易常;德則無
有,昔(措)刑不當③。居則無法,動作爽名④,是以僇(戮)
受其刑⑤。

【注释】

①居則有法,動作循名:"居"谓静。"有法"与"循名"相对,"作"与
"动"义复,疑"作"读为"则"。

②若:乃,便。

③德则无有,措刑不当:"则",即,就。"措刑",用刑,施刑。

④爽名:是"循名"的反面。"爽"即差误,不合。

⑤是以戮受其刑:所以将被诛戮,受其刑罚。帛书小组据《管子·
势》:"其事乃不成,缪受其刑"(注:"则被诛戮,受其刑也")及《国

语·越语下》:"其事是以不成,杂受其刑"以为此句上脱"其事乃不成"一句。可备一说。"成"与"名"、"刑"耕部协韵。

【今译】

天地间的自然规律是,寒与热、燥与湿,是不能够同时并立的;而刚与柔、阴与阳,也是不能同时并行的。它们之间是相互涵养、相辅相成的对立统一关系。静时则有法则,动时则遵循名分,所以事情容易成功。至于人事规律则是变化不定的,如果超过天道所规定的准度,擅自改变常规,那么德赏就谈不上,刑罚也就不会得体。人们静时没有法则可依,动时也不遵循名分,那么结局便是被戮受刑。

【阐述】

本段从天道和人道的角度论动静。至"其事若易成"论天道,至"是以戮受其刑"论人道("人事")。

至于人道,它的守则便是:违反"天极"、"天当"(天道),动静就会无所取法;动静失当,刑、德也就因之混乱;刑德混乱,不但无功,且受刑戮。

〈雌雄节〉第七

【内容提要】

本篇阐述治国修身的两种基本态度,即雌节——和顺谦恭及雄节——炫耀傲慢。

执守雌节,便是"积德",可以给人带来福吉;依仗雄节,便是"积殃",会给人带来祸殃。

执守雌节,则无论是动是静、是先是后,都会左右逢源的。因此说,黄老的雌节与老子的"雌"是有区别的。

黄老的雌节,即是执持天道、顺时而动、与时迁徙。

    皇后屯磿(歷)吉凶之常①,以辯(辨)雌雄之節②,乃分祸福之鄉(向)③。憲敖(傲)驕居(倨)④,是胃(謂)雄節;[㤺濕]共(恭)驗(儉)⑤,是胃(謂)雌節。夫雄節者,涅之徒也⑥。雌節者,兼之徒也⑦。夫雄節以得⑧,乃不爲福;雌節以亡,必得將有賞⑨。夫雄節而數得⑩,是胃(謂)積英(殃);凶憂重至,幾於死亡⑪。雌節而數亡,是胃(謂)積德;愼戒毋法⑫,大祿將極⑬。

【注释】

①皇后屯历吉凶之常:"皇后"即皇帝,也即指黄帝。"屯历"读为

"洞历"("屯"、"洞"皆为定母字),洞彻知晓。《论衡·超奇》:"上
通下达谓之洞历"。"常",疑借假为"祥"。《国语·越语》注:
"常,象也"。《国语·周语》注:"祥,象也"。又《仪礼·少牢礼》
注:"常,吉凶之占繇"。《后汉书·窦武传》注:"祥,吉凶之先见
者"。常、祥同为阳部字,声纽亦近。此并为二者相假之证。这
句是说黄帝能够洞彻吉凶的先兆。

②雌雄节:这是古人关于治国修身的两种基本态度。举凡守愚持
拙、光而不耀、进退有节不敢为先、不自大骄人、谦卑逊下、静而
不争等等,均属雌节的范畴;相反,则为雄节。道家多主雌节,
《老子》、《文子》、《淮南子》均有关于雌节、雄节的论述。而观察
《四经》中关于刚与柔、争与不争的论述,可知黄老道家的"雌节"
与《老子》的"守其雌"的"雌"概念并不完全相同(如"刚不足以,
柔不足恃"、"作争者凶,不争亦无以成功"等等)。

③乃分祸福之向:能够分清祸福的方向所在。《四经》"吉凶"、"雌
雄"、"祸福"连言时,都是"吉"、"雌"、"祸"在前,无一例外。

④宪傲骄倨:"宪"通"显"。显谓自耀,傲谓自是,骄谓自伐,倨谓不
逊。主雌节的道家《老子》有与此相关的论述,如"圣人……光而
不耀"(五十八章)、"不自见,故明;不自是,故彰;不自伐,故有
功"(二十二章)、"自见者不明,自是者不彰,自伐者无功"(二十
四章)。《荀子·不苟》:"小人能则倨傲避违以骄溢人"亦与此句
义近。

⑤[晃湿]恭俭:"晃湿"二字原缺,今据〈顺道〉"晃湿恭俭"补。
"晃",读为宛,顺也。"湿",读为燮,和也(《说文》:"燮,和也。
读若湿")。宛燮,即和顺也。《淮南子·本经》:"太清之始也,
和顺以寂漠"。又〈本经〉:"委而弗为,和而弗矜"。《说文》:
"㑻,读若委"。则"晃湿"即〈本经〉的"委和"也。"恭俭",恭敬

谦卑(《荀子·非十二子》注:"俭然,自卑谦之貌")。《淮南子·泰族》:"恭俭尊让者,礼之为也。"

⑥涅:读为盈。呈声、盈声之字古多通用,如逞与盈、经与缢、桯与楹等等,不烦赘举。盈,自满。《周易·谦》:"天道亏盈而益谦,地道变盈而流谦,鬼神害盈而福谦,人道恶盈而好谦。谦者,一物而四益者也;盈者,一物而四损者也"。本经"盈"、"兼(谦)"对文与《易·谦》辞例相同。

⑦兼:读为谦。

⑧以:如,如果(训见《古书虚字集释》)。下文"雌节以亡"的"以"义同此("亡",谓损失)。

⑨必得将有赏:"得"字形近"将"而误衍。"有赏",谓有善报(《墨子·经上》:"赏,上报下之功也"。《礼记·祭法》注:"赏,赏善")。

⑩雄节而数得:"而",同前文"以",如果。"数得",屡有所获。

⑪几:接近。

⑫法:古与"废"通。

⑬大禄将极:大福将至。

【今译】

　　黄帝能够洞彻吉凶的先兆、辨析"雌节"与"雄节"这关于治国修身的两种基本处世规则,所以能够分清导致福祸的原因所在。举凡自我炫耀、自以为是、自我夸伐、倨慢不逊,都称之为"雄节";举凡宛顺、温和、谦恭、卑让的,都称之为"雌节"。所谓"雄节",大抵属于自满的范畴;所谓"雌节",大抵属于谦逊的范畴。依仗"雄节",假使偶有所得的话,并不意味着即是福吉;立足于"雌节",

如果一时有所损失的话,那么最终也必然会有善报的。如果依仗"雄节"屡有所获,那也只能视为积累祸因,最终是忧虑凶险并至而濒于死亡。如果立足"雌节"而常有所失,这正是积累福德的过程;谨慎地戒备自己而不背离"雌节",大福就必然会来至。

【阐述】

本段是关于雌节和雄节的划分和界定,并论述执守雌节和雄节的不同终局。

这里,有两个问题需要弄清:

一个是作者虽然像老子道家一样倾向于雌节,但联系《四经》全书,可知作者所说的"雌节"与《老子》的"雌"并不完全相等。

另一个是本段强调了积累和转化的过程,即"积殃"、"积德";而积累是转化的必要前提。因此,积累和转化,便是"刚不足以"的根据;离开了积累和转化的前提,"柔不足恃"的界说才获得合理性。

凡彼禍難也,先者恆凶,後者恆吉①。先而不凶者,恆備雌節存也②。後[而不吉者,是]恆備雄節存也。先亦不凶,後亦不凶,是恆備雌節存也③。先亦不吉,後亦不吉,是恆備雄節存也。

【注释】

①凡彼祸难也,先者恒凶,后者恒吉:"祸难"疑当作"祸福"。今试说五证以明之。其一,此"祸福"即承上"积殃"、"积德"而言,因此下文说"观其所积,乃知祸福之向"。其二,此"祸福"系联前后之"祸福之向"。其三,此"恒凶"承"祸"而说,"恒吉"接"福"而言。其四,此处的"祸福"、"凶吉"、"雌雄"连言,正是呼应上段的"吉凶"、"雌雄"、"祸福"。其五,"福"为职部字,"吉"为质部字。职、质合韵。倘作"祸难",则"恒凶"、"恒吉"无所系属。"恒凶"、"恒吉"的"恒"讲的是普遍规律,可释为"一般情况下"。道家主张"后而不先"的观点都是一致的,始源于老子。《老子》:"是以圣人后其身而身先"(七章)、"欲先民,必以身后之"(六十六章)、"不敢为天下先"(六十七章)、"用兵有言,吾不敢为主,而为客;不敢进寸,而退尺"(六十九章)。《四经》:"圣人不为始"(《称》)、"大庭氏之有天下也……常后而不先……弗敢以先人"(《十大经·顺道》)。最新公布的帛书《缪和》:"圣君之道……[谦]德而好后"、《昭力》:"用兵而弗先"等等。"先"谓先发,"后"谓后动。

②先而不凶者,恒备雌节存也:上文"先者恒凶"讲普遍,此处"先而不凶"讲特殊。普遍规律是先动者恒凶,而之所以还会发生"先而不凶"这种特殊情况,是因为"恒备雌节存也"。"恒备雌节存"是一个兼语式(语言上的术语),"雌节"既做"恒备"的宾语,又做"存"的主语,即"恒备雌节,雌节存也"。

③先亦不凶,后亦不凶,是恒备雌节存也:上文"先者恒凶,后者恒吉"是说普遍、说永恒;以下则言特殊、言变化。"先而不凶"等等是第一种变化,"先亦不凶,后亦不凶"等等是第二种变化。总而言之,执守雌节,便能左右逢源。《淮南子·原道》也说:"夫执道理以耦变,先亦制后,后亦制先"。可见"雌节"具有守道与应变

这样双重的内涵。

【今译】

关于祸福的趋向,凡是先动者大抵都有祸凶,而后发者一般都有福吉。然而有时也会发生先动而无凶祸的特殊现象,这是因为恒久地执守雌节、雌节不失的缘故。有时也会发生后发而无吉福的特殊现象,这是因为顽固的依恃雄节、雄节未去的缘故。有时还会出现先动也无凶祸、后动也无凶祸的特别情况,这也是恒久地持守雌节、雌节不失的缘故。有时又会出现先发也无吉福、后发也无吉福的特别情况,这仍是顽固的依恃雄节、雄节未去的缘故。

【阐述】

本段论先后与雌雄节及先后、雌雄节与祸福、吉凶的关系。

从本段原文及注文中所引老学诸语,可以给我们这样几点启示:

一、雌节、雄节是两个大的范畴,雌节这个大的范畴下所统摄的是柔、后、静、退、谦、弱、不争,等等;雄节这个大的范畴下所统摄的是刚、先、动、进、骄、强、作争,等等。

二、从《四经》中"柔不足恃"、"不争亦无以成功"、"后而不吉"等来看,黄老的"雌节"应该是包含着守道("执道理")与应变("耦变")这样的双重意思的,也即《淮南子》所说的"执道理以耦变"。

"执道理"其实就已包含着"耦变"了；雌节即是守道应变；守道应变，则或刚或柔、或先或后，相互参用或互为消长、或兼行并举，皆运用自如。因此，我们根据《四经》，可为黄老的雌节、雄节做一界定："雌节"即是守道顺时（应变即顺时而动），"雄节"即是背道逆时。

三、雌雄节与吉凶关系的探讨，为道家所重。除《四经》外，如帛书《系辞》说"刚柔相遂而生变化，是故吉凶也者，得失之象也"、"刚柔杂处，吉凶可识"，等等。

凡人好用雄節，是胃（謂）方（妨）生。大人則毀，小人則亡[1]。以守不寧，以作事[不成。以求不得，以戰不]克。厥身不壽[2]，子孫不殖[3]。是胃（謂）凶節，是胃（謂）散德[4]。凡人好用[雌節]，是胃（謂）承禄[5]。富者則昌，貧者則穀[6]。以守則寧，以作事則成。以求則得，以單（戰）則克。厥身則[壽，子孫則殖。是謂吉]節，是胃（謂）綿德[7]。故德積者昌，[殃]積者亡，觀其所積，乃知[禍福]之鄉（向）[8]。

【注释】

①大人則毀，小人則亡："大人"指统治者、在上位者、"富者"。"小人"指老百姓、在下位者、"贫者"。孔子儒家以大人、小人或君子、小人分别与统治者、老百姓及有德者、无德者两相对应，如《论语·季氏》："小人不知天命而不畏也，狎大人"，又《论语·颜渊》："君子之德风，小人之德草"。这一点是有差异的。

②厥身不寿："厥"，其。

③子孙不殖："殖"，昌盛、繁衍。《国语·晋语》："同姓不婚，惧不殖也"，《左传·僖公二十三年》："男女同姓，其生不蕃"。殖、蕃意思是一样的。

④散德：失德。

⑤承禄：得福。

⑥谷：赡养。"贫者则谷"，谓贫者可以得到足够的衣食供养。

⑦绔德："绔"读为"洿"，犹本书"绡传"之"绡"读为"渝"也。《广雅·释诂三》："洿，聚也"。洿又通作污、汙。聚德正与上文之"散德"对言。

⑧观其所积，乃知祸福之向："所积"，谓或积殃、或积德。《淮南子·原道》："观其所积，以知祸福之乡（向）"。

【今译】

大抵好用雄节的，都可以说是有害于生存。作为统治者则会毁灭，作为一般百姓则会亡身。采用雄节，守国则不安，做事则不会有成功，求取则无获，征国则不胜。其自身不会长寿，子孙也不会蕃衍。所以这种雄节实为"凶节"，结果是在散失其德。而大凡好用雌节的，都可以说是在承接福禄。作为在上位的富者会因之昌盛，作为在下位的贫者会因之得到足够的衣食供养。采用雌节，守国则安，做事则成功，求取则有收获，征战则胜。不但其自身会长寿，子孙也会蕃衍。所以这种雌节实为"吉节"，结果便是积聚其德。因此说，积聚其德的会昌盛，积

累祸殃的会灭亡。考察他是积殃还是积德，便可以预测
祸福的趋向了。

【阐述】

　　本段具体论述雌雄节与守、战、做事、求、寿、殖等的因果关系。

　　雌节便是聚德、聚福，雄节便是散德、积殃。我们前面已为"雌
节"做了界定，那么，"德"的界定就应同于《释名·释言语》里所说
的"德，得也；得事宜也"。

〈兵容〉第八

【内容提要】

本篇论述关于古代军事战争所应遵循的守则。

动员战争、指挥战争、赢得战争,必须考察并顺应天时、地利、人心,否则会自取其祸。

除严格顺守天道外,还要准确及时地把握机宜,这便是"因时秉宜"。当机立断、趋时取福,是战争中的重要策略。这是由"有夺有予"的天道所决定的。

兵不刑天①,兵不可動;不法地,兵不可昔(措)②;刑法不人③,兵不可成。參□□□□□□□□□□之,天地刑之,聖人因而成之④。聖人之功,時爲之庸⑤,因時秉[宜]⑥,[兵]必有成功。聖人不達刑⑦,不襦傳⑧。因天時,與之皆斷;當斷不斷,反受其亂⑨。

【注释】

①兵不刑天:"刑天",取法天道。谓知天时也。

②不法地,兵不可措:"法地",取法地道。谓知地利。《礼记·中庸》注:"措,犹用也"。按:措与用义同,疑本即作"用",因"用"与"措"义同,故讹为"措"也。"动"、"用",东部协韵。

③刑法不人:疑因"刑"字与"法"同训且常常并举而误衍。"法不

人"当作"不法人"。"兵不刑天"、"不法地"、"不法人"文势相贯。
"法人",取法人道。谓知人事。《十大经·前道》:"上知天时,下
知地利,中知人事"即此。《鹖冠子·兵政》:"用兵之法,天之,地
之,人之",亦同此。

④参□□□□□□□□之,天地刑之,圣人因而成之:此文可
先参考《国语·越语下》的一段话以补足,它在论"死生"时说:
"人自生之,天地形之,圣人因而成之"。"生"、"形"、"成",耕部
协韵。则此处论"兵功"当亦是"……人生之,天地刑之,圣人因
而成之"。"刑",制(《荀子·臣道》杨倞注),即掌握。这是说:兵
功是由人为的,由天地所主宰,圣人因顺天道、地道、人道而顺成
其功。揣其文意,前面的足文大约是"参于天地,稽之圣人"。下
文"天地刑之,圣人因而成之"即呼应此二句。其证一。"人"为
真部,与"生"、"刑"、"成"为真、耕合韵。其证二。

⑤圣人之功,时为之庸:"庸",用。这是说:圣人之所以能成就兵
功,是因为其能把握时宜并为之所用。

⑥因时秉[宜],[兵]必有成功:"宜"字原缺,今补。《经法·君正》:
"宜之生在时,时之用在民","时"、"宜"共文与此同例。"秉宜"
即"持宜",《十大经·成法》:"持民之所宜",即此。"因时秉宜",
是说因顺天时把握机宜。"兵"字原缺,帛书整理小组隶定此字
为"是"。按:当作"兵"。"兵必有成功"即下文"兵有成功"。

⑦达刑:刑罚不当。详见前注。

⑧襦传:即"渝转",谓犹豫反复、背盟弃约。详见前注。

⑨因天时,与之皆断;当断不断,反受其乱:见前注。

【今译】

　　不懂得天时,就不可以兴兵;不懂得地利,就不能指

挥作战;不了解人事,就不会取得战功。因此必须考察天时地利,并且取法于圣人之道。兵功是人为的,但它由天地主宰着,圣人因为能够因顺天道、地道、人道所以能成就其功。而圣人的成功,就是因为把握了时宜并为之所用。因顺天时而把握时宜,作战就能够成功。作为圣人,他们能够恰当地掌握军纪刑法,而且处事果决不背信弃义。而关键的是,要顺应天时,当机立断;该果断的时候却犹豫不决,反而会自取其祸。

【阐述】

　　本段论述军事战争,必须取法天道、地道、人道,也就是说要考察天时、洞晓地利、衡量敌我力量的对比。

　　而关键还在于"因时秉宜"。顺应天时,这是纲,是守则;"秉宜",则要求主动出击,掌握机宜。"因时",除顺应天时外,还包含着"待时"、"相时"的意思;然时机稍纵即逝,所以强调"秉宜",准确、迅速、果决地抓住战机。"因时"强调客观,"秉宜"则侧重主动。

　　天固有夺有予,有祥[福至者也而]弗受,反隋(随)以殃①。三遂绝从,兵无成功②。三遂绝从,兵有成[功]③。□不乡(飨)其功,环(还)受其殃④。国家有幸,当者受央(殃);国家无幸,有延其命⑤。莆莆陽陽⑥,因民之力,逆天之极,有(又)重有功,其国家以危,社稷以匡⑦,事无成功,庆且不乡(飨)其功⑧。此天之道也。

【注释】

①有祥［福至者也而］弗受，反随以殃："福至者也而"五字原缺，今以意补。这一段话，是承上"因天时，与之皆断；当断不断，反受其乱"而说，是黄老关于趋时取福的重要界说。《称》云："圣人……不为得，不辞福。因天之则，失其天者死"。《国语·越语下》说："得时不成，反受其殃"，又云："得时无怠，时不再来。天予不取，反为之灾。嬴缩变化，后将悔之"。《意林》卷一引《太公金匮》说："且天与不取，反受其咎；时至不行，反受其殃"。《文子·符言》："遵天之道……不弃时，与天为期。不为得，不辞福，因天之则。"最新公布的帛书《缪和》也说："古之君子，时福至唯取，时亡则以须……走（趋）其时唯恐失之。故当其时而弗能用也，至于其失也……何无悔之有？……贲（奔）福而弗能蔽（当机立断去取得谓之"蔽"）者害，［辞］福者死。故其在时也……夫福之于人也，既（即）焉不可得而贲（奔）也……言于（如也）能贲（奔）其时，慎（疑"悔"字之讹）之亡也。"上述都是关于福至而取的顺天之则的意思。

②三遂绝从，兵无成功："遂"读为"隧"，道。"三道"即上文"刑天"、"法地"、"法人"的天道、地道、人道。《淮南子·兵略》说："将者必有三隧、四义、五行、十守。所谓三隧者，上知天道，下习地形，中察人情"。高诱注："凡此三事者，人所从蹊隧"。"从"，顺，因顺。"三隧绝从"，谓拒绝因顺天道、地道、人道。

③三遂绝从，兵有成［功］：上文言"兵无成功"，此言"兵有成功"，是相反为文。则此处"绝从"的"绝"字当有误，故余明光隶定此字为"孜（务）"，在文意上是讲得通的。"三隧务从"，即务必因顺天、地、人三道。

④□不乡（飨）其功，环（还）受其殃："飨"通享，义犹受。"功"谓天
予之功。所缺之字当为假设词，是"如果"的意思。这是说如果
不能顺受天予之功的话，会反过来自取其祸。

⑤国家有幸，当者受殃；国家无幸，有延其命：国家幸运，则战争的
肇事者本人受到惩罚；国家不幸，则战祸的肇事者却依然在位。

⑥莤莤阳阳：读为"沸沸汤汤"。《山海经·西山经》："……其源沸
沸汤汤"。在此比喻声势浩大。

⑦社稷以匡：天下惶乱不安。

⑧庆且不飨其功："庆"，庆赏、颁赐。"且"，仍然。此是说庆赏虽多
仍然不能享受天功。"沸沸汤汤"、"庆且不享其功"即《经法·六
分》的"费多而无功"，恰与《十大经·顺道》的"用力甚少，名声章
明"相反。

【今译】

有剥夺有赐予这是天道本然具有的客观规律，天赐
祥福如不能顺而受之，结果只能是反受其祸。如果拒绝
因顺天道、地道、人道，则不会有兵功。如果因顺天时、地
利、人心，就会有兵功。如果不能顺受天赐之功的话，会
反受其殃的。倘使国家幸运，则战争的首先发动者本人
会受到应有的惩罚；假使国家不幸，那么战祸的肇事者会
仍然高居其位。如果统治者声势浩大地去发动战争，借
助于民力去违反天道，再加上好大喜功，那么其结果便是
国家危险，天下惶乱不安，做事不会成功，庆赏虽多也仍
然不会有兵功。天道决定了这一切。

【阐述】

本段论述了两个问题,即"三遂"和"予夺"。

因顺天道、地道、人道,也即顺应天时、地利、人心,就会取得兵功;不顺应天时、地利、人心,就不会有兵功。

以因顺三"道"为依据,要做到当机立断、趋时取福。福至而取、不取则失,是"当断不断,反受其乱"的有力根据。这一方面仍属"雌节"的范畴,也更可见黄老的"雌节"与老子道家的"雌"有着很大的区别;黄老的"晃湿恭俭"与儒家的"温良恭俭让"更有着本质的区别。

〈成法〉第九

【内容提要】

本篇先论守道,次论"道"的内涵,最后论述"道"的外延。这是"成法"的全部内容。

"循名复一",即是守道。"握一以知多"等,即是守道的实际意义。

而道的"察于天地"、"施于四海"等语,可以看出黄老学家"道"的一统观念;而〈成法〉篇的主旨,可以概括为"为民立极"。

黄帝問力黑:唯余一人,兼有天下,滑(猾)民將生,年(佞)辯用知(智)①,不可法組②,吾恐或用之以亂天下。請問天下有成法可以正民者? 力黑曰:然。昔天地既成,正若有名,合若有刑(形)③,[乃]以守一名④。上捡之天⑤,下施之四海⑥。吾聞天下成法,故曰不多,一言而止。循名復一⑦,民無亂紀。

【注释】

①佞辩用智:"佞辩",即阿谀谄媚、花言巧辩之徒。"用智"运用机谋。此与《老子》的"绝圣弃智"的思想有相通之处。

②不可法组:"法组"读为废沮,遏止之义。

③正若有名,合若有形:此二句是相互为文的写法。"若",于(训见

《古书虚字集释》)。"有",词头,无义。此二句即为"正形于名,合名于形",言以名正形、使形名相合。

④［乃］以守一名:"乃"字原缺,以意补。"以"用。"守一",即下文的"守一",谓执守大道。"名",称呼、命名。这是说:这种以名正形、使形名相符的原则就称为守道。

⑤上捡之天:"捡"读为"淦",与"淫"义同。《说文》:"淦,水入船中也。或作捡"。则"淦"为浸入之义。段玉裁注云:"淦者,浸淫随理之意"。又《说文》:"淫,浸淫随理也"。则"淦"、"淫"同义。《释名・释言语》:"淫,浸也"。淦、淫,同为侵部字。淫即溢。《经法・名理》用"建于地而溢于天"来形容"道",与此相同。是此"捡(淦、淫)于天"即〈名理〉的"溢于天"。

⑥下施之四海:"施",延及。这是说:"道"可以上浸入于天,下延及四海。

⑦循名复一:循求事物的名形而总归于道。

【今译】

　　黄帝问力黑说:我一人广有天下,刁巧的乱民就会出现,那些阿谀谄媚、花言巧辩之徒也会苦心孤诣地运用权谋,实在是难以遏止,我担心人们会群起效尤以乱天下。请问天下有没有既定的法则来端正民心? 力黑回答说:有的。昔日在天地已经形成时,万物都是通过名分来正定其形质并且使形名相符,这种以名正形、使形名相符的原则就称为执守大道。这种大道,上可溢于天而下可延及四海。据我所知,天下的这种既定法则本不需过多描述,一句话就可以概括了,这便是:循求事物的名形而总归于"道"。这样的话,天下百姓就不会违法乱纪了。

【阐述】

本段为治理天下的"成法"做界定。

"循名复一"便是所谓成法。"正若有名,合若有形"即为"循名";而"循名"即为"复一"或"守一"的具体体现。

"成法"一词的提出,与我们前面所提及的"稽"、"极"、"则"等等用意都是相同的,它反映了战国中早期一种宇宙人生律令亟待建立的客观事实;同时,在哲学理论上,一统格局的构筑,似乎是黄老学家试图努力的。

黄帝曰:請問天下猷(猶)^①有一虖(乎)?力黑曰:然。昔者皇天使馮(鳳)下道一言而止^②。五帝用之^③,以杚天地^④,[以]楼(揆)^⑤四海,以壊(懷)^⑥下民,以正一世之士^⑦。夫是故毚(讒)民皆退,賢人減(咸)起^⑧,五邪^⑨乃逃,年(佞)辯乃止。循名復一,民無亂紀。

【注释】

①犹:可(训见《尔雅·释言》)。

②昔者皇天使冯(凤)下道一言而止:"皇天",上天。"冯",帛书小组读为"凤",认为是古代神话中的天帝使者,并以殷墟卜辞中有祭祀"帝史(使)凤"为证。按:"风"、"凤"古本一字。古籍中,飞廉、风、风伯、风师、屏、屏翳、凤等等,为同物异名,皆是同音或一

音之转,均指天帝使者,颁布号令者。《楚辞·离骚》:"后飞廉使奔属";王逸注:"飞廉,风伯也。风为号令。"洪兴祖补注:"《吕氏春秋》曰:风师曰飞廉。应劭曰:飞廉,神禽。晋灼曰:飞廉,头如雀。《河图帝通纪》曰:风者,天帝之使,乃告号令"。梵语谓"风"为"吠蓝"(见《一切经音义·卷六》)。朝鲜语谓"风曰孛缆"。《洛神赋》:"屏翳收风"(又作"萍翳、萍")。《史记·秦本纪》谓"飞廉"之先人号"鸟俗氏"。《周礼·大宗伯》有祭祀"风师"之说,与卜辞相合。古籍中,谓"风"为天地之使所以发号令的说法比比皆是(见《经籍纂诂》"风"字条)。而《史记·秦本纪》中谓"飞廉善走"。古人将风、雨、雷、云拟人化,说成是传达上天旨意的诸神、使者。所以风伯便是疾行善走、传达天帝命令的头如雀的神鸟。然而,"飞廉"之合音即为风、屏、萍、冯,则此处"皇天使冯"的神话传说及音假字的运用,似乎与楚俗很有些瓜葛。"一言",指代"道"。"而止"即"而已"(《孟子·公孙丑上》:"可以止则止",《论衡·知实》引作"可以已则已")。

③五帝用之:"五帝",传说中的上古帝王。关于五帝,有这样几种解释:1. 黄帝、颛顼、帝喾、唐尧、虞舜。这是《世本》、《大戴礼记》、《史记·五帝本纪》中的说法。2. 太皞(伏羲)、炎帝(神农)、黄帝、少皞、颛顼。见于《礼记·月令》。3. 少昊(皞)、颛顼、高辛(帝喾)、唐尧、虞舜。见《尚书序》《帝王世纪》。近人则认为,五帝,是统指原始社会末期各部落或部落联盟的首领。

④以机天地:"机"读为"八"。《说文》:"八,别也"。"以八天地",即以辨别天地万物。

⑤揆:料理。

⑥怀:安抚。

⑦以正一世之士:"正",端正。"士",知识分子。《汉书·食货志》:

"士、农、工、商,四民有业。学以居位为士"。

⑧谗民皆退,贤人咸起:"谗民",无德者,即上文之"佞辩用智"之
　类。"贤人",有德者。"咸",都。"起",起(启)用。

⑨五邪:"五"是虚数,"五邪",泛指各种淫邪。

【今译】

黄帝说:请问天下可有"道"吗?力黑回答说:有的。
过去天帝曾派风伯飞下传道,上古的帝王们采用它来辨
别规范天地万物,并料理斟酌四海之事,且用它来安抚百
姓、端正了一代知识分子。因此,品行败坏的人统统屏去
不用,有德行的人一律被启用,各种淫邪销声匿迹,谄谀
巧辩之风方才止息。循求名形而复归于道,人们不再违
法犯纪。

【阐述】

上段论"成法",即"守一"("一"谓"道");本段则论"一",即
"道"的具体作用。

首先指出"道"来自上天,确立了"道"的至高无上的地位。

然后继之以史实,表明道的确实可行性。

本段有这样几个问题应该引起注意:

其一,作为天帝使者、传布上天号令的"冯"的传说及音假字的
使用,与《楚辞》属同一区域的习用语。

其二,对"佞辩"的力斥,则可见战国的游说纵横之风已经滥
觞。

其三,"正一世之士"及上段的"佞辩用智"。"用智"与"佞辩"同文,显然视"用智"与"佞辩"同例,一样是被排斥的。这与老、庄的"绝圣弃智"、"去智与故"相同。

黄帝曰:一者,一而已乎? 其亦有長乎①? 力黑曰:一者,道其本也,胡爲而無長②? □□所失,莫能守一③。一之解,察于天地;一之理,施于四海④。何以知□之至,遠近之稽⑤? 夫唯一不失,一以騶化⑥,少以知多。夫達望四海⑦,困極上下⑧,四鄉(向)相枹(抱)⑨,各以其道⑩。夫百言有本,千言有要,萬[言]有蔥(總)⑪。萬物之多,皆閲一空⑫。夫非正人也⑬,孰能治此⑭? 罷(彼)必正人也,乃能操正以正奇⑮,握一以知多,除民之所害,而寺(持)民之所宜⑯。綜凡守一⑰,與天地同極⑱,乃可以知天地之禍福。

【注释】

①一者,一而已乎? 其亦有长乎:上面的"一"即前文"守一"的"一",指"道"。后面的"一"即前文"一言而止"的"一言",即"循名复一"。下文"一者,道其本也"即呼应此文。"亦",还。"长",多出,指更多的含义(《国语·齐语》注:"长,益也"。《汉书·严安传》注引张晏:"长,进益也")。"一"与"长"相互为文,"一"谓"少","长"谓"多"。下文"少以知多"、"握一以知多"等等议论,皆是就此而发。这是说:"道",莫非就仅仅是一句话吗? 它还包含有更多的意思吗?

②一者,道其本也,胡为而无长:"一"指上文的"一言"。"道"犹言、

说。"本",根本。"胡为",何为,怎么。这是说:"循名复一"这一
句话说的仅是"道"的根本,怎么能没有更多的含义呢?

③□□所失,莫能守一:所缺二字未明,依文意及下文"绋凡守一"
的"凡"与"一"对举例盖当作"凡有所失"。谓诸事所以有失误,
因为不能执守大道的缘故。

④一之解,察于天地;一之理,施于四海:"解",踪迹(《广雅·释诂
三》:"解,迹也")。"察"通"际",达到。这是说,道的踪迹,可以
至于天地;道的妙理,可以延及四海。《淮南子·原道》:"是故一
之理,施四海;一之解,际天地"与此文完全相同,显袭此文。又
《管子·心术下》:"是故圣人一言解之,上察于天,下察于地",
〈内业篇〉:"执一不失,下极于地,蟠满九州"。《文子·道原》:
"故一之理,施于四海;一之椴,察于天地"。皆是由本文化出。

⑤何以知□之至,远近之稽:所缺之字帛书小组佚书本隶定为
"纵"。然作"纵"则辗转难通。疑当作"一"。下文"达望四海,困
极上下"皆是形容道的至极。"至",至极,即"困极上下"也。
"稽"与"至"同义(《庄子·逍遥游》释文引司马云:"稽,至也")。
"稽"谓"达望四海"也。这是说:怎样知道"道"的高下远近的至
极呢?

⑥一以驺化:"驺"读为"趋",促使。这是说通过"道"促使事物发生
变化。

⑦达望:通观、遍览。

⑧困极上下:穷极天地。

⑨四向相抱:"相抱",相合,算在一起。"四向相抱",即东、西、南、
北,哪一方都算上。

⑩各以其道:天地四方,无论何事何物都按照其自身规律存在和运
动着。

⑪百言有本，千言有要，万[言]有总："本"，根本。"要"，概要。"总"，总括。临沂银雀山汉简第463号也有此数语。

⑫万物之多，皆阅一空："之"，虽（《孟子·离娄下》："天之高也，星辰之远也"。赵岐注："天虽高，星辰虽远"。是"之"犹"虽"）。"阅"，持，掌握。《老子》"以阅众甫"注："阅，秉也"。《淮南子·俶真》："此皆生一父母而阅一和也"，注："阅，总也"。此"总"即总持、总掌之义。"空"读为"孔"。"一孔"指道。此言万物虽多而皆由道所总掌。《文子·道原》、《淮南子·原道》皆有"万物之总，皆阅一孔；百事之根，皆出一门"之语。

⑬正人：行端德美之人。指圣人。

⑭治此：谓总理天下万物万事。

⑮操正以正奇：第一个"正"谓正道（《礼记·玉藻》疏："直而不邪谓之正"）。第二个"正"谓矫正。"奇"，淫邪不正。此谓秉持正道以矫正各种淫邪之事。

⑯除民之所害，持民之所宜：《淮南子·主术》："防民之所害，开民之所利"与此语近。

⑰绔凡守一："绔"字，帛书小组经法本以为"裸"之异体，读为"抱"；帛书小组佚书本以为当作"缵"（总），并以《淮南子·要略》："总要举凡"为证。保、总，意思相通（如同"阅"训为秉、总也）。"抱凡"、"总凡"，皆谓总持万物也。此句说执守大道以总理万物。

⑱与天地同极：谓效天地之法则。

【今译】

　　黄帝问："道"，莫非就仅仅是一句话么？它还包含有更多的意思吗？力黑回答说："循名复一"这一句话是就

"道"的根本而言的,怎么能没有更多的含义呢? 诸事所以有失误,就是因为不能执守大道的缘故。"道"的踪迹,可以至于天地;"道"的妙理,可以延及四海。然而,怎么知道"道"的高下远近的至极呢? "道"促使了万物发生变化,由少到多、一以知百。通观四海,穷极天地,天地四方,无论何事何物都在按照其自身规律存在和运动着;无论是千言还是万语也都有着其根本和总纲。但是,万物虽多却都是由"道"所总掌。如果不是行正德美的人,谁又能够代表天道去总理天下万物万事呢? 必须是这样的圣人,才能够秉持正道以矫正邪道,把握大道去处理各种复杂事务,除去有害于人民的东西,而保持适宜于人民的东西。执守大道以总理万物,取效天地的法则,这样就可以懂得天地之间祸与福的所在了。

【阐述】

上段论"道"的内涵,本段论"道"的外延。

天地、四海、上下、远近、四方、百、千、万等,皆纳于"一";"一"即道统,道的统摄,"为民立极"的味道极足;而〈成法篇〉的主旨也即在此。

〈三禁〉第十

【内容提要】

本篇论述的是关于天道、地道、人道这三道的禁忌。

首论地道的禁忌,认为君主应该正确处理务农耕与兴徭役的关系,尊重自然规律。

次论人道的禁忌,特别强调应该"刚柔相济",即"刚不足以,柔不足恃"。这个界说,充分发展了老子道家思想,也为后世道家如《淮南子》所继承。

最后论述天道的禁忌,强调在取法自然法则的基础上,"王公慎令,民知所由"。

行非恆者,天禁之①。爽事,地禁之②。失令者,君禁之③。三者既修,國家幾矣④。地之禁,不[墮]高,不曾(增)下⑤;毋服川⑥,毋逆土⑦;毋逆土功⑧,毋壅民明⑨。

【注释】

①行非恒者,天禁之:行事没有一定的准则,为天道所禁。"天"即下文的"天道"。此一"禁",总就民、君而言。

②爽事,地禁之:"爽",差、违。"事",指农事、徭役。"地"即下文的"地之禁"的"地",指地道。此谓违背务农事起徭役的规律,为地道所禁。下文"[墮]高"、"增下"、"服川"、"逆土"、"逆土功"等皆

谓"爽事"也。此一"禁",就君主而言。《国语·周语下》:"古之长民者,不堕山,不崇薮,不防川,不窦泽"。可证此一"禁"是就君主而言。

③失令者,君禁之:"失"谓背离。此谓背离教令,为君主所禁。"君",似乎代表着"人道"。此一"禁",就臣民而言。

④三者既修,国家几矣:"三者",指上文的"恒"、"事"、"令"。"既",尽,皆。"修",治。"几",接近。这是说行为的准则、农事与徭役的关系以及教令等等三方面都做好了,国家也就差不多达到治理了。

⑤地之禁,不[堕]高,不增下:"地"指地道。《称经》:"堕高增下,禁也"。即此"不[堕]高,不增下"。"堕"谓挖低,"增"谓填高。"高"指山陵,"下"指川泽。"堕高增下",谓大兴土木之功以修筑宫室而违背自然地貌。《淮南子·本经》:"大厦曾加,拟于昆仑……残高增下(注:"残,堕也,增,益也")……此遁于土也"。

⑥毋服川:不堵塞河流。《国语·周语下》:"古之长民者,不堕山,不崇薮,不防川,不窦泽",《晏子春秋·内篇·问上》:"节饮食,无多畋渔,以无逼川泽"。"服川"、"防川"、"逼川"其义一也,皆谓堵塞河流。"服"、"防"同为并纽字。

⑦毋逆土:违背自然地理而修建宫室谓之"逆土"。"堕高"、"增下"、"服川"、"逆土",皆就君主违背地理而大兴徭役修筑宫殿而言;下文"逆土功"、"壅民明"则就"农事"而言。帛书小组以"毋逆土"为衍文,非。仅就协韵角度讲,"下"、"土"鱼部协韵。无"毋逆土"三字,则鱼部之"下"字无与之协韵者。就辞例、语势讲,亦不可无此三字。

⑧毋逆土功:不要违逆节令而滥兴土木之功。

⑨毋壅民明:"明",指百姓已经形成的农事规律(《尔雅·释诂》:

"明,成也")。"雍"训为违背(《左传·昭元年》注:"雍,谓障而不使行也")。则"毋雍民明"是说不要违背百姓既定的农事规律。又解:此句可直译为:不要自以为是而遮塞百姓的聪明才智。

【今译】

行事没有一定的准则,为天道所禁止。违背农事徭役的规律,为地道所禁止。背离教令,则为君主所禁止。上述关于行为的准则、农事与徭役的关系以及教令等等三方面的事情都做好了,国家也就差不多达到治理了。关于地道的禁忌,那就是君主在修筑宫室时不要夷平山陵、填充泽壑、堵塞河流、违逆地理。不要违反节令而滥兴土木之功,也不要违背百姓既定的农事规律。

【阐述】

本段首列三"禁":天、地、人。

次言"地道"之"禁"。

地道之禁有二"不"四"毋"。"不堕高,不增下;毋服川,毋逆土",是论起徭役修宫室毋逆地理,逆之则不祥;"毋逆土功,毋雍民明",则论正确处理农事与徭役的关系。可以参读后面的《称经》,有助于理解本段。

此一"禁"专就君主而言。

关于"不堕高,不增下;毋服川,毋逆土"的论述,除尊重自然规律的含义之外,似还带有原始自然宗教(自然崇拜)的意味。

進不氐①,立不讓②,徑遂凌節③,是胃(謂)大凶。人道剛柔,剛不足以,柔不足寺(恃)④。剛强而虎質者丘⑤,康沈而流面(湎)者亡⑥;憲古章物不實者死⑦,專利及削浴以大居者虛⑧。

【注释】

①进不氐:"氐"读为底,止也(训见《尔雅·释诂》)。"进不底……是谓大凶"即《经法·国次》的"功成而不止,身危有殃"。进退行止之节为道家所重。《老子》:"进道若退"(四十一章)、"不敢进寸而退尺"(六十九章)、《称经》:"非进而退"、帛书《缪和》:"进退无节……则不吉"都是这个意思。

②立不让:"立"谓立身行事。"让",谦卑逊让。《经法·四度》:"君子卑身以从道",即教人以逊让谦卑之道。

③徑遂凌节:"徑"读为"径"。《礼记·祭义》:"道而不径",《释文》:"径,邪也"。又《广雅·释诂》:"径,邪也"。"遂",行也,进也(《广雅·释诂》:"遂,行也"、"往也"。《易·大壮》虞注:"遂,进也")。"凌"读为"陵"。"径遂陵节",谓邪僻行事而超越节度。又"径"训为"直"亦通(见《史记·大宛传》集解)。

④刚不足以,柔不足恃:"以",用。"恃",依仗。《淮南子》认同此说。如〈原道〉:"弱而能强,柔而能刚"、〈泛论〉:"大刚则折,大柔则卷。圣人在刚柔之间,乃行道之本。"

⑤刚强而虎质者丘:"虎",威猛(《易·文言》疏:"虎,是威猛之兽"。引申谓威猛。班昭《女诫》:"生女如鼠,犹恐其虎")。"质",禀性。"丘",读为"拒"("丘"、"拒"音近。《汉书·楚元王传》"丘嫂",《史记》作"巨嫂"。朱骏声《说文通训定声》:"丘,假借为

巨")。《广雅·释诂》:"拒,困也"。

⑥康沈流湎:即《淮南子·要略》的"康梁沈湎"(《太平御览》八十四引作"康梁流湎")。高诱注:"康梁,耽乐也。沈湎,淫酒也。"

⑦宪古章物不实者死:"宪古章物"即"宪章古物"。"宪章",效法(《礼记·中庸》:"仲尼祖述尧舜,宪章文武"。"宪章"与"祖述"都是效法的意思)。"物",事。"不实",谓华而不实、不合实际。"死",穷困,行不通(《广雅·释诂》:"死,穷也")。

⑧专利及削浴以大居者虚:"专利",专事谋利。"削",侵夺。"浴"通"谷"。《老子》通行本"谷神不死"(六章)、"江海之所以能为百谷王者……故能为百谷王"(六十六章)等"谷"字,帛书《老子》均作"浴"。"谷",养也(《老子》"谷神不死"注)。"削谷",夺人之所养,即侵夺他人赖以生存的衣食财物。"大居",扩大自己的居地。"虚",同"墟",废墟,承"大居"而言。这是说侵人之利、夺人资财以扩大自己宅第的,其宅第终会成为废墟。"以大居者虚"为兼语式。〈顺道〉有"不谋削人之野,不谋劫人之宇"之说,与此可互参。

【今译】

只知进而不知适可而止,立身行事而不知谦卑逊让,邪僻行事而超越节度,这些都意味着大凶。人道的规律应是刚柔相济,不能只采用刚,也不可只依赖柔。刚硬强直而秉性威猛的必会困窘,沉湎逸乐淫酗于酒色的必然败亡;只知效法古事而不合实际的是穷困不通的,侵人之利、夺人资财以扩大自己宅第的其宅第终成废墟。

【阐述】

本段论三禁中的人道之"禁"。

此一"禁"，专就臣民而言。进退、逊让、取舍、刚柔，皆须适其宜节。

"宪古章物不实者死"，颇似针对儒家"祖述尧舜，宪章文武"而发；讲究实际、实用、实效，因时制宜，乃是黄老思想之特点。"时异则事变"之说盖滥觞于此。

天道壽壽①，番（播）於下土，施於九州。是故王公慎令，民知所繇（由）②。天有恆日，民自則之③，爽則損命，環（還）自服之④。天之道也。

【注释】

①天道寿寿：即《淮南子·原道》的"大道坦坦"。"寿寿"当读为"踧踧"。寿声、叔声之字古多相假。《说文》："璹，读若淑"。徐锴曰："《尔雅》：'璋大八寸谓之琡'。《说文》有璹无琡，宜同也"。踧踧，平易也。《诗·小弁》："踧踧周道"，毛传："踧踧，平易也"。《淮南子·俶真》："平易者，道之素"（高诱注："素，性也"）。

②民知所由：人民知道如何行事。"民"指百姓。

③天有恒日，民自则之："恒日"与《四经》中的"恒"、"恒常"等均指"道"，即永久不变的客观规律。"则"，取法。"民"即"人"，统指君主、臣民。

④还自服之："还"，反。"服"，败亡（《周书·谥法》："服，败也"）。

【今译】

　　天道是平正简易的，它传布于大地，延及于九州。因此王公们应取法天道，慎重地制定施行其法令，使老百姓知道如何去行事。天有恒定的法则，人们自然去取法它，如果违背它就会伤损身命，自取败亡。这便是所谓的天道。

【阐述】

　　本段论三禁中的天道之禁。

　　此一"禁"，总就君主及臣民而言。

　　天道、地道、人道，是三禁、三才的恒定次序；而本篇以君主与地道对应，则"地之禁"又列于首位。

〈本伐〉第十一

【内容提要】

本篇论述出兵征战的不同原则及其结局，故以"本伐"名篇。

不同的用兵原则归纳为三类，即"世兵道三，有为利者，有为义者，有行忿者"。为利、行忿的战争是非正义的，不会获得成功；而不能将为正义而战的原则贯彻到底，也不会有好的结局。

作者强调的是在"不得已"的前提下、以贯彻始终的"为义"为总原则，以正确处理予取、禁使关系为具体策略。作者认为做到了这些，军事行动才能所向披靡、畅行无阻。

　　諸庫臧（藏）兵之國，皆有兵道①。世兵道三：有爲利者，有爲義者，有行忿者②。所冑（謂）爲利者，見［生民有］饑，國家不叚（暇），上下不當③，舉兵而栽之④，唯（雖）無大利，亦無大害焉。

【注释】

①诸库藏兵之国，皆有兵道："诸库藏兵之国"，指准备用兵征伐的国家（"诸"通"储"，"库"指武库。《说文》："库，兵车藏也"。《淮南子·时则》注："库，兵府也"。"兵"，兵甲。"储库"与"藏兵"同义。又按："库"与"藏"同义，二者或有一字为衍文。"诸"如字解释，亦通。"诸藏兵之国"即《慎子》的"藏甲之国"）。"兵道"，指

用兵征伐的原则。《意林》卷二引《慎子》说："藏甲之国,必有兵道。市人可驱而战,安国之兵,不由忿起"。此段与下文反对"行忿"之说相合。

②世兵道三,有为利者,有为义者,有行忿者:"世",世人,指"诸藏兵之国"。"为利"而战,是黄老所反对的。如"诛禁当罪而不私其利"(《经法·六分》)、"不谋削人之野,不谋劫人之宇"(《十大经·顺道》)。"行忿",谓逞怒泄忿。与《易·损》"惩忿窒欲(惩,止也)"正好相反。《淮南子·本经》:"用兵有术矣,而义为之本",即此"为义"也。《文子·道德》、《慎子》、《汉书·魏相传》也都有义兵、忿兵之说。

③见[生民有]饥,国家不暇,上下不当:"生民有"三字原缺,以意补。〈顺道〉"其民……饥不饴",有此辞例。"生民有饥",即菜谷不熟的饥馑荒年。"暇",安闲、安定。"上下不当"即君臣不当、君臣不和。与〈四度〉"君臣当位"相反。

④举兵而裁之:"裁",帛书小组经法本读为"裁",训为诛伐;佚书本隶定此字为"栽",读为"诛"。两通。

【今译】

　　蓄兵征战的国家,都有自己不同的用兵原则。这些用兵的原则归纳起来有三类:有为谋利而征战的,有为道义而征战的,有为逞泄愤怒而征战的。所谓为了谋图利益而征战的,是指在别的国家正逢荒年,国家不安定,君臣上下又不和睦的情况下,而乘机发兵去诛伐。这种原则指导下的用兵结果,是虽然并不能获得什么大的利益,然而也不会有什么大的灾害。

【阐述】

本段首论用兵之道有三种，即为利、为义、行忿。

其次，论述"为利"而战的内涵及其结果。

从本段内容来看，"为利"战者，似属黄老所排斥的"阴谋"之类。而本来应该是"阴谋不祥"（〈行守〉），然此时对方是"国家不暇，上下不当"，属"逆"的国家。因此说用兵的结果，是"虽无大利，亦无大害"。

所胃（謂）爲義者①，伐亂禁暴②，起賢廢不宵（肖）③，所胃（謂）義也。[義]者，衆之所死也④。是故以一國戎（攻）天下，萬乘[之]主□□希不自此始⑤，鮮能冬（終）之⑥；非心之恆也，窮而反矣⑦。

【注释】

①所谓为义者："为"字上原重"为"字，为衍文，据删。

②伐乱禁暴：讨伐奸乱、禁止暴行。前者就"下"而言，后者就"上"而说。"下"指臣民，"上"指暴君，皆指被伐之国而说。《吴子·图国》："禁暴救乱曰义。"按："伐乱"与"救乱"意思相涵，皆谓为平息他国臣民的内乱而出兵。"禁暴"，指为禁止他国暴君之恶行而出兵。《淮南子·本经》："兴利除害，伐乱禁暴，则功成"。

③起贤废不肖：起用贤人，屏退谗佞。

④义者，众之所死："死"，出死效力。这是说为正义而战，则人民会为之出死效力的。

⑤万乘[之]主□□希不自此始：所缺二字疑当作"并兼"，下文"即兼始逆"的"兼"即照应此"并兼"。《四经》中多有"兼人之国"之语。黄老在"义战"的有夺有予的原则下，是肯定兼并的。〈前道〉"大国得之以并兼天下"与此语言环境相同。《荀子·王制》："卫弱禁暴，而无兼并之心"与此"伐乱禁暴……万乘之主并兼……"文例相近。此言超级大国的君主在兼并他国时最初都是打着正义的旗号的。

⑥鲜能终之：很少有能把为了正义而征战的原则贯彻到底。"终"是贯彻到底的意思。"之"指代为义而战的原则。此即《诗经》所谓"靡不有初，鲜克有终"（《诗·荡》）也。

⑦非心之恒也，穷而反矣："反"，指相反的结果。"非心之恒"承上"鲜能终之"而说。这两句是说：如果没有持之以恒的决心去为正义而战，就会最终得到相反的结果。

【今译】

　　所谓为正义而征战的含义，便是为讨伐他国的叛乱和禁止君主的暴行而出兵，这是正义之战。为正义而战，人们都会为之献身的。因此以一国的力量去攻伐天下的叛乱和暴虐，超级大国的君主在兼并他国时最初都是打着正义的旗号，但很少有能把为了正义而征战的原则贯彻到底的；如果没有持之以恒的决心去为正义而战，就会最终得到相反的结果。

【阐述】

本段论述"为义"而战的含义及其不能将此原则贯彻始终的结果。

这里面将正义战争界定为"伐乱禁暴,起贤废不肖",与《淮南子·本经》:"伐乱禁暴,进贤而退不肖,扶拨以为正"的界说相同。这种正义战争也是兼并战争,只要是有夺有予的正义之战,黄老是赞成兼并的;而《荀子·王制》中的"卫弱禁暴,而无兼并之心"则与黄老有异。

伐乱禁暴、救乱禁暴、卫弱禁暴以及"生国养之,死国伐之"("因天之生也以养生,因天之杀也以伐死")意思都是接近的,这是介于"大国"和"中国"之间的国家的语气。而这里的"万乘之主……鲜能终之……穷而反"等等却显然指战国中早期的一个势力最强的国家(大国),疑指齐或楚?

《荀子·王霸》说"故用国者,义立而王("义",道义,正义),信立而霸(赏罚信),权谋(阴谋)立而亡"。上段"见生民有饥,国家不暇,举兵而栽之"的"为利"战者当即此"权谋立",也即《四经》的"阴谋不祥"。《淮南子》也说"用兵有术,而义为之本"。是诸家都对"义"做了肯定。而黄老又具体对"义"做了分析,它要人们警惕两种情况,一个是仅是名义上打着"义"的旗号;一个是不能将"义"贯彻始终。这样所谓的"为义"仍然是不会有好结局的。

所胃(谓)行忿者,心唯(雖)忿,不能徒怒,怒必有爲也①。成功而无以求也②,即兼始逆矣③,非道也④。

【注释】

①心虽忿,不能徒怒,怒必有为:"虽",如果,假若(《礼记·少仪》
　疏:"虽,假令也"。《助字辨略》:"虽,若")。"有为"谓由内心之
　怒而外化为战争。

②成功而无以求也:即"无以求成功"。"无以",不会。"求",取,取
　得。

③即兼始逆:"即"犹"乃",是。"兼",兼并、征伐他国。"逆",违背
　常理。

④非道:不符合用兵之道。

【今译】

　　所谓为了逞泄私愤而发动战争的,说的是内心如果
怀有愤怒,就不会仅仅是愤怒而已,它一定会由内心之怒
而外化为战争。这种战争不会取得成功,这是因为这种
兼并战争一开始就是违背常理的,这是不符合用兵之道
的。

【阐述】

　　本段论述为"行忿"而征战的含义及结局。

　　"为利"和"行忿"的兼并战争,黄老是反对的。

　　这里的"行忿"显然是指挑起战争国家的君主,所谓"固执"、
"人执"者(《观》所谓"人执者拟兵"也)。君主偏执一己之私欲,是
挑起"为利"和"行忿"的不义之战的原因。"兵战力争",即此等之
国。

道之行也，繇(由)不得已①。繇不得已，则無窮②。故围者，趎者[也]；禁者，使者也③。是以方行不留④。

【注释】

① 道之行也，由不得已："道"，兵道。"行"，用。"由"，出于。《称》："兵者不得已而行"即此。《老子·道经》也说："将欲取天下而为之者，吾见其不得已。"又云："兵者不祥之器也，不得已而用之。"《庄子》也说："不得已之类，圣人之道"(〈庚桑楚〉)。"不得已"而用兵则是非恃于兵，故《庄子·列御寇》说："兵，恃之则亡"。

② 由不得已，则无穷：因为出于不得已，所以用兵就会成功而不会有困穷的时候。《庄子·列御寇》："顺于兵，故行有求；兵，恃之则亡。"

③ 围者，趎者也；禁者，使者也："围"字当为从"囗"、"丰"声之字(或"囗"为羡画，犹"韦"之又作"围"也)。《说文》："丰，草蔡也。读若介"(即"芥"字)。又"夽，大也。从大介声，读若盖"。"丰"(芥)在此读为"丐"(《诗经》："以介眉寿"、"介尔景福"皆假"介"为"丐")。芥、丐，同为见纽月部字，声韵完全相同。《广雅·释诂三》："丐，予也"。介(丐)为月部字，趎(拓)为铎部字，月、铎合韵。在协韵上，也可证此字释为"芥"而读为丐不误。"趎"读为"拓"。《说文》："拓，拾也。陈宋语。从手石声。或从庶声"。《方言·一》："摭，取也"。"予者，取者也"即《老子》"将欲取之，必固予之"(三十六章)之意。取予之道，为黄老所重，如"夺而无予，国不遂亡"(《经法·国次》)、"取予当，立为[圣]王；取予不当，流之死亡"(《称》)等等。"禁使"之道，为诸家所重。如《商君书·禁使》："人主之所以禁使者，赏罚也"。近人高亨注云："禁，

是用刑罚禁止人们做恶；使，是用赏赐促使人们立功"（高亨《商君书注译》）。《淮南子·俶真》说："是故生不足以使之，利何足以动之；死不足以禁之，害何足以恐之。"同书〈人间〉："劝人而弗能使也，禁人而弗能止也"。而予取、禁使连言，则见于《荀子·解蔽》，其文曰："自禁也，自使也；自夺也（按："夺"当作"予"），自取也；自行也，自止也。"

④是以方行不留："方行"，犹畅行。"留"，即古籍中"无有留滞"的"留"，滞碍不通。"方行不留"，谓畅行无阻也。此承上之"无穷"而说。

【今译】

　　用兵之道，是出于不得已。因为出于不得已，所以用兵就会成功而不会有困穷的时候。因此用兵的具体策略就应该采用通过退却让地而更好地进攻夺取；通过对军队的刑罚立禁而更好地以庆赏促使其立功。做到了这些，挥师出征，就可以畅行无阻。

【阐述】

　　本段是补充论述"为义"而战的。

　　在贯彻始终的"为义"的原则下，作者强调"不得已"。这个"不得已"，显然已将"为利"、"行忿"排除在外了。

　　因此说，〈本伐〉所要阐述的军事原则便是这样的：1. 以"不得已"为前提。2. 贯彻始终的"为义"是总战略思想。3. 予夺、禁使关系的准确处理便是具体策略。

〈前道〉第十二

【内容提要】

本篇讲论了以下几个问题：

第一个是介绍治国的"前道"，即"上知天时，下知地利，中知人事"。

第二个是讲"道"的"有原而无端"、"用者实，弗用者藿"的特质以及"以居军强，以居国其国昌"的意义。

第三个是讲对掌握"道"的"士"及"国士"的尊重和任用；重用他们则是国、民之幸，否则便是国、民的不幸。

　　聖[人]舉事也①，闔(合)於天地，順於民，羊(祥)于鬼神②，使民同利，萬夫賴之③，所胃(謂)義也。身載於前④，主上用之，長利國家社稷，世利萬夫百生(姓)⑤。天下名軒執□士於是虛⑥。壹言而利之者，士也；壹言而利國者，國士也⑦。是故君子卑身以從道⑧，知(智)以辯之⑨，強以行之⑩，責道以并世⑪，柔身以寺(恃)之時⑫。王公若知之，國家之幸也。

【注釋】

①圣人举事："圣人"，得道的贤人，当即下文的"古之贤者"。"举

事",行事。

②合于天地,顺于民,祥于鬼神:"祥",顺。《管子·枢言》:"鬼神以祥使"与此相同。《淮南子·泛论》:"当于世事,得于人理,顺于天地,祥于鬼神,则可以正治矣"(高诱注:"祥,顺也"),显袭本经语。

③万夫赖之:"万夫",指君臣百姓。"赖",依仗。

④身载于前:"身",指上文的"圣人",即得道的贤人。"载",置。"前",前位。"身载于前",犹《诗·卷耳》:"寘彼周行"也(孔颖达疏:"置此贤人于彼周之列位以为朝廷臣也")。后文"身载于后"与此正相反。

⑤世利万夫百姓:"世利",大利。"万夫百姓",指天下众人。

⑥天下名轩执□士于是虚:"名",大。"轩",士大夫所乘之车(《左传·闵公二年》注:"轩,大夫车")。"名轩",在此借指有德的贤士。缺字疑为"国","执国",治理国家。"执[国]士"即下文的"国士"。"虚",聚拢、归附(《易·升》释文:"虚,邱也"、《释名·释州国》:"邱,聚也")。

⑦壹言而利之者,士也;壹言而利国者,国士也:"利之",即上文"利万夫百姓"。"利国",即上文"利国家社稷"。利民之"士",即上文的"名轩",也即《经法·六分》:"重士师有道"的"士"。"利国"之"国士"即上文的"执[国]士",也即指"有道"(详见《经法·六分》注)。"一言利国"者,乃"一言以兴邦"之意。

⑧君子卑身以从道:"君子",即指得道的贤人。此言有道的贤人都是谦卑己身以遵从天道的。帛书《缪和》:"圣君卑体屈众以邻(临)逊,以下其人"即此也。

⑨知(智)以辩之:"辩"通"辨",辨识。这是说他们可以用他们的才智去认识"道"。

⑩强以行之："强"，勉力、努力。"行之"，用道去指导行动。

⑪责道以并世："责"，要求、寻求（《说文》："责，求也"）。"并"，符合（《汉书·鲍宣传》注："並，依也"。並同并，《说文》："并，相从也"。《汉书·艺文志》集注："并，合也"）。这是说：他们寻求"道"的与世相合。

⑫柔身以待之时："柔身"谓"屈身"（《四经》把刚柔、伸屈、动静，等等常作为两个相反的范畴提出）。"之"字疑与"时"字形相近而为衍文。"柔身以待时"与"责道以并世"文正相俪。《孟子》所谓"虽有镃基，不如待时"（《公孙丑上》）即此。

【今译】

那些得道的圣人在做事时，总是考虑如何符合天地之道、顺应民心和神祇的意愿，并且与民同利，人们都依赖于他们，这便是所谓的道义。他们应该得到应有的官位，君主任用了他们，对于整个国家乃至全天下的人都是大有利处的。这样的话，天下的名士就都会来归附的。一句话就可以使君主获利的，这便称作"士"；一句话就可以使国家获利的，这便称作"国士"。因此说，有道的贤人都是谦卑己身以遵从天道，用他们的才智去认识道，努力用道去指导自己的行动，并且寻求道的与世相合，卑屈己身以待天时。作为一国之君，如果懂得了这些圣贤们所掌握的道，这便是国家的大幸了。

【阐述】

本段论述的是"士"与"道"对治理天下和国家的重要意义。

这里面有两个问题需要指出,即"鬼神"与"士":

天、地、人"三才"说,源于《老子》的"道大、天大、地大、人亦大"的"四大"说。然而《四经》及《易传》(《易·谦》象辞)在天道、地道、人道之外又加一"鬼神",这显与老子道家有异,与《庄子》更明显对立(《庄子》中本有〈徐无鬼〉一篇)。

"鬼神"一词及含有鬼神意义的"鬼"、"神"字样在《四经》中约出现六次,如"不天天则失其神"、"天天则得其神"、"地且天,鬼且人"(〈前道〉)、"与神同□"(〈行守〉)、"伤国之神"(《称》)等等。黄老对"鬼神"是绝对敬重、褒赞的。这与《四经》中吉凶、祸福等含有后世五行灾异论的诸多表述是完全一致的;这种崇神论也许是受了墨子的某些影响,但二者的内涵尚有区别。

《四经》中含有鬼神意思的"神"字都是"天"或"天道"的化身或替代语,如"得神"义为"得神佑",实即"得天"、"得天佑"(〈亡论〉"是谓得天"、〈正乱〉"天佑而弗戒")。

这里,有一个重要的学派性的思想观念之联系性,值得特别提到的:《四经》中曾不止一处以天、地、人三者与鬼神并举,这与稷下道家代表作之一的《管子·枢言》是一致的(按:〈枢言〉云:"天以时使,地以材使,人以德使,鬼神以祥使"),黄老道家这一观点,影响了《易传》(如《象·谦》即以天道、地道、人道与"鬼神"并举),于此可见黄老之学与《易传》的关系。

关于重士、重智的思想与〈六分〉"重士师有道"、"贵有知(智)"的说法完全一致。

　　國大人衆，強國也。□身載於後，□□□□□□□□□□□□□□□□□□□而不□□□□□□□幸也①。故王者不以幸治國②，治國固有前道③：上知天時，下知地利，中知人事④。善陰陽□□□□□□□□□□□□□□□□□□□[名]正者治，名奇者亂⑤。正名不奇，奇名不立⑥。正道不台（殆），可後可始⑦。乃可小夫，乃可國家⑧。小夫得之以成，國家得之以寧。小國得之以守其野⑨，大國[得之以]幷兼天下⑩。

【注释】

①□身載于后……而不……幸也：此处缺二十余字，虽不能明确知道所缺为何字，但它显然是与前文"身载于前，主上用之，长利国家社稷，世利万夫百姓。王公知之，国家之幸也"相反为文，故其可能是："若身载于后，主上不用之，则不利国家社稷、万夫百姓。王公而不知之，乃国家之不幸也"。此处论得道的贤人，说用之则幸，不用之则不幸；下文论"道"，说"用者实，不用者藋"。互文见义也。"身载于后"，谓有道的贤人不列于官。"而"，如，若。

②幸：侥幸，谓不遵道也。

③前道：指前人已实行过的既定法则。即犹"成法"也。〈成法〉篇名即取于"请问天下有成法可以正民者？"本篇尾题残缺，帛书小组据"治国固有前道"句以"前道"当之，可从。

④上知天时，下知地利，中知人事：此"三才"之说源于《老子》："道大，天大，地大，人亦大"之"四大"说。《易传》亦有"天道、地道、

人道"三才论。《经法·四度》:"参于天地,合于民心"、《十大经·果童》:"观天于上,视地于下,而稽之男女"与此意思相同。最新公布的帛书《缪和》说:"古之君子……上顺天道,下中地理,中[合]人心"也显然是受了《四经》的影响。《素问·气交变大论》:"上经曰:夫道者,上知天文,下知地理,中知人事,可以长久"。同书〈著至教论〉:"而道上知天文,下知地理,中知人事"也显然是袭用本经语。《缪和》、《素问》都将"地利"易为"地理",疑作"理"是。"理"与"时"、"事"为之部协韵。《称》:"知天之所始,察地之理",也可为证。

⑤[名]正者治,名奇者乱:"名正",即正定名分使名实相符。"奇"通"倚",不正。"名奇"谓名实不符。"者"通"则"。"治",有条理。

⑥正名不奇,奇名不立:"不奇"的"奇"训为"亏"(《仪礼·乡射》注:"奇,犹亏也")。"亏"、"废"义近,皆谓不成,是"立"的反面。"治乱"、"废立"相互为文,本经多有此辞例。"立",成也。此言正定了名分则万事可成,不正定名分事情就不会成功。

⑦正道不殆,可后可始:"殆",败也。"正道不殆"犹〈正乱〉之"天刑不偾"(偾,败也)。言正道是永不衰败的。"后",后动(《荀子·大略》:"事至而后虑者谓之后"。《易·系辞下》:"安其身而后动")。"始",先也,谓先动(《淮南子·修务》高诱注:"始,先也"。《国语·越语》韦昭注:"先动为始")。"可后可始",谓掌握了正道,则后动先动均顺当自如。"可后可始"即〈雌雄节〉:"先亦不凶,后亦不凶"也。

⑧乃可小夫,乃可国家:"道"不但可施用于个人,也可施用于国家。

⑨野:疆土、国土。〈顺道〉:"不谋削人之野"之"野"即此。

⑩大国[得之以]并兼天下:《荀子·王制》:"卫弱禁暴,而无兼并之

心"、《淮南子·本经》:"晚世务广地侵壤,并兼无已,举不义之
兵……"。荀子、淮南对兼并的看法与黄老有异;《荀》作"兼并",
《淮》同《四经》,也作"并兼"。

【今译】

　　幅员辽阔,人口众多,这本该算强国了。但如果得道
的贤人不能得到应有的官位,君主不任用他们,那么对于
国家乃至全天下人都是大为不利的。作为一个统治者来
说不能够认识到这一点,这是国家的大不幸。君主不应
该不遵天道而以侥幸治国,治理国家本来是有既定的法
则的,这便是要懂得天时、地理、人事;而且,精通阴阳之
道。……正定名分使名实相符万事就有条理,否则就会
纷乱无序。正定了名分则万事可成,不正定名分事情就
不会成功。天地正道是永不衰败的,掌握了正道,则后动
先动皆顺当自如。"道"不但可施用于个人的修身,也可
施于国家的治理。个人得"道"则可成就其事业,国家得
"道"则可以治理太平。小国得"道"可以长保其疆土,大
国得"道"则可以统一天下。

【阐述】

　　本段论述了三个问题,第一个是"士",第二个是"前道",第三
是"正名"。

　　"正名"是"前道"的核心内容或者说是另一种表述方式,这在

〈成法〉篇中可以得到证明,〈成法〉即把"循名复一"说成是"道"。另外,"雌节"似乎又是"道"的另一个构成要素,在〈雌雄节〉中说"先亦不凶,后亦不凶,是恒备雌节存也";而本段说"正道不殆,可后可始"。

　　道有原而無端①,用者實,弗用者蘿②。合之而涅於美,循之而有常③。古之賢者,道是之行④。知此道,地且天、鬼且人⑤。以居軍[強],以居國其國昌⑥。古之賢者,道是之行。

【注释】

①道有原而无端:"道"是有它的本原的但却寻不着它的边际。这是一个在发生学上,关于"道"的二律背反的界说,是很重要的。"道"生于"无"、生于"虚"(所谓"唯道集虚"),所以说它"有原";但"无"与"虚"皆不着相、无迹可寻,所以又说它"无端"。从认识论角度讲,从"无"到"有原"再到"无端",是一个认识的过程,即从不认识到认识到再认识的过程;但这并不妨碍它始终存在着,也即《称经》所说的"道无始而有应。其未来也(未认识到它),无之(认为它没有);其已来(认识到了它),如之(它就出现了)"。这"有原而无端"的二律背反的界说是在强调"道"的先天地而生及超越天地的两大特性。"有原"说其体,"无端"言其用也。《管子·幼官》:"始乎无端,道也",意思应该是"道有始而始乎无端",与本经同旨也。

②用者实,弗用者蘿:"蘿"当读为"款"或"窾"。《诗·板》毛传:"灌灌,犹款款也"。《庄子·达生》〈释文〉引李注:"款,空也"(此

"款"实即"窾",《淮南子•原道》:"窾者主浮",高诱注:"窾,空
也")。"者"通"则"。这是说,应用"道"的时候会感到它的实有,
不用的时候它似乎又是空无的。所谓"绵绵若存"也。

③合之而涅于美,循之而有常:"涅",化(《方言三》)。此说合于道
　则万事万物就都会向好的方向转化,遵循道则一切都会有常规。

④道是之行:即"唯道是行",谓只知遵行"道"。"不识不知,顺帝之
　则"(《诗•皇矣》),即此之谓。

⑤知此道,地且天、鬼且人:"且"疑读为"宜"(《诗•假乐》〈释文〉:
　"且,本作宜")。此言懂得了"道",则天地之道、人鬼之道皆相宜
　也。天地之道,动静各异;鬼人之道,阴阳两殊。然皆可在"道"
　的一统之下,宛转相宜也。

⑥以居军[强],以居国其国昌:"强"字原缺,以意补。"强"、"昌",
　阳部协韵。"居",治(《周书•作洛》注:"居,治也")。"以居军
　强"也是一个兼语式,"军"做"居"的宾语,又做"强"的主语。凡
　此兼语式大都是蒙前省,即如此句实为"以居军其军强"(省"其
　军"二字),与下句"以居国其国昌"相俪偶。

【今译】

　　"道"是有它的本原的但却寻不着它的边际,应用它
的时候会感到它的实有,不用它的时候似乎它又是空无
的。合于"道"则万事万物都会向好的方向转化,遵循
"道"则一切都会有常规。古代圣贤,办事只知遵行"道"。
懂得了"道",则天地之道、人鬼之道皆能相宜。用"道"来
治军则军队强大,用"道"来治国则国家强盛。古代的贤
圣,只知遵行"道"。

【阐述】

本段论述"道"的特质及其应用"道"的意义。

"有原"与"无端"、"实"与"虚"便是"道"的特质;"涅于美"、"有常"、"地且天、鬼且人"、"军强"、"国昌"即是应用"道"的意义。

"有原"与"无端"、"实"与"虚"是一个二律背反的概念:前者讲发生,后者讲应用。

天道、地道、人道、鬼神四道并提,《四经》中共出现三次,而这三次,有两次见于本篇,一次见于下篇(〈行守〉)。

"以居军[强],以居国其国昌"二句相互印证,可知"以居军[强]"是一个兼语式,即蒙前省的用法;这种结构在《四经》中使用频率极高。很值得注意。

〈行守〉第十三

【内容提要】

本篇论述为国、为人的守则。

为政治国,不应"骄溢好争"、"刑于雄节"、耍弄阴谋;否则的话,自有天道去倾覆它。

为人修身,要言行一致,即"言之壹,行之壹"。

"直木伐,直人杀",是道家尚雌崇柔的哲学思想组成部分;然而作为人们行事的处事规则,社会学上的规避意识却是由此积淀而成。

　　天有恆榦(幹),地有恆常,與民共事,與神同□[①]。驕洫(溢)好爭,陰謀不羊(祥),刑於雄節,危于死亡[②]。奪之而無予,其國乃不遂亡[③]。近則將之,遠則行之[④]。逆節夢(萌)生,其誰骨(肯)當之[⑤]。天亞(惡)高,地亞(惡)廣,人亞(惡)苟(苛)[⑥]。高而不已,天闕土〈之〉[⑦];廣而不已,地將絕之;苛而不已,人將殺之。

【注释】

①天有恒干,地有恒常,与民共事,与神同□:"恒干"、"恒常",即"恒道",恒定的法则。"同"下所缺之字,当与阳部之"常"、"祥"、"亡"等协韵,疑为"光"字。"与神同光",谓与神同其光宠。

②骄溢好争,阴谋不祥,刑于雄节,危于死亡:"骄溢",谓骄横凌人。
"好争",谓逞强斗勇。"兵战力争"即此。好弄阴谋者不祥,即
《荀子·王霸》所谓"权谋立而亡"。"刑",取法。"危于死亡",谓
有死亡之危。

③夺之而无予,其国乃不遂亡:"之",即指代"其国"。"遂",最终。
此即〈国次〉的"夺而无予,国不遂亡"。应该有夺有予,所谓"予"
者,即〈国次〉所说的"裂其地土,以封贤者"。此二句是说:攻夺
了他国的领土而不分封给贤者,那么这个被攻占的国家就不会
最终灭亡。此二句的主语是"骄溢好争……"的国家。

④近则将之,远则行之:"之",指代上文"骄溢好争……"的国家。
"近",指邻近这种"骄溢好争"之国的小国。"将",顺从(《庄子·
庚桑楚》〈释文〉:"将,顺也")。"行",离弃(《吕览·审应》注:
"行,去之他也")。

⑤逆节萌生,其谁肯当之:"逆节",背逆天道的恶行。"萌生",始
生。"当",抵敌、拦挡。〈国次〉:"人强胜天,慎避勿当",〈论约〉:
"胥雄节之穷而因之……以待逆节所穷"等等,均可发明此意。
通过类比,有这样几点启示。第一,"雄节"即属"逆节"的范畴
(本段"刑于雄节……逆节萌生……"也可证明)。第二,"始生
(萌生)"的"逆节"是处于"人强胜天"的度数上,是事物发展盛极
未衰之时。第三,待其"穷极(盛极而衰)"之时,乘势及时地去
"因"之"戡"之。也即待其"高"、"广"、"苛"之"不已"之时,再去
"阙之"、"绝之"、"杀之"。"谁肯当之"也是承上"近则将之,远则
行之"二句的。

⑥天恶高,地恶广,人恶苛:"高"谓"高傲","广"谓自大,"苛",暴虐
(《荀子·富国》杨倞注:"苛,暴也"。《国语·楚语》韦昭注:"苛,
虐也")。"天恶高,地恶广"即帛书《二三子问》"天乱骄"、"地僻

骄"也。

⑦高而不已,天阙之:"阙"上当脱一"将"字。"天将阙之"与"地将
绝之"、"人将杀之"文正相俪。"阙",读为"蹶",颠倒、覆亡(《荀
子·富国》:"是谓国蹶",杨倞注:"蹶,颠倒也"。《广雅·释诂
三》:"蹶,败也")。《称》:"高而倚者崩",即此也。

【今译】

　　天地都有永恒不变的法则,与民同其作息,与神共其
光宠。骄横凌人、逞强斗勇、好弄阴谋的国家必有祸灾,
取法于"雄节"的国家,必有灭亡的危险。攻夺了他国的
领土而据为己有不分封给贤者,那么这个被攻占的国家
就不会最终灭亡。邻近"雄节"之国的小国会顺从它,而
远离它的国家会离弃它。背逆天道的恶行正在势头上的
时候,有谁肯去正面抵敌它呢?天道厌弃高傲,地道厌弃
自大,人道厌弃暴虐。高傲不止,天道自然会倾覆它;自
大无休,地道必然会灭绝它;暴虐到极点,人道自会惩办
它。

【阐述】

　　本篇是讲行事的守则。

　　本段论述如何对待一个依恃"雄节"的国家。

　　作为一个国家,应该效法天地之道、崇尚雌节;反之,将被天地
之道所惩罚。

　　恒干、恒常、恒日、恒道、恒、道,所指相近,都是天地法则的意

思。

雄节与逆节相近。因为雄节是与尚雌的天地之道背道而行的,所以也称之为逆节。

对于依恃雄节或曰逆节的国家,对策是:其一,"近则将之,远则行之"。其二,在它处于强势时,要"慎避勿当"、"胥雄节之穷而因之",即依靠天道去"瘚之"、"绝之"、"杀之"。

另外,"四道"说(天、地、人、鬼神并举)见于上篇〈前道〉,此说俱见于稷下道家作品《管子·枢言》及《彖传》,可见它们是同一思想脉络的发展。

　　有人將來,唯目之瞻①。言之壹,行之壹,得而勿失②。[言]之采,行之㠯,得而勿以③。是故言者心之符[也],色者心之華也,氣者心之浮也④。有一言,無一行,胃(謂)之誣⑤。故言寺首,行志卒⑥。直木伐,直人殺⑦。無刑(形)無名,先天地生,至今未成⑧。

【注释】

①有人将来,唯目之瞻:以下论述在行事守则方面如何对一个人进行观察和对待。"瞻",观察。"来",之部。"瞻"为谈部字,失韵。盖当作"唯目瞻之"。"之"指代"有人"之"人"。

②言之壹,行之壹,得而勿失:"得",犹宜(《礼记·大学》注:"得,谓得事之宜也")。此言对言行一致的人不宜失去应该重用。

③[言]之采,行之㠯,得而勿以:"采",华采。"㠯"疑读为"枲"(《史记·鲁周公世家》"炀公熙",索隐:"熙,一作怡")。《考工记·弓

人》疏:"枲,乃牡麻无实"。此言说得很漂亮,却没有实际行动。所谓"声华实寡"、"有一言,无一行"也。"以",用,任用。

④言者心之符[也],色者心之华也,气者心之浮也:语言是人内心的标识,表情是人心理的外化,气质是人心灵的表露。《国语·晋语》:"夫貌,情之华也;言,貌之机也"。《韩诗外传》卷四:"目者,心之符也;言者,行之指也"。皆与本文意近。

⑤有一言,无一行,谓之诬:"诬",欺骗。《大戴礼记·曾子立事》:"不能行而言之,诬也"。"有一言,无一行",即"已诺不信"(《经法·名理》)、"声华实寡"(〈四度〉、〈亡论〉)、"言之采,行之枲"也。

⑥言寺首,行志卒:"寺"、"志"皆读为"持","言持首,行持卒"者,谓有一言在先,则当有一行继之于后。

⑦直木伐,直人杀:笔直之木因太显眼而易被砍伐,刚直之人遭嫉恨易被杀戮。《庄子·山木》:"直木先伐,甘井先竭";《说苑·谈丛》:"直如矢者死"等,皆讲处世之法则。

⑧无形无名,先天地生,至今未成:此三句是对"道"的描述。此三句似乎是全篇的结语,意在说明为国、为人都应以遵循"道"为守则。

【今译】

在接触一个人的时候,首先要用眼睛去观察他。如果这个人是言行一致的,就不应失去他而要重用他;如果他说得很漂亮却没有实际行动,就不宜任用他。所以说语言是人内心的标识,表情是人心理的外化,气质是人心灵的表露。言行如果不一致,便是一种欺骗行为。因此有一言在先，就应有一行继之于后。笔直之木因为太显眼而易被砍伐，刚直之人因为遭人嫉恨而易被杀戮。"道"是没有名状的，它产生于天地开辟之前，它的化生妙合的过程至今也还未完成。

【阐述】

本段论述观察人、对待人、为人行事的守则。

"言者心之符也，色者心之华也，气者心之浮也"，这几句讲的是观察人的方法。

"言之壹，行之壹，得而勿失。言之采，行之枭，得而勿以"，讲的是对待人的方法。

"有一言，无一行，谓之诬。故言持首，行持卒。直木伐，直人杀"，讲的是为人的守则。

"无形无名，先天地生，至今未成"，是总括为国、为人的守则，其关键是要遵循"道"；并且指出"道"的创生化育万物万事的过程，将是持久性的。

本段之主旨是讨论言与行的关系，其要旨是在"齐言行"（《荀子》〈非十二子〉及〈儒效篇〉）。

〈顺道〉第十四

【内容提要】

本篇论述顺应天道是取天下、治国家的重要法则。而持守雌节，便是顺应天道的具体体现。

本篇用三个层次展开对雌节的讨论：

首先，从肯定的意义上，即从"应该如何做"的角度阐明雌节的内涵及如何持守雌节。

其次，从否定的意义上，即从"不该如何做"的角度论证雌节的内涵及怎样持守雌节。

第三，从结果论的角度，证明雌节的意义所在。

篇尾的"顺之至也"，既点醒了全篇主题，也标明了雌节的大要。

黄帝问力黑曰：大莛（庭）氏之有天下也①，不辨阴阳，不数日月，不志四时②，而天开以时，地成以财③。其为之若何④？力黑曰：大莛（庭）之有天下也，安徐正静，柔节先定⑤。晃濕共（恭）佥（俭）⑥，卑约主柔⑦，常后而不失〈先〉⑧。膿（体）正信以仁，兹（慈）惠以爱人⑨，端正勇⑩，弗敢以先人⑪。

【注释】

①大茟（庭）氏之有天下："大茟"即"大庭"。大庭氏是传说中远古帝王之号，亦见于《庄子·胠箧》。《汉书·古今人表》作"大廷氏"。"有"，取也（《广雅·释诂》）。

②不辨阴阳，不数日月，不志四时：不分辨阴阳晦明，不记数年月时日，不知道四时节序。"志"，识，知道。

③天开以时，地成以财："天开以时"即"天以时开"。"以时"，按时。"开"，谓开闭。《淮南子·原道》："与阴俱闭，与阳俱开"。"开闭"即"启闭"（《淮南子》："禁舍启闭"）。此谓阴阳晦明、四时节序有规律地交替运转。"财"，指生活所需的各种物质资料。

④其为之若何："为"，治理、管理。

⑤安徐正静，柔节先定：《管子·九守》："安徐而静，柔节先定"，注："当安徐而又静默"、"以和柔为节，先能定己，然后可定人"。此二语亦见《管子·势》、《六韬·文韬》、《鬼谷子·符言》等书。"柔节"，归属于"雌节"的范畴，说见前。

⑥晃湿恭俭："晃湿"读为"宛蛮"，宛转和顺（详见前注）。"恭俭"，恭敬谦让。

⑦卑约主柔："卑约"谦卑简易。"主柔"，持守柔弱。即《汉书·艺文志》的"卑弱以自持"。

⑧后而不先："后"，谓退守雌节。"先"，谓进逞雄节。后与先、下与上、静与动、谦与骄、退与进、柔与刚、弱与强、雌与雄等等皆为同样的对立范畴。《老子》："不敢为天下先"（六十七章）、"不敢进寸而退尺"（六十九章）、《四经》："非进而退"、"圣人不为始"（《称》）、"弗敢以先人"（〈顺道〉）、帛书《缪和》"［谦］德而好后"、"用兵而弗先"等等，皆论进退、先后之节。

⑨体正信以仁，慈惠以爱人："体"古通"履"，实行。"正信"者，谓赏

罚律令必正而有信。正而有信，则有威严。"体正信以仁，慈惠以爱人，端正勇"即〈论〉之"威生惠，惠生正"也。《管子·势》："故贤者诚信以仁之，慈惠以爱之，端正象，不敢以先人"与此文相同。又按：《四经》言"爱"、言"惠"，而不说"仁"、"慈"；"仁"、"慈"似仅此一见。颇疑此二字为衍文，原文盖作"体以正信，惠以爱人"。"信"（及"仁"）与"人"为真部协韵。

⑩端正勇：《管子·势》作"端正象"。按：作"象"是。"象"疑读为"养"。《说文》："像，象也。读若养"。《说文通训定声》："养，假借为㺊"、"样，假借为像"。《礼记·祭义》："其行曰养"。《大戴礼记·曾子大孝》："其行之曰养"。"端正象（养）"者，谓端正其行也。

⑪弗敢以先人：即上文的"后而不先"。

【今译】

黄帝问力黑说：大庭氏的取得天下，他并不需要去辨别阴阳晦明、不记数年月时日、也不认知四时节序，然而阴阳晦明、四时节序却自然有规律地交替运转，各种物质生活资料也自然生成长就。他究竟是怎样管理天下的呢？力黑回答说：大庭氏的取得天下，是靠着安然舒迟正定静默，以雌柔来正定天下。同时委婉和顺恭敬谦让，谦卑简易执持柔弱，退守雌节而不进逼雄强。实行公正的律度以取信天下，施以恩惠以爱护众生，端正其行，不敢居先自傲。

【阐述】

本段论述大庭氏取得和管理天下的方法是持守雌节。

而雌节的重要组成部分即是正确处理先后进退之节,因此首先在本段阐述了这个问题。

"后而不先"、"弗敢以先人"是雌节的一种表现,也可以说是达到雌节境界的一个修养过程(包括《称》所说的"圣人不为始"),而一旦把握了雌节的精微、达到这个境界,就可以做到"先亦不凶,后亦不凶"(〈雌雄节〉)、"可后可始"(〈前道〉),进退伸缩皆可自如了。

本段出现"仁"、"慈"二字,为《四经》之仅见。

中請不剌①,執一毋求②。刑於女節,所生乃柔③。□□□正德,好德不爭④。立於不敢,行於不能⑤。單(戰)視(示)不敢,明埶不能⑥。守弱節而堅之⑦,胥雄節之窮而因之⑧。若此者其民勞不[僈],幾(饑)不飴(怠),死不宛(怨)⑨。

【注释】

①中请不剌:《管子·势》作"中静不留",注云:"心中安静,无所留着。""请"为"静"字之假。"剌"字,帛书小组读为"绿",训为躁急。言内心安静而不躁急。按:疑"不剌"当从《管子》作:"不留"。"留"与"流"古通作("求"、"流"古亦相通。《尔雅·释言》:"流,求也",此乃声训)。"流",是心志外驰之意。《国语·晋语》:"有直质而无流心",韦昭注:"流,放也"。《管子·宙合》注:"流,谓荡散"(《淮南子》喜用"流遁"一词,如〈本经〉、〈要略〉等)。

高诱注："流遁，披散也"）。"中静不流"，谓心意静守而不外驰。"不流"正与下文"毋求"相互为文。

②执一毋求：执持大道而不追逐物欲。

③刑于女节，所生乃柔："刑"，取法。"女节"，即雌节。《管子·势》作"刑于女色，其所处者柔"。按："生"疑"主"字之讹，"生"与"主"形近致误。《庄子·逍遥游》〈释文〉："生，本亦作主"，是其证。《广雅·释诂三》："主，守也"。"所守乃柔"（"乃"，为，是），即《老子》的"守其雌"、《管子》的"所处者柔"、《文子》的"退让守弱"（〈道德篇〉）；并且与下文"守弱节"相呼应。

④□□□正德，好德不争：《管子·势》作"安静乐，行德而不争"。此处盖为"故安静正德"。"安静正德"承上"中静不流"，"好德不争"承上"执一毋求"。

⑤立于不敢，行于不能："不敢"，示怯懦。"不能"，示卑弱。这是说立足行事要表现出怯懦和卑弱。

⑥战示不敢，明埶不能："明"，强盛，强大（《淮南子·说林》注："明，犹盛也"。《诗·车辇》疏："明，亦大也"）。"埶"当作"执"。此言善战却表现出不敢战的样子，强大却执守卑弱。

⑦守弱节而坚之：《管子·势》作"守弱节而坚处之"，注："守柔弱之节，而坚明以自处也"。"而坚之"作"守弱节"的补语。这是说持守弱节要坚决有耐性。

⑧胥雄节之穷而因之："胥"，等待。"因"，即下文"随天地之从"，谓乘势攻击它，此谓等到逞强恃勇之敌穷困时再乘势去攻击它。

⑨其民不［慢］，饥不饴（怠），死不怨："慢"字原缺，今补。《荀子·非十二子》："佚而不惰，劳而不慢"，辞例与此相同。"慢"即"怠慢"之"慢"。"慢"与"怨"为元部协韵；并与"怠"互文相偶。"饴"读为"怠"，此言百姓虽疲劳但不怠慢，虽忍饥但不懈惰，虽入死

而不怨恨。

【今译】

　　心意静守而不外驰，执持大道而不追逐物欲。取法
雌节，处守柔弱。安舒静定持正其德，美好之德不妄自争
竞。要立足行事表现出怯懦和卑弱，善战却显示出不敢
战的样子，强大却执守卑弱。持守弱节必须坚决而有耐
性，直等到逞强恃勇之敌穷困时再去乘势攻击它。这样
的话，手下的臣民就会虽然劳疲但绝不会怠慢，虽然忍饥
但不懈惰，虽出生入死而不会怨恨。

【阐述】

　　本段继续论述雌节。

　　上段论"后而不先"，本段论"不能"、"不敢"；均是雌节的范围。

　　柔节、女节、弱节、雌节，究竟有何区别，是何关系？其一，有时
这几个概念是可以互换的。其二，它们之间略有差异。"雌节"是
一个大范畴，"柔节"、"女节"、"弱节"分别是"雌节"这个大范畴中
的小范畴，是从不同角度阐释"雌节"的特质的。"柔"与"刚"相对，
则"柔节"强调其(雌节)韧性。"女"与"男"相对，则"女节"强调其
静退(或曰退守)。"弱"与"强"相对，则"弱节"偏重在力度上。而
"雌节"则是处世规则上整体的实质界定。怎么界定呢？我们前面
说过，"雄节"又可易之以"逆节"，那么，"雌节"实即"顺节"，就是
说，"雌节"即是一种顺应天道的处世规则。因为天道有盈缩消长，

因此,刚柔、强弱、动静、进退、伸缩、攻守在顺应天道的前提下,乘时适宜地有机整合,便是所谓"雌节"。

不廣(曠)其衆①,不爲兵邾,不爲亂首,不爲宛(怨)謀(媒)②,不陰謀,不擅斷疑③,不謀削人之野④,不謀劫人之宇⑤。愼案其衆⑥,以隋(隨)天地之從⑦,不擅作事⑧,以寺(待)逆節所窮。

【注释】

①不旷其众:"旷",空乏,穷困。《诗·小雅·节南山》:"不宜空我师",毛传:"空,穷也"。郑笺:"不宜困穷我之众民也"。《国语·越语下》:"无旷其众",韦昭注:"旷,空也。……无令空日废业,使之困乏。"

②不为兵邾,不为乱首,不为怨媒:"邾"读为"主"。邾、主,皆章母侯部字。《文子·道德》:"为兵主,为乱首"。《经法·亡论》:"为乱首,为怨媒"。这是说不做战争的发动者,不做祸乱的肇始人,不做引起怨恨的媒介。《庄子·刻意》:"不为福先,不为祸始"。

③不擅断疑:"擅"即下文"不擅作事"之"擅"。《说文》:"擅,专也",《左传·襄公二十九年》注:"专,自是也"。则"擅"犹"妄",谓妄自尊大。"断",专断,犹《庄子·徐无鬼》"以一人之断制"也。"疑",犹疑。此谓不妄自专断,也不妄自犹疑。"专断"即"达刑"、"犹疑"即"襦传"("襦传"、"达刑"见〈亡论〉)。

④不谋削人之野:不图谋侵削他国的领土。

⑤不谋劫人之宇:不谋求掠夺别国的居舍。

⑥慎案其众:"案"同"按",犹稳定、稳住(《诗·皇矣》:"以按徂旅",

毛传:"按,止也")。

⑦以随天地之从:"随",听任。"从",行(《广雅·释诂一》:"从,行也")。这是说遵从天地运行的规律。

⑧不擅作事:不妄自行事。

【今译】

不应使百姓穷困,不做战争的发动者,不做祸乱的肇始人,不做引起怨恨的媒介,不搞阴谋颠覆,不妄自专断和犹疑,不图谋侵削他国的领土,不谋求掠夺别国的宫殿居舍。严谨地稳定自己的臣民,遵从天地运行的规律。不妄自行事,等待"逆节"自己走向穷途末路。

【阐述】

前两段是从"应该怎么做"的角度阐述雌节,本段是从"不应怎么做"的角度来论述雌节。

连用八个"不"字所领起的排比句,明确地指出了雌节的内涵;而"不"字后所否定的(即"旷其众"、"为兵主"、"为乱首"、"为怨媒"、"阴谋"、"擅断疑"、"削人之野"、"劫人之宇")即是"逆节"或曰"雄节"的具体内容。

"随天地之从",雌节要旨所在。

見地奪力①,天逆其時②,因而飾(飭)之③,事環(還)克之④。若此者,單(戰)朕(勝)不報,取地不反⑤。單(戰)朕(勝)於外,福生於內,用力甚少,名殼(聲)章明⑥。順之至也⑦。

【注释】

① 见地夺力："见"疑读为"伣"。《说文》:"伣,间见也"。朱骏声云:
"伣,……亦窥伺空隙义"(《说文通训定声》)。《尔雅·释言》:
"间,伣也"。注:"《左传》谓之谍"。疏:"《左传·桓公十二年》杜
注云:谍,伺也"。"伣地"者,谓觇觑别国的土地。"夺力"者,夺
取民力使之服徭役也。"伣地",就是前面说的"谋削人之野,谋
劫人之宇";"夺力",就是前面说的"旷其众"。

② 天逆其时:盖即"逆其天时",即违背天道。

③ 因而饬之:"饬"训为正、整治,在此可译为"伐正"、"收拾"。

④ 事还克之:"事"指敌人所行之恶事。这是说敌人所行之恶事会
反过来使其导致失败。

⑤ 战胜不报,取地不反:《国语·越语下》、《淮南子·兵略》也有"战
胜而不报,取地而不反"之语。这是说打败了敌人而对方不再有
报复的能力,攻取了敌国领土而对方不再能夺回。又解:"报",
反复(《穆天子传》注:"报,犹反也"。《广雅·释言》:"报,复
也")。这是说战争彻底取得胜利而不会再有反复,攻夺了敌国
土地而不会再得而复失。因为"衰者复昌"、"国不遂亡"的现象
经常出现,所以这里强调"战胜不报(反复)"。此二句恰相对仗。

⑥ 战胜于外,福生于内,用力甚少,名声章明:"战胜于外",谓外得
兵功。"福生于内",谓内得财富。《经法·六分》所谓"功得而财
生"是也。"福",财富。《释名·释言语》:"福,富也"。《易·谦》
象辞:"福谦",《释文》云:"福,京作富"。"名声",指名功、功名。
"章明",显赫、卓著。"用力甚少,名声章明",恰与"俱与天下用

兵,费多而无功"(〈六分〉)形成对比;懂得"王术",则"俱与天下
用兵,费少而有功"(〈六分〉)。如此看来,"王术"亦是"雌节"的
组成部分。《国语·越语下》亦有此四句。

⑦顺之至也:"顺",指顺从天道。"至",终极、结果。本篇以"顺之
至也"作终结,则"雌节"之大要已不言而喻。"顺"即"顺道"、顺
从天道,点醒全篇主题。

【今译】

　　觊觎别国的土地,肆意掠夺民力,这是违背天道的,
乘势因时去伐正它,而敌人所行的恶事也会反过来促使
其导致失败。如果这样的话,则战争会彻底取得胜利而
不会再有反复,攻夺了敌国土地也不会再得而复失。这
样就可以外得兵功,内得财富,以微小的代价,取得显赫
的功名。这便是顺应天道的结果。

【阐述】

　　"战胜于外,福(富)生于内,用力甚少,名声章明",以结果论阐
述雌节之意义。

　　此四句反映了黄老的功利说,而"费少"(〈六分〉:"费少而有
功")、"力少"又包含着因任天道、自然无为的老子道家思想。

　　"顺之至也",不但点醒全篇主题,也点明了"雌节"之指归。

〈名刑〉第十五

【内容提要】

本篇原无标题，我们据篇首"欲知得失，请必审名察刑"而补。

本篇主旨是阐述黄老清静无为的思想。

审名察形——正定虚静——清静无为——顺任自然——与物宛转，这便是本篇立论的次第。

本篇与《庄子》有重合之处，很值得研究。

欲知得失，請必審名察刑（形）①。刑（形）恆自定，是我俞（愈）靜②。事恆自䒷（施），是我無爲③。靜翳不動④，來自至，去自往⑤。能一乎？能止乎⑥？能毋有己⑦，能自擇而尊理乎⑧？紓也，毛也，其如莫存⑨。萬物羣至，我無不能應⑩。我不臧（藏）故，不挾陳⑪。鄉（嚮）者已去，至者乃新⑫。新故不翏，我有所周⑬。

【注释】

①欲知得失，请必审名察形：按：本篇是本经的最后一篇，没有尾题；同时，关于本经的标题（即《十大经》或《十六经》）也有争议。大致有这样几种说法：（一）李学勤先生认为本篇篇题应该是"十大"；本经标题应为"经"（见《道家文化研究》第三辑《马王堆帛书〈经法·大分〉及其他》）。（二）裘锡圭先生认为本经标题仍当释

为"十大经"(见所著《古代文史研究新探》)。(三)高正认为"六"或"大"为"四"字之讹,本经标题当为"十四经"(见《道家文化研究》第三辑《帛书"十四经"正名》)。(四)《辞源》亦认为当作"十大经",并说"篇目上的出入,可能是传抄的人追题篇名时致误"。关于本经的标题、本篇的篇题、本篇是否是独立的、本经究竟应该是多少篇、本经是否应该是十篇(或曰传抄的人在追题篇名时有误)、本经原文是否有缺失,等等诸多问题,一时都难以给出明确的答案,需要进一步地去考证。

我们是这样看的:第一,本经标题当为"十大经"。第二,本篇篇题疑当为"名刑(形)"。

先说篇题。

本篇起首便是"欲知得失,请必审名察刑"。以篇中字尤其篇首字命题是帛书《四经》的一个体例。如:《经法·道法》,起首是"道生法",故名〈道法〉。〈国次〉的首句是"国失其次",故名〈国次〉。〈六分〉中有"六顺六逆[乃]存亡[兴坏]之分也",故名〈六分〉。〈四度〉中有"审知四度可以定天下",故名〈四度〉。〈论〉中有"论则知存亡兴坏之所在",故名〈论〉。〈名理〉中有"循名究理"、"审察名理",故名〈名理〉。《十大经·立命》中有"立有命"、"[立]无命",故名〈立命〉。〈观〉中有"以观无恒,善之法则",故名〈观〉。〈五政〉中有"吾欲布施五政",故名〈五政〉。〈果童〉写"果童"答黄帝问,故名。〈姓争〉有"姓生已定,敌者生争",故名。〈雌雄节〉有"以辨雌雄之节",故名。〈成法〉有"请问天下有成法可以正民者",故名。〈本伐〉下一篇中有"治国固有前道"句,故帛书小组补其篇题为〈前道〉。〈经法〉、〈十大经〉合计二十四篇,其中一半以上都以这种方式题写篇名的;而且这些篇题,不但是取篇中字,而且也是该篇的主题。从《四经》标写篇题的体例上看,本篇很有可能当为〈名刑〉。

〈名理〉篇中有"循名究理"、"审察名理",故名。而本篇中有"审名察刑",故名〈名刑〉。二者何其相似。〈名理〉列于〈经法〉之末,〈名刑〉列于《十大经》之尾,又何其相似!〈名理〉言祸灾静正,〈名刑〉言得失静定,又是遥相呼应。

《称》开头几句便是"建以其形,名以其名",很像是紧接着本篇〈名形〉而说的。则说明《四经》大体上是一个完整的体系。

《四经》极重名刑,却无〈名刑〉篇题,也是不可思议的。

本篇题为《名刑》是可以概括本篇主旨的。《成法》认为"循名"("名"即名形、名实)即可"复一"("一"指"道"),可见"名形"之重要。本篇认为:"审名察形"即可"定"、可"静"、可"无为",脉络清晰。

本篇题为〈名刑〉,而何以未标尾题?可能是因为下面紧接着就是《称》,而《称》经不分篇,经尾直接标写经名《称》;盖涉彼而此处漏掉了尾题〈名刑〉而也直接抄写了经名"十大经"。

当然,关于篇题等问题,很复杂,有待于进一步研究。

再说经名。

名为《十大经》,却为何出现了十四篇或十五篇呢?我们怀疑这里的"十"字仅仅是泛指,是个虚数,并非实指。

《四经》中的"五邪"、"战数盈六十"等等,都是虚数,与"十大经"的"十"字用法是相同的。《春秋繁露》说:"十者,天数之所止也",《素问》注:"十者,天地之至数也",《说文》:"十,数之具也",《易·屯》疏:"十者,数之极"……都说明古人习惯用"十"表示齐备的意思。因而我认为本经经名当依《经法》本定为《十大经》。

②形恒自定,是我愈静:天下万物都自有它们确定的归属,因此人就更应该持守清静("是",如此,是以)。

③事恒自施,是我无为:"施",运行,发展(《论语·为政》集解:"施,行也")。这是说天下万事都自有它们运行发展的规律,因此人就应该虚静无为。

④静翳不动:"翳",帛书小组经法本读为"也",佚书本释为"隐蔽"。疑"翳"在此读为"壹",专一(《诗·皇矣》〈释文〉:"翳,《韩诗》作殪。"《文选·张景阳杂诗》注:"翳与瞖,古字通")。此言虚静专一不妄施为。"静壹"即下文的"能一乎,能止(静也)乎"。

⑤来自至,去自往:这是说事物的发生或消逝皆有其客观依据,要听其自便宛转顺应。《庄子》一书多有此言论,如:"至人之用心若镜,不将不迎,应而不藏,故能胜物而不伤"(〈应帝王〉)、"物之悦来……其来不可御,其去不可止"(〈缮性〉)、"来者勿禁,往者勿止。从其强梁,随其曲传"(〈山木〉)、"吾以其来不可却也,其去不可止也"(〈田子方〉)、"彼来则我与之来,彼去则我与之往,彼强阳则我与之强阳"(〈寓言〉),此并可发明本文之旨。《淮南子·诠言》:"圣人无思虑,无设储:来者弗迎,去者弗将",与本文意近,而尤似袭《庄子·应帝王》语。

⑥能一乎,能止乎:"一",用心专一。"止",持意静定(《礼记·间传》疏:"止,平停不动也"。《尔雅·释诂》注:"止亦定也")。《庄子·庚桑楚》:"老子曰:卫生之经,能抱一乎?能勿失乎?能无卜筮而知凶吉乎?能止乎?能已乎?能舍诸人而求诸己乎?"《管子·心术下》:"能专乎?能一乎?能毋卜筮而知凶吉乎?能止乎?能已乎?能毋问于人而自得之于己乎?"均与本文"能一乎?能止乎?能毋有己,能自择而尊理乎"意近。此二句亦呼应前面的"静翳(壹)不动"。

⑦能毋有己:"毋有己",指判断事物时,排除主观臆测,以客观为依据。《庄子》所谓"至人无己"即此。又按:"己"下疑脱一"乎"字。

⑧能自择而尊理乎：帛书小组经法本解释为"自己选择，尊重道理"。按："理"即"天理"或"人理"，都是指客观规律。"择"如训"选择"，则"自择"与"毋有己"意正相悖。疑"择"读为"释"，"择"与"释"古通。《韩非子·五蠹》："庸人不释"，《论衡·非韩》引释作择。《楚辞·离骚》："孰求美而释女"，《文选》五臣注："谁有求忠臣而不择取汝者也"。可知五臣本此句作"孰求美不择女"。《庄子·庚桑楚》："能舍诸人而求诸己乎"，即谓当求诸人而舍诸己（《管子·心术下》："能毋问于人而自得之于己乎"，也是当问于人而不自得于己的意思）。"舍诸己"即此"自释"也。《国语·晋语》注："释，舍也"。《称》："世恒不可择法而用我"，"择"即假借为"释"。"释法用我"正是此"自释尊理"的反面。这句是说能够做到去除一己之私而遵从客观规律吗？

⑨纩也，毛也，其如莫存："纩"，帛书小组经法本释为"缫"。按："纩"当为"缫"或"褓"的古体，"褓"又作"葆"。《史记》正义："葆，小儿被也"、"褓（又作缫），小儿被也"。"纩也"即《庄子·齐物论》："葆光"之"葆"，成玄英疏云："葆，蔽也"。林希逸云："葆，藏也，藏其光而不露。""毛"，李学勤先生认为"应为屯字之误"，并认为"屯"与"存"为文部协韵（见《道家文化研究》第三辑《马王堆帛书〈经法·大分〉及其他》）。其说是也。"毛"、"屯"形近而讹。《史记·鲁周公世家》："子屯立"，《汉志》作"子毛立"，钱大昕云："字形相涉而讹"。"屯"是出现、显现义。《易·序卦传》："屯者，物之始生也"、《易·杂卦传》："屯，见（现）而不失其居。"《庄子·寓言》："火与日，吾屯也；阴与夜，吾代也"。郭庆藩《庄子集释》云："案：《文选·谢灵运游南亭诗》注引司马云：屯，聚也。火日明而影见，故曰吾聚也；阴暗则影不见，故曰吾代也……释文阙。"显而易见，《庄子》的"屯也，代也"即此"屯也，葆也"。"其如

莫存",即其若存、莫存,谓若有若无(《庄子·齐物论》〈释文〉引崔注云:"若有若无,谓之葆光")。这几句是说:或隐或显,总能维持一种似有若无的境界。"用心若镜",方是此境界。

⑩ 万物群至,我无不能应:事物纷至,皆能应付。

⑪ 我不藏故,不挟陈:"挟陈"与"藏故"都是指保守不适合于客观的东西。又按:"不挟陈"与"不藏故"意思重复,"陈"疑"新"字之声误(二者同为"真"部字)。"不藏故",即"去自往"也;"不挟新",即"来自至"也。"不藏故,不挟新"("挟",迎接。《孟子·尽心上》注:"挟,接也","不挟新"即《淮南子》的"来者弗迎"),是说过时的东西听其自去,新生的东西任其自来,不人为地去主观介入。下文"向者已去"承此"不藏故","至者乃新"承此"不挟新"。"来"与"去"、"向"与"新"、"新故"都是新、故对举;尤其下文"新故不翏"的"新故"很显然是承此"不藏故"、"不挟新"而说的。

⑫ 向者已去,至者乃新:"向",过去的。"去",消逝。这是说消逝的是过时的东西,来到的是新生的东西。

⑬ 新故不翏,我有所周:"翏"读为"摎"。《太玄·摛》:"死生相摎",注:"摎,谓相扰"。"周",周流宛转。这是说,天下万事万物,或新生,或死灭,都不能扰乱虚静的心灵,这是因为与物宛转、顺任自然的缘故。

【今译】

　　想要懂得得失福祸的道理,就一定要审知事物的名称与客观存在之间的关系。天下万物都自有它们确定的归属,因此人就更应该持守清静。天下万事都自有它们运行发展的规律,因此人也就应该虚静无为。人应该虚静专一不妄施为,事物的发生与消逝皆有其客观依据,要听其自便宛转顺应。能做到用心专一吗? 能做到持意静定吗? 在判断事物时,能不能以客观为依据而排除主观臆测呢? 或隐或显或静定或动出,总能维持一种若有若无的超然境界。这样的话,一任事物纷至沓来,皆能应付自如。古旧的东西听其自去,新生的东西任其自来,而不要主观人为地去介入。消逝的是过时的东西,来到的是新生的东西。天下万事万物,无论是新生的还是死灭的,都不能扰乱虚静的心灵,这是因为我们能够与物宛转、顺任自然的缘故。

【阐述】

本文立论之次序是:审名察形——静定无为——与物宛转顺任自然。

本文有如下几个问题需要特别注意:

其一,本文有多处字句与《庄子》、《管子》、《淮南子》相近,如:"来自至,去自往。能一乎,能止乎,能毋有己[乎],能自择而尊理乎。葆也,屯也……我无不能应"等等。我们可以明显发现,《庄子》极为接近本经而《淮南子》直接袭用的是《庄子》而非本经。因此,这段文字四书比较,它们的袭用关系应该是这样的:

$$\text{《四经》} \Big\langle \begin{array}{l} \text{《庄子》——《淮南子》} \\ \text{《管子》} \end{array}$$

其二,关于"自择"的解释。"择"字之训,涉及黄老思想,不可轻率。如释为"选择"，则将大失黄老之旨，也与前后文文意大相径庭。"择"通"释"，释训舍。"自择"，即"毋有己"，即《庄子》的"无己"、"舍己"。"己"是小我，"道"（无为）是大我；去小我而存大我，舍己而就道，正是黄老道家思想。

其三，关于新、故的问题。新、故自来自去、任其自便（即"来自至，去自往"），总原则即是"静壹不动"、"能一"、"能止"（静）。这表述的是极为清楚的，与我们在注文中所引用《庄子》的言论，在这一点上，是完全一致的。而关于下面"我不藏故，不挟陈，向者已去，至者乃新。新故不摎，我有所周"等句的解释就应该沿此脉络审慎地考虑。"陈"疑是笔误，应作"新"。本文的主旨是虚静无为、与物宛转、顺任自然。"我有所周"的"周"字，也是明白无误地阐明要与物宛转、虚与委蛇的。新的自来，旧的自去，我皆不会为之困扰，这便是"新故不摎"的含义。

第三篇 《称》

　　《称》是古佚书《黄帝四经》的第三篇，不分小节，中间标有墨点处起分段作用，并标示韵脚的转换。

　　本经近似于古代格言和谚语的集萃，因此段与段之间没有明显的必然联系；而作者在纂辑时却是尽量努力地把相近的格言谚语编排在一起。

　　本经名为《称》，所以本经主旨就是通过对阴阳、雌雄（节）、动静、取予、屈伸、隐显、实华、强弱、卑高等等矛盾对立转化关系的论述，为人们权衡选择出最正确、最得体、最有效的治国修身的方案。

　　篇终整整一大段专论阴阳，初步建立了阴阳体系的框架，为后世阴阳五行学说理论的最终建立奠定了基础。

道無始而有應①。其未來也,無之;其已來,如之②。有物將來,其刑(形)先之③。建以其刑(形),名以其名④。其言胃(謂)何⑤? ·環□傷威,㣁(弛)欲傷法,無隋(隨)傷道⑥。數舉參(三)者⑦,有身弗能葆(保),何國能守⑧?

【注释】

①道无始而有应:"无始",即"无端",没有边际。"道无始"即〈前道〉所说:"道有原而无端"、《管子·幼官》"始乎无端,道也"。"应"与"当"义同(《说文》:"应,当也"。《吕览·无义》注:"当,应也")。《淮南子·说林》注:"当,犹实也"。这是说包罗万象的大"道"浩广而没有边际,但却是实实在在存在着(《庄子·逍遥游》"大而无当",谓其言大而虚)。

②其未来也,无之;其已来,如之:"未来"、"已来",都是就人的认识角度讲的,是说人认为它未来和已来。因此"未来"、"已来"应译为"没有认识到它的时候"、"认识到它的时候"。"如",来到、出现(《吕览·赞能》注:"如,至也")。这是说没有认识到它的时候,便以为它没有;认识到它的时候,它便随之出现了。"道无始而有应,其未来也,无之;其已来,如之",这几句话与〈前道〉:"道有原而无端,用则实,弗用则窡(空也、虚也)"意思基本一样,可以互参。

③有物将来,其形先之:"物",指一个具体事物的形质和概念的总和。这是说一个事物的形质和概念在即将产生的时候,它的形状首先显现出来。

④建以其形,名以其名:"建"是树立的意思,这里指出现。第一个"名"做动词,指"命名"、"定名"。这是说事物的形质出现了,就

可据此来给它命名。

⑤其言谓何：按：此句下标有墨点，说明在此应该分段，也即此句与下句在意思上不相联贯。所以此句应该译为：人们应该仔细思考这样说究竟意味着什么。

⑥环□伤威，弛欲伤法，无随伤道：所缺之字，帛书小组佚书本认为当作"私"，并引《管子·君臣下》："兼上下以环其私"、《韩非子·人主》："其当途之臣得势擅事以环其私"、《管子·七法》注："百官皆匿情为私，则上威伤"等为证。或以为缺字当为"刑"（余明光说）。按：缺字补为"私"或补为"刑"，两皆可通。"环私"即"营私"、"环刑"即"营刑"。环与营，古通（《韩非子·五蠹》："古者苍颉之作书也，自环者谓之私"。《说文》引作"自营为私"）。"营私"之"营"，释为经营、谋求。"营刑"，谓乱刑（《大戴记·文王官人》注："营，乱也"）。〈四度〉："达刑则伤"之"达刑"即此"乱刑"。〈四度〉："强则威行"、〈论〉："强生威"。"强"并不意味着一味用刑，故此处强调说"营刑伤威"。"营私"与"弛欲"意思重合，似以释"营刑"为更妥。"弛欲"，放纵私欲。"随"，即〈正乱〉的"以随天刑"，言遵从客观规律。这是说乱用刑法则有伤威严，放纵私欲则有伤法度，不遵循客观规律则有伤大"道"。

⑦数举三者："数"，反复，多次。"举"，行。"三"，指上述三件事，即"营刑"、"弛欲"、"无随"。

⑧有身弗能保，何国能守："有"，词头，无义。此二句即：身弗能保、国何能守。

【今译】

　　包罗万象的大"道"浩广而没有边际，但却是实实在在存在着。人们没有认识到它的时候,它好像没有;认识到它的时候,它便随之出现了。一个事物的形质和概念即将产生的时候,它的形状是首先显现出来的。事物的形质出现了,才可据此来给它定名。这样说意味着什么呢? 这是需要人们仔细思考的。乱用刑法就必然伤损威严,放纵私欲则有伤法度,不遵循客观规律就会伤损大"道"。这伤害威严、法度、大"道"的行为反复出现,其结果就是自身难保,甚至失掉国家。

【阐述】

《称》经不分篇,但文中多处标有墨点(即·)。墨点的标示有两种含义:其一,墨点断开处,在文意上是个转折,起分段的作用。其二,在协韵上,基本上都是换韵处。

本段中间含有一个墨点,说明本段包含两层意思。一个是"道"与"形名"的关系,一个是保身守国的三项禁忌。

"道"是一个宇宙实体,可以比喻为"形";而人们对它的认识,可以比喻为"名",是关于"道"的概念。形质是先于概念存在的,因此"道"的客观存在也就先于人们对它的认识。这便是第一层次所要讲的。

关于保身、守国的禁忌,在前面二经中都讲到过。

另外,《称》很像是一部名言大全,荟萃了处世至理金箴。这也很可能便是《称》不分篇的缘故。由于这个缘故,便使《称》具有了以下三个特点:(一)语言洗练简洁。(二)协韵严格工整。(三)多有偶句。

　　我们说它像是名言荟萃，那么就包含了与《四经》同时及前此的古籍中的名言、当时社会上流行的古训谚语、《四经》中《经法》、《十大经》中的名言。另外要说的是，尽管是名言荟萃，但作者在排列时仍然尽力照顾到了它们之间的内在联系性。这一点，在我们的译文当中可以看出来。同时，墨点分断处，有时并未换韵，而韵部通贯下来；这也可以看出作者在排列纂辑时，是尽量照顾到协韵的问题的。

　　·奇從奇，正從正，奇與正，恆不同廷①。·凡變之道，非益而損，非進而退②。首變者凶③。·有義（儀）而義（儀）則不過，侍（恃）表而望則不惑，案法而治則不亂④。·聖人不爲始⑤，不剸（專）己，不豫謀，不爲得，不辭福，因天之則⑥。·失其天者死，欺其主者死，翟其上者危⑦。·心之所欲則志歸之，志之所欲則力歸之⑧。故巢居者察風，穴處者知雨，憂存故也⑨。憂之則□，安之則久⑩；弗能令者弗能有⑪。

【注释】

①奇从奇，正从正，奇与正，恒不同廷："奇"，特殊的、非常规的。"正"，常规的。"不"上原衍一"不"字，据删。"不同廷"，不同位。此即《经法·道法》："正、奇有位"。这是说用非常规的手段处理特殊的事情，用常规手段处理常规事物，特殊与常规，各有其位，不能混淆。

②凡变之道,非益而损,非进而退:"变"、"道"可以有两种理解,一种是将"变"解释为"运动和变化","道"指"大道","凡变之道",译为"大凡'道'的运动和变化"(余明光说)。而我们认为,"变"承"奇"而言,指"变恒过度"(《经法·道法》:"变恒过度,以奇相御")。"道",指道理、方法。这几句的意思是凡出现改变常规超越准度的情况时,那么应付的方法便是谦抑退让、虚静无为。

③首变者凶:即"不为乱首"的意思。下句"圣人不为始"也承此而言。

④有仪而仪则不过,恃表而望则不惑,案法而治则不乱:"过"、"惑"、"乱"承上"变"而言,"仪"、"表"、"法"承上"损"、"退"而说。"有",依据(《广雅·释诂》:"有,质也"、《易·系辞下传》虞注:"质,本也"。"本"即有依据的意思)。"仪"、"表"都是指古代测量高低远近和定方向的工具。《鹖冠子·天权》:"彼立表而望者不惑,按法而割者不疑"("者"通"则")、《淮南子·说林》:"悬衡而量则不差,植表而望则不惑"。皆袭本文。第二个"仪"字作动词,指"测量"。"过",误差。"望",观测。

⑤圣人不为始:"始"即〈前道〉:"可后可始"的"始",指先动(《国语·越语》:"人事不起,弗为之始",韦昭注:"先动为始")。详见彼注。此亦呼应前面的"首变者凶"。

⑥不专己,不豫谋,不为得,不辞福,因天之则:"不专己",不偏执己见。"不豫谋",指天时未到,不豫先谋划。《淮南子·诠言》(及《文子·符言》)也有这样的话,而且说得更清楚,如"圣人……不为始,不专己,循天之理;不豫谋,不弃时,与天为期;不为得,不辞福,从天之则"。这是说天时未到便不豫为谋划,而天时到了也不可失去时机,要与天道的运动同步;不谋求索取,而福祥来至也不可放过,要因顺上天的法则。趋时取福,是黄老思想的重

要构成要素。如《十大经·兵容》："因天时，与之皆断，当断不断，反受其乱。天固有夺有予，有祥［福至也而］弗受，反随其殃"、《国语·越语下》："得时无怠，时不再来。天予不取，反为之灾。嬴缩变化，后将悔之"、帛书《缪和》："古之君子，时福至唯取，时亡则以须……走（趋）其时唯恐失之。故当其时而弗能用也，至于其失也……何无悔之有？……贲福而弗能蔽者害，"辞"福者死。"从书证和文意上来看，"不豫谋"下疑脱"不弃时"三字。

⑦失其天者死，欺其主者死，翟其上者危："天"，天道。"死"，灭亡。"失其天者死"，就君主而言。"翟"或读为"敌"（帛书小组佚书本），或读为"逴"或"耀"（帛书小组经法本），或读为"易"（余明光《黄帝四经今注今译》）。"翟"声"兆"声之字古通（如《诗·大东》："佻佻"，《释文》引《韩诗》作"嬥嬥"。《老子·五十八章》："光而不耀"，帛书乙本"耀"作"眺"），"翟"在此读为"佻"，《一切经音义·卷五》："佻·轻也"。"欺其主者死"，就大臣而言。"翟其上（上司）者危"，就下属或小民而言。"欺其主者死，翟其上者危"与《经法·六分》："臣肃敬不敢蔽其主，下比顺不敢蔽其上"正相对应。此三句正是君、臣、民的次第。

⑧心之所欲则志归之，志之所欲则力归之："志之"上原衍"志之"二字，据删。这是说心里想要得到的便立志去完成它，立志想要达到的便花费气力去实现它。

⑨巢居者察风，穴处者知雨，忧存故也：巢居于高树者对风最敏感，穴处于低洼者对雨最敏感，这种对风或雨的各自的担忧，都是由它们不同的生存环境决定的。明确的忧患意识和各安其性的处之泰然，是天地众生在险恶的生态环境中得以生存下去的必要条件，下面"忧之则□，安之则久"即承此而说。而此三句似又是暗系前面"失其天者死……"等三句的。

⑩忧之则□,安之则久:此处缺字余明光隶定为"取"。疑当作"存"。谓对各自的生存环境有明确的忧患意识的就能够生存,如果能进一步安然处之的话就能长久。

⑪弗能令者弗能有:此句承以上几句而言。"令"疑读为"领"。《吕览·离俗》:"苍领",高诱注:"或作青令"。令、领古多互训。《释名·释典艺》:"令,领也"。《法言·君子》注:"领,令也"。"领",理解、领会(《汉书·贾谊传》集注:"领,理也。"《文选·思旧赋》注:"领会,冥理相会也")。"有",保有(《礼记·哀公问》:"不能有其身",注:"有,犹保也")。这是说不能够懂得这一点,便不能自保其身。又解:"令"如字解释,训为"善"。译为不能够很好地对待这个问题,便不能自保其身。

【今译】

　　用非常规的手段处理特殊的事情,用常规手段处理常规事物,特殊与常规,各有其位,不能混淆。凡出现改变常规超越准度的情况时,那么应付的方法便是谦抑退让、虚静无为。最初改变常规的必有凶祸。依据仪器来测量就不会有误差,依靠仪表来观测就不会迷惑,用法度来治理就不会混乱。做为圣人,不先动、不偏执一己之见,天时未到便不豫先谋划、而天时到了也不可失去时机,不谋求索取、而福祥来至也不可放过:总之要因顺上天的法则。作为君主,如果失去天道他的国家就会灭亡;作为大臣,欺蒙主上就会戮死;作为小民,轻蔑上司就有危险。人们心里想要得到的就应立志去完成它,立志想要达到的就应花费气力去实现它。巢居于高树者对风最敏感,穴处于低洼者对雨最敏感,这种对风或雨的各自的担忧,都是由它们不同的生存环境所决定的。而对各自的生存环境有明确的忧患意识的就能生存,如果能进一步安然处之的话就能长久;倘不能很好地对待这个问题,便不能自保其身。

【阐述】

本段含有六个墨点,换韵七次。

本段包含如下几层含义。

第一,关于"正"、"奇"、"变"和"仪"、"表"、"法",最后归结为"因天之则"。

"奇"是"变"的一种表现形式,要"御之以奇"。而"变"出现后,应付的总原则还是虚静无为(即"损"、"退");而虚静无为便是"因天之则",它可以具化为"仪"、"表"、"法"。凡"变"(即改变常道)则"过"、则"惑"、则"乱",这便是第一层含义。其中"不豫谋,〔不弃时〕,不为得,不辞福"的时至而取、福至不辞的界说颇有见地。

第二,关于君主、大臣、小民的处世规则。

第三,忧患意识与安静持守是生存的重要条件。而安静持守、处世规则其实都可以归结为"因天之则",因此说,此三层含义有一定的内在联系。

·帝者臣,名臣,其實師也①;王者臣,名臣,其實友也,朝(霸)者臣,名臣也,其實[賓也②。危者]臣,名臣也,其實庸也③;亡者臣,名臣也,其實虜也④。·自光(廣)者人絕之⑤,[驕溢]人者其生危、其死辱翳⑥。居不犯凶,困不擇時⑦。·不受祿者,天子弗臣也;祿泊(薄)者,弗與犯難⑧。故以人之自為□□□□□□□□⑨。·不士(仕)于盛盈之國,不嫁子于盛盈之家,不友[驕倨慢]易之[人]⑩。

【注释】

①帝者臣,名臣,其实师也:作为帝的大臣,名义上是臣子,其实是他的老师。这一部分内容与《说苑·君道》相同,〈君道〉云:"郭隗曰:帝者之臣,其名臣也,其实师也。王者之臣,其名臣也,其实友也。霸者之臣,其名臣也,其实宾也。危国之臣,其名臣也,其实虏也"。《战国策·燕策》说:"郭隗先生对曰:帝者与师处,王者与友处,霸者与臣处,亡者与役处"。《荀子·王霸》:"义立而王,信立而霸,权谋立而亡"。王、霸、亡的次序与本经同。

②宾:宾客。"师"、"友"、"宾",虽一字之差,但包含着对"帝"、"王"、"霸"的本质界定。《四经》对"帝"、"王"、"霸"的明确区分和次序的排列仅见于此文,他处皆王、霸并称互用(如"王"也称作"霸王")。"帝"即"圣",所以也说"帝王"、也说"圣王"。细揣《四经》文字,似乎"王"是介于"帝"和"霸"之间,因此"王"可以和"帝"组合成"帝王",也可以和"霸"组合成"霸王"。"帝臣"即"帝师",则"帝"率然无为;"王臣"即"王友",则"王"乃有为无为相济;"霸臣"即"霸宾",则"霸"主有为。从"用二文一武者王"("文"为"静"、"无为","武"表"动"、"有为")来推断,则似乎应该是"尽用文者帝"、"用二武一文者霸"、"尽用武者亡"——《四经》

帝、王、霸、亡的定式。"帝"是最高理想,即"太上"的境界,但要通过"霸"、"王"的中介来实现。这种界说,与《管子·枢言》:"用一阴二阳(即一武二文)者霸,尽以阳者王,以一阳二阴者削,尽以阴者亡"的说法有联系,也有区别(详见《经法·四度》:"用二文一武者王"注)。

③危者臣,名臣也,其实庸也:"危者",指濒危国家的君主。"庸",雇佣,俗称"短工"、"临时工"。

④亡者臣,名臣也,其实虏也:"亡者",指流亡的君主。"虏",仆人。

⑤自光(广)者人绝之:"光",读为《老子·四十一章》:"广德若不足"之"广",在此做意动词,是说自以为德能广大的人必被人们所唾弃。《老子》所谓:"自是者不彰,自伐者无功"(二十四章)。

⑥[骄溢]人者其生危,其死辱黟:"骄溢"二字原缺,今补。《荀子·不苟》:"小人能则倨傲避违以骄溢人",是此辞例。又《荀子·荣辱》:"骄泄(溢)者,人之殃也"、"惕悍骄暴……是奸人之所以取危辱死刑也",均与本文相近。"黟"读为"也"。"其死辱也"即《荀子》的"以取危辱死刑也"。

⑦居不犯凶,困不择时:"居"训为"安"、训为"治"(《吕览·上农》注:"居,安"。《周书·作洛》注:"居,治也"),在此指平稳、顺利。"择"当读为"释"。"不释时"即"不弃时"。此二句是说顺境时不妄为乱作自取凶祸,逆境时也不丧失信心放弃机会。下文"择法"亦读为"释法"。则帛书《四经》多假"择"为"释"。

⑧不受禄者,天子弗臣也;禄薄者,弗与犯难:此处文字亦见于《慎子·因循》,其文云:"是故先王,不受禄者不臣,禄不厚者不与人难"。这是说没有享受朝廷俸禄的,天子就不要把人家当作臣仆来役使,如果提供的俸禄本就不多,那么天子也不要强求人家与之共患难("犯难"、"入难",都是出生入死共患难的意思)。这几

句话，正是《慎子·因循》所说的"因人之情也"。强人所难，为黄老所不取。

⑨故以人之自为□□□□□□□□：此处缺八字，疑此处原文当作"故以人之自为[也，不以人之为我也]"。取证于《慎子·因循》："故用人之自为，不用人之为我"，可知所补有征。"以"同"用"，如《论语·阳货》："以中牟畔"，《说苑·立节》作"用中牟之县畔"。此处"为"与"我"，歌部协韵。书证、音理皆坚强可据。关于这两句话的理解，参考《慎子·因循》便可得到正解，其文云："人莫不自为也（这是人的天性、自然之性），化而使之为我（违背人的天性），则莫可得而使也（强人所难，徒劳无益）"。作为统治者，应该因顺人的这种天性，因顺了它（"因"），则有出路；不要人为地去改变破坏它，改变了它（"化"），就没有出路。这即是《慎子·因循》所说的"天道因则大，化则细"。"自为"，指人们考虑自身的生存，这是人的天性。"为我"的"我"指最高统治者。"化而使之为我"是扭曲人的天性、异化人性的做法，所以说这种做法"莫可得而用"。"故以人之自为[也，不以人之为我也]"，意指统治者御下的方法，应该是因顺人的天性，而不要去人为地扭曲它。做到了这一点，就能够真正有效地使天下归心了。这便是《慎子·因循》所说的"故用人之自为，不用人之为我，则莫不可得而用矣。此之谓因"。此处的文字得到补足和正解，则关于上文"不受禄者，天子弗臣也；禄薄者，弗与犯难"的理解也就迎刃而解了。附带说一下，《四经》中习惯使用尾词"也"字，而他书征引时常常略去。如上文"弗臣也"，《慎子·因循》作"不臣"，略去"也"字。此处"故以人之自为也，不以人之为我也"，《慎子·因循》同样略去二"也"字。

⑩不仕于盛盈之国，不嫁子于盛盈之家，不友[骄倨慢]易之[人]：

"仕",做官。"子",女。"友",动词,与人交朋友。"骄倨慢"三字
原缺,今补。《管子·白心》:"满盈之国不可以仕任,满盈之家不
可以嫁子,骄倨傲暴之人不可与交"。"骄倨傲暴"即此"[骄倨
慢]易"。又《十大经·雌雄节》:"宪傲骄倨",亦同此。

【今译】

　　作为"帝"的大臣,名义上是臣子,其实是他的老师;
作为"王"的大臣,名义上是臣子,其实是他的朋友;作为
"霸"的大臣,名义上是臣子,其实是他的宾客。濒危国家
君主的大臣,名义上是臣子,其实只是临时雇员;流亡君
主的大臣,名义上是臣子,其实只是仆人罢了。自以为德
能广大的人必被人们所唾弃,盛气凌人者很危险,甚至会
自取耻辱和灭亡。人们在顺境时不要妄为乱作自取凶
祸,在逆境时也不要自暴自弃放过机会。没有享受朝廷
俸禄的,天子就不要把人家当作臣仆来驱使,如果提供的
俸禄本就不多,那么天子也不要强求人家与己共患难。
所以说天子御下的方法,应该是因顺人的天性,而不要人
为地去扭曲它。人们切勿到极端强盛的国家去做官,不
要把女儿嫁到极端豪贵的家庭中,不能与骄傲自大、轻视
他人的人交朋友。

【阐述】

　　本段含有三个墨点(按:疑"不士于盛盈之国"的"不"字上缺一

墨点,因为在此处,第一,是换韵处。第二,在文意上是个转折。因此,本段应该含有四个墨点),包含三层意思。第一层,讲天子如何御下,即"不受禄者,天子弗臣也;禄薄者,弗与犯难。故以人之自为[也,不以人之为我也]"。第二层,对各种"臣"进行界定,即"帝者臣……其实虏也"。第三层,讲人们行事守则,即"自广者人绝之,[骄溢]人者其生危、其死辱也。居不犯凶,困不释时"、"不仕于盛盈之国……不友[骄倨慢]易之[人]"。

本段有几个地方很重要:

一,对于帝、王、霸的明确区分和次序排列,这对研究黄老思想提供了极重要的资料;而这又仅见于《称》,需要慎重对待。

二,"不受禄者,天子弗臣也;禄薄者,弗与犯难。故以人之自为也,不以人之为我也"这一段议论,强调要尊重人的天性、因顺人的天性、不要扭曲异化人的天性;而这一点,是《四经》首次十分明确、坦诚地披露出来的,很值得注意。

三,"不仕于盛盈之国"等等议论,似乎仍然在暗示着《四经》作者的籍属。

・□□不埶偃兵①,不埶用兵②;兵者不得已而行③。
・知天之所始④,察地之理,聖人麋論天地之紀⑤,廣乎蜀(獨)見,□□蜀(獨)□,□□蜀(獨)□,□□蜀(獨)在⑥。
・天子之地方千里,諸侯百里⑦,所以朕合之也⑧。故立天子[者,不]使諸侯疑焉⑨;立正敵(嫡)者,不使庶孽疑焉⑩;立正妻者,不使婢妾疑焉⑪:疑則相傷,雜則相方⑫。

【注释】

①□□不执偃兵：所缺二字疑为"圣人"。本文多以"圣人"为议论之发端，如上文"圣人不为始"、下文"圣人麋论天地之纪"，此宜同也。理由一。"不执偃兵，不执用兵"，是"不得已"的意思；而《庄子·庚桑楚》正说："不得已之类，圣人之道"。理由二。《吕览·荡兵》："圣王有义兵而无偃兵"，辞例、文意与此相近。理由三也。"执"（及下文"执"），帛书小组佚书本读为"褻"（训为"习"）、经法本读为"艺"（训为"常"）。疑此处二"执"字与《十大经·观》："人执者扰兵"之"执"相同，都当释为"执"，固执、一味地。"偃兵"，即寝兵、止兵。"不执偃兵"，即不一味地反对用兵。可见"偃兵"是有条件的，这条件便是"不得已"；而"不得已"，便是顺从"天道"、听任天意。"恭行天罚"、"因天时，伐天毁"也是"不得已"之类。"偃兵"一词，多见于战国中期以后的古籍中。如《庄子·徐无鬼》："武侯曰：吾欲爱民而为义偃兵"、《吕览·荡兵》："古圣王有义兵而无偃兵"、同书〈审应〉："赵惠王谓公孙龙曰：寡人事偃兵，十余年而不成"、〈应言〉："公孙龙说燕昭王以偃兵"等等。赵惠王十余年从事"偃兵"而不成，这便是"圣人不固执于偃兵"界说之所由起。

②不执用兵：不一味地用兵。一味地用兵便叫作"兵战力争"、穷兵黩武，是为"雄节"或"凶节"。

③兵者不得已而行："行"，用。"不得已"是对固执于一个极端的一种矫正。《十大经·本伐》："道之行也，由不得已。由不得已，则无穷"。《庄子》所谓"不得已之类，圣人之道"，既说"之类"，则"不得已"不只限于战争一事，他事亦如此。既是"不得已"，则固执于一端、偏执于一己，皆在被否定的范围。

④知天之所始："始"与下文的"理"（《广雅·释诂》："理，道也"，在

此指规律)意思接近,训为"本"(《荀子·王制》注:"始犹本也"),即根本。又按:"所"字似是衍文。

⑤圣人麋论天地之纪:《易·系辞上》作"弥纶天地之道"。"麋"、弥当读为"靡",古字相通。如《礼记·少仪》疏:"靡为麋,谓财物糜散凋敝,古字通。"《荀子·富国》杨倞注:"或曰:靡读为糜,糜散也"(靡、糜、麋,古字通用)。《汉书·淮南衡山济北王传赞》注:"靡谓相随从"。《荀子·性恶》注:"靡谓相顺从"。"论"、"纶"读为"沦"。《诗·雨无正》:"沦胥以铺",《汉书·楚元王传》应劭注引诗作"论胥以铺"。又《吕览·古乐》:"伶沦",《汉书·律历志》作"伶纶"。《尔雅·释言》:"沦,率也","率"即相从之意。"靡沦",即顺从。"纪"同"道",指规律。"知天之始,察地之理,靡沦天地之纪"与《易·系辞》"……弥纶天地之道,仰以观于天文,俯以察于地理……"文意相同,排列次序小异。本文作"纪"而不作"道",因"纪"与"始"、"理"协之部韵。此说圣人顺从天地之道,正承上二句"知天之始,察地之理"。

⑥广乎独见,□□独□,□□独□,□□独在:帛书小组经法本如此标点、分句,颇有道理。"兵者不得已而行"句下有墨点、"□□独在"句下有墨点,说明在此是换韵及文意转换处。"行"与"兵"协阳部韵,"在"与"始"、"理"、"纪"等协之部韵。中间第一个"□□独□"句应该也入韵,之部。第二个"□□独□"句不入韵;都是四字为句,文例都应该是"形容词+乎+独+动词"。第一个"□□独□"句,可能应该是"卓乎独知"(《经法·六分》有"独知"辞例)。"知",之部。"广乎独见,[卓乎]独[知],□[乎]独□,□[乎]独在",是说圣人顺从天道,所以有远见卓识,并且恬然自在。

⑦天子之地方千里,诸侯百里:"方",平方。"方千里",一千平方

里。"诸侯百里",省"方"字。《孟子·告子下》:"天子之地方千里,不千里,不足以待诸侯。诸侯之地方百里,不百里,不足以守宗庙之典籍。"

⑧所以朕合之:"朕",缝合、联系。《说文解字注》"朕"字下段玉裁说:"按:朕在舟部,其解当曰舟缝也……《考工记·函人》曰:视其朕,欲其直也。戴先生(震)曰:舟之缝理曰朕……本训舟缝,引申为凡缝之称"。二物相交时中间的缝隙叫"朕",在此作动词,谓联系、关联。"合",对应(《尔雅·释诂》:"合,对也"。《史记·乐书》正义:"合,应也")。这是说天子辖地一千平方里,诸侯辖地一百平方里,这种差异是和他们的身份地位联系对应的。

⑨故立天子[者,不]使诸侯疑焉:"立",建立(《老子·六十二章》:"立天子,置三公",《经法·论约》:"立天子,置三公",《十大经·立命》:"立王、三公,立国、置君"之"立"同此)。"疑"通"拟",比拟、等齐、相同(下面的三个"疑"字都读为"拟")。这是说设立天子时,在等级制度上不能使诸侯与之相同。《慎子·德立》也说:"立天子者,不使诸侯疑焉。立诸侯者,不使大夫疑焉。"

⑩立正嫡者,不使庶孽疑焉:"立",指立太子。"正嫡",指正妻之子。"庶孽",指众妾之子(《公羊传·襄公二十七年》何休注:"庶孽,众贱子,犹树之有孽生")。这是说将正妻之子立为太子,就不要使众妾之子在身份地位上与之相等。《慎子·德立》:"立嫡子者,不使庶孽疑焉。"

⑪立正妻者,不使婢妾疑焉:"婢"同"嬖"(《慎子》、《左传》作"嬖"),宠幸。这是说设立正妻,就不要使宠妾的身份地位与之平等。《慎子·德立》:"立正妻者,不使嬖妾疑焉"(按:《慎子》"立正妻"在"立正嫡"之前,而本经则"立正嫡"在"立正妻"之前,正与《经法·六分》"五逆"将"嫡子父"列于"男女分威"之上、〈亡论〉"六

危"将"嫡子父"列于"父兄党以傺"之上遥相呼应)。《韩非子·
说疑》:"故曰孽有拟嫡之子,配有拟妻之妾,廷有拟相之臣,臣有
拟主之宠。此四者,国之所危也"。《左传·闵公二年》:"内宠并
后,外宠二政,嬖子配嫡,大都耦国,乱之本也。"

⑫疑则相伤,杂则相方:"方"通"妨",妨碍。又,"方"训为"逆"(《孟
子·梁惠王下》注:"方,犹逆也")。相逆,即相互作对。《慎子·
德立》:"疑则动,两则争,杂则相伤。"

【今译】

圣人不是一味地反对用兵,但也不主张一味地用兵;
战争手段是在不得已的情况下才使用的。圣人上知天道
的根本,下知地道的规律,他能够顺应天地之道,所以他
有远见卓识,并且恬然自在。天子辖地一千平方里,诸侯
辖地一百平方里,这种等级差异是和他们的身份地位相
联系对应的。因此设立天子时,在等级制度上不能使诸
侯与之相同;将正妻之子立为太子,就不使众妾之子在身
份地位上与之相等;设立正妻,就不使宠妾在身份地位上
与之平等。如果两相对等就会相互伤害,两相混淆就会
互相敌对。

【阐述】

本段含三个墨点,共有三层含义。

第一层(即第一个墨点分断处)是说圣人对用兵的态度,即"不
得已而为之"。

　　第二层（即第二个墨点分断处）是说圣人顺应天地之道，故有远见卓识、恬然自在。第二层的"顺应天地之道"正起通贯一层、三层文意的作用，也即"不得已"及"等级制度"都是由天地之道所决定。

　　第三层是说名实相应，也即要严明等级制度，不可淆乱。

　　·時若可行，亟應勿言①；[時]若未可，涂其門，毋見其端②。·天制寒暑，地制高下，人制取予③。取予當，立爲[聖]王④；取予不當，流之死亡⑤。天有環刑，反受其央（殃）⑥。·世恆不可擇（釋）法而用我⑦，用我不可，是以生禍⑧。·有國存，天下弗能亡也；有國將亡，天下弗能存也⑨。·時極未至，而隱于德；既得其極，遠其德，淺[致]以力⑩；既成其功，環（還）復其從，人莫能代⑪。·諸侯不報仇，不修佴（恥），唯[義]所在⑫。

【注释】

①时若可行，亟应勿言："亟"，立刻、马上。"应"，指在行动上做出反应。"勿言"，不要表现在口头上。

②[时]若未可，涂其门，毋见其端："涂"即"塗"，通"杜"，塞住、关闭。《释名·释宫室》："涂，杜也，杜塞孔穴也。""门"，机关、心机。《淮南子·原道》注："门，禁要也"。《素问·至真要大论》注："神门，真心脉气。"《老子·五十二章》："塞其兑，闭其门"。王弼注："门，事欲之所由从也"。这几句是说时机未到，要敛藏心机，不露端倪。

③天制寒暑,地制高下,人制取予:"制",控制、掌握。有取有予,如高下之相对待、寒暑之相交替,乃天地之道。

④取予当,立为[圣]王:"当",得当、适当、得体、得法。"圣"字原缺,以意补。《道原》"圣王用此,天下服"是此辞例。

⑤取予不当,流之死亡:《国语·越语下》作"流走死亡"。"流之死亡",即流徙四方、国亡身死。《经法·国次》所谓"人执者流之四方"也。

⑥天有环刑,反受其殃:"环",表示的是天道的周而复始的循环运动,所谓"天稽环周"(《十大经·姓争》)也。就天道来讲,如果人能"静作得时",则"天地与之",这表现的是"天德";如果"静作失时",则"天地夺之",这表现的又是"天刑"。就人道而言,人们取予得当,就会得到"天德"的褒奖;反之,就会受到"天刑"的惩罚。取予、与夺、德刑,是交替循环运行的,这便是"天有环刑"的含义。这两句是说天道循环运行,有德必有刑,取予不当,就要受到天刑的惩罚,自取祸殃。《国语·越语下》:"强索者不祥,得时不成,反受其殃。失德灭名,流走死亡。有夺有予,有不予""得时弗成,天有还形。"

⑦世恒不可择(释)法而用我:"择法"读为"释法"。"释法用我",谓舍弃法度而用一己之私。此正与《十大经·名形》:"自释尊理"相悖而行(详见彼经)。《韩非子·扬权》:"因天之理,反形之理……虚以静后,未尝用己"、同书〈用人〉:"释法术而正治,尧不能正一国"、同书〈大体〉:"不以智累心,不以私累己,寄治乱于法术,托是非于赏罚,属轻重于权衡……守成理,因自然,祸福生于道法而不出乎爱恶",并可发明此意。

⑧用我不可,是以生祸:《韩非子·大体》:"祸福生于道法而不出乎爱恶","祸福"为偏义词,指"福"。"福"生于道法,则"祸"出于爱

恶,正是此"用我不可,是以生祸"之意。

⑨有国存,天下弗能亡也;有国将亡,天下弗能存也:当一个国家具备存的必然条件时,人们是不能够灭亡它的;当一个国家已经具备了必然灭亡的条件时,人们也无法再挽救它。

⑩时极未至,而隐于德;既得其极,远其德,浅[致]以力:"致"字原缺,据《管子》补。《管子·势》说:"未得天极,则隐于德;已得天极,则致其力"。"时极"即《管子》的"天极",指天道运行当中所积累的必要的条件和时机。"隐于德",谓自隐其身以修德待时。上文"时若未可,涂其门,毋见其端"与此文意思相近。《十大经·五政》:"深伏于渊,以求自刑"即此。"时极未至,而隐于德"正是《易·乾》:"初九,潜龙勿用"的诠释。"远其德",即广施其德(前文"广乎独见"即谓有远见,远即广也)。《易·乾》:"九二,见龙在田",象辞说:"见龙在田,德施普也",正是此"远其德"之义。"浅"字似不当如字解释,因上文有"远"字。疑"浅"读为"践",二字古通。《战国策·楚策四》:"践乱燕"、《燕策一》:"勾践",汉帛书本"践"并作"浅"。《仪礼·士相见礼》注:"践,行也",《诗·伐木》笺:"践,陈列貌"。"践致以力",即陈致其力,努力行事也。《论语》:"陈力就列"即此。

⑪既成其功,环(还)复其从,人莫能代:"从",读为"踪"。"还复其踪",即收踪敛迹,还归其最初的静隐。天道有夺有予,人道有隐有显,应与之宛转顺应。"功成不止"则"身危有殃"(《易·乾》所谓"亢龙有悔");"功成身退",便是"与时偕行"。"代"疑读为"殆"。"弋"声、"台"声之字古多相通。《淮南子·泛论》:"出百死而给一生",高诱注:"给,读仍代之代也"。《老子·德经》:"善贷",帛书乙本作"善始"。《淮南子·说山》高诱注:"殆,危害也"("母德不报而身见殆")。"人莫能殆",谓隐显因任天道,则不会

受到伤害。所谓"物莫能伤"也。《管子·势》:"既成其功,顺守其从,人不能代",出语于此。

⑫诸侯不报仇,不修耻,唯[义]所在:"修"通"涤"。通行本《老子·十章》:"涤除玄览",汉帛书甲、乙本《老子》"涤"均作"修"。又《周礼·春官·司尊彝》:"凡酒修酌",郑注:"修,读如涤濯之涤"。"涤耻",即洗耻、雪耻。"义"字原缺,以意补。《孟子·离娄下》:"大人者,言不必信,行不必果,唯义所在",文例与此相同。

【今译】

时机成熟了,就要在行动上立刻做出反应而不要声张;时机未到,就要敛藏心机,不露声色。天道控制着寒来暑往,地道掌握着高低的差异,人道决定着夺取和给予。如果取予得法,就可以尊为圣王;取予失当,就会流徙四方、身死国亡。天道循环运行,有德必有刑,取予不当,就要受到天刑的惩罚,自取祸殃。人世规律是不允许舍弃法度而用一己之私的,如果偏执于一己之私,就会导致祸患。当一个国家还具备存在的必然条件时,人们是不能够灭亡它的;当一个国家已经具备了必然灭亡的条件时,人们也无法再挽救它。时机未到,要自隐其身以修德待时;时机到了,就应该广施其德,努力行事;而当大功告成以后,就要及时收踪敛迹,还原到最初的静隐,这样才不会受到任何危害。诸侯不一定有仇必报、有耻必雪,关键要看是否是合于道"义"。

【阐述】

本段含有六个墨点,换韵六次,共有五层含义。

第一层,讲人的动静、显隐与天时的关系,即"时若可行,亟应勿言;[时]若未可,涂其门,毋见其端"、"时极未至,而隐于德;既得其极,远其德,浅[致]以力;既成其功,环(还)复其从,人莫能代"。这显然是一个静(隐)——动(显)——静(隐)的过程,也即静(隐)而待时——动(显)而趋时——再重新静(隐)而待时。值得注意的是,这与《易·乾》有着密切的联系。〈乾〉卦是"潜龙"——"见龙"、"飞龙"——"亢龙"。为了避免和矫正"亢龙有悔",因此本文提出了"还复其从"这易被忽略而又实在是必不可缺的第三个环节。

第二层,讲取予与天德、天刑的关系。而取予、与夺、动静、刑德又是有着内在联系的;这内在的联系便是天时、天道的周而复始的运作规律。

第三层,讲国家的存亡与天道运作规律之间的关系。可见一、二、三层含义隐隐相关、如蛇灰蚓线。

第四层,讲正确对待"法"(大我)与"我"(小我)之间的关系。

第五层,讲诸侯之行止与"义"之间的关系。

· 隱忌妒妹賊妾①,如此者,下其等而遠其身;不下其等不遠其身,禍乃將起②。· 內事不和,不得言外;細事不察,不得言[大]③。· 利不兼,賞不倍;戴角者無上齒④。提正名以伐,得所欲而止⑤。· 實穀不華,至言不飾,至樂不笑⑥。華之屬,必有聚(核),聚(核)中必有意⑦。·天地之道,有左有右,有牝有牡⑧。諵諵作事,毋從我冬(終)始⑨。雷[以]為車,隆隆以為馬⑩。行而行,處而處⑪。因地以為齎(資),因民以為師⑫;弗因無犆也⑬。

【注释】

①隐忌妒妹贼妾:"妹"通"昧"。"隐忌"与"昧妒"义同。"隐"即"隐昧",谓蒙蔽君主;"忌"即"嫉妒",谓嫉妒贤才。所以《荀子》中也说"隐忌(即隐昧嫉妒)壅蔽之人,君子不近"。同书〈大略〉说"奉妒昧(即嫉妒隐昧)者,谓之交谲。交谲之人,妒昧之臣,国之薉孽也"。同书《大略》释"妒"与"昧"之含义时说:"蔽公者谓之昧,隐良者谓之妒。""贼",陷害忠良(《荀子·修身》:"害良曰贼")。"妾"读为"捷",谓行为邪佞(妾、接、捷古通。《广雅·释诂》:"妾,接也"、《尔雅·释诂》:"接,捷也"、《左传·庄公十二年》:"弑其君捷",《公羊传》"捷"作"接"。《文选·东京赋》注:"捷,邪也")。

②下其等而远其身;不下其等不远其身,祸乃将起:"下",降、贬。"等",等级官职。"远",疏远。下句"不下其等"的"等"字上因声误而衍"德"字("德"为职部字,"等"为蒸部字。二字为"之"部的入声和阳声,古读无别),据删。

③内事不和,不得言外;细事不察,不得言[大]:"内事",指君主家庭或家族内部之事,诸如君主与嫡子、嫡子、庶子与妻妾、父兄等等之间的关系。"和",顺、理顺。"外",外事,指国事。"细事不察",小事不明。"细事不察"二句似是补充说明"内事不和"二句的。

④利不兼，赏不倍，戴角者无上齿："利不兼，赏不倍"亦见于《说
苑·谈丛》。"兼"、"倍"同义，在此都是"多"的意思。"戴角者无
上齿"见于多种古籍，应该是当时社会上流行的民间谚语，所以
用来比喻"利不兼，赏不倍"。动物之中，凡有强有力的触角的
（"戴角"，即头顶双角），就不会有锋利的上齿，如牛、羊、鹿等；而
凡有锋利的上齿的，也就不会有强有力的触角，如虎、豹等。二
者必居其一，不能兼得。此谚语见之于多种古籍，如《吕氏春秋·
博志》："凡有角者无上齿，果实繁者木必庳"、《淮南子·地形》
（及《大戴礼记·易本命》）："四足者无羽翼，戴角者无上齿"、《春
秋繁露·度制》："有角不得有上齿"、《汉书·董仲舒传》："予之
齿者去其角"等等。这三句似乎是说：作为下属的如果工作怠惰
而不能给上司带来很大的利益，那么也就不要指望上司能给予
很多的赏赐；这个道理就如同动物既然有了双角就不会再有上
齿是一样的。又按：此处前后文都是谈论君主，所以此二句似应
做"赏不倍，利不兼"解释，谓君主施赏不丰，获利亦少。如此解
释，前后一贯，似更妥帖。此盖即《称》之"禄薄者，弗与犯难"。

⑤提正名以伐，得所欲而止："提正名以伐"，谓师出有名；"得所欲
而止"，谓功成而止。

⑥实谷不华，至言不饰，至乐不笑："不华"，无花。"至言不饰"，意
蕴深远的语言是不需要装饰的。"至乐不笑"，真挚的快乐不需
要表现在欢声笑貌上。《列女传·三》："实谷不华，至言不饰"。
《淮南子·说林》："至味不慊，至言不文，至乐不笑，至音不叫。"
《庄子·知北游》："至言去言"、同书〈至乐〉："至乐无乐"并是此
意。

⑦华之属，必有核，核中必有意："华"，花。"核"，果实中心坚硬的
部分。《素问·五常政大论》："其实濡核"，注："核，中坚者"。疑

本当作"华之属，必有实，实中必有核，核中必有意"（"核"虽在古籍中可训"实"，然基本都是"核实"或"核实"的意义上讲的）。"意"，同"薏"，核仁。《尔雅·释草》："荷……其实莲，其根藕，其中的，的中薏"。正义引陆机《毛诗草木鸟兽虫鱼疏》云："的中有青为薏"（《尔雅》也是荷、实、的、薏的次序，也即花、实、核、意的次序）。这是说：花的内里是果，果的内里是核，核的内里是仁儿。意谓内在的东西才是最根本的东西。此承上"实谷不华，至言不饰，至乐不笑"而言，是取譬的笔法。

⑧天地之道，有左有右，有牝有牡："左右"、"牝牡"（雌雄）是对立统一的，有左必有右、有牝必有牡；此为天造地设、自然而然，非人为造作。此三句启下文之"因"。《国语·越语下》："凡阵之道，设右以为牝，益左以为牡"（韦昭注："陈其牝牡使相受之。在阴为牝，在阳为牡"）、《淮南子·兵略》："所谓地利者，后生前死，左牡而右牝"、《老子·三十一章》："君子居则贵左，用兵则贵右"、"吉事尚左，凶事尚右"、《孔子家语》："高者为生，下者为死"、《称》："上阳下阴"，又古代出征谓"凿凶门以出"（"凶门"即"北门"）。通过这样的类比，可知先秦的阴阳说是这样的：左、东、南、前、上、生、高、贵，属阳；右、西、北、后、下、死、低、贱，属阴。

⑨诰诰作事，毋从我终始："诰诰"，帛书小组佚书本读为"皓皓"，谓"光明正大"；余明光读为"浩浩"（《黄帝四经今注今译》），谓"广大貌"。按："浩浩"，当释为众多。"浩浩作事"，即一切行事。"从"，随、因（《诗·既醉》）笺："从，随也"、《汉书·外戚传》集注："从，因也，由也"。不随我终始，即一切行事，或终或始皆因顺天道。又按：余明光先生认为"作事"是指起兵。如训"作事"为"起兵"，则"终"字当是衍文。谓兵戎之起，不由我始。《礼记·月令》："兵戎不起，不可从我始"。然前后文都讲因任自然、因任

天道,则似以第一种解释为妥贴。

⑩雷[以]为车,隆隆以为马:按:疑此处衍一"隆"字(或"隆隆"为
"丰隆"之音讹)。"雷以为车,隆以为马",文正相俪。《淮南子·
原道》:"雷以为车轮"。"隆",当是"丰隆"的急读或省略,指云、
云师。《楚辞·离骚》:"吾令丰隆乘云兮"。王逸注:"丰隆,云
师。一曰雷师"。洪兴祖补注:"《九歌·云中君》注云:云神丰
隆。……《归藏》云:丰隆,筮云气而告之。则云师也。……据
《楚辞》,则以丰隆为云师耳。"(按:"丰隆"或"隆"为云神,盖以
"隆"音近"龙"、而"云从龙"也)。《淮南子·原道》:"乘雷车,驾
云霓"(《太平御览·天部十四》引)。高诱注:"以云霓为其马
也"。当本于此"雷以为车,隆以为马"。〈原道〉又云:"……乘云
凌霄,与造化者俱……阴阳为御,则无不备也",皆有助于理解本
文文意。《淮南子·主术》:"乘势以为车,御众以为马"正释此二
句之义。谓因势顺道也。《荀子》所谓"善假于物也"(〈劝学〉)。

⑪行而行,处而处:"而"犹乃、则。谓当行则行、当止则止。

⑫因地以为资,因民以为师:因任地宜以为资财,因顺民心以为师
旅。

⑬弗因无襛也:"襛",帛书小组佚书本如此隶定,认为"襄"为"袖"
字,并认为"襛"为"轴"的异体,读为"由"。帛书小组经法本隶定
此字为"捒"。按:此字两种隶定皆失韵。疑当隶定为"襛"。
"襄"似为"绅"之异体(古籍中"礻"旁"糸"旁往往不别,如"褕"又
作"褕")。"襛"在此读为"神",明也(《素问·八政神明论》注:
"神,谓神智通悟")。言不知因顺是不明智的。"神"为"真"部
字,"资"、"师"为脂部字。脂、真阴阳合韵。

【今译】

对于像蒙蔽君主、嫉妒贤才、陷害忠良、行为邪佞这一类的人，就应该贬黜和疏远；对他们如果不贬黜疏远，就会因此而生出祸患。君主如果连自己家庭和家族内部的事情都不能理顺，就没有资格来讨论国家的事情；小事不明，大事也就谈不上了。君主对臣民如果施赏不丰，那么相对的他获利亦少；这个道理就如同动物既然有了双角就不会再有上齿是一样的。兴兵征伐，必须师出有名，功成而止。饱满的谷物没有花，意蕴深远的语言没有装饰，真正的快乐不表现在欢声笑貌上。因为内在的东西才是最根本的东西，这就好比花的内里是果，果的内里是核儿，核儿的里是仁儿。有左必有右，有雌必有雄，这是天造地设、自然而然的。因此，人们的一切行事，或终或始都不要固执己意，应因顺天道。以雷为车，以云为马，当行则行，当止则止。因任地宜以为资财，因顺民心以为师旅；不知因顺之道，这是不明智的。

【阐述】

本段包含三层意思。

第一层，讲君主应该如何对待邪佞、家庭、施赏、征伐，即从"隐忌妒妹"至"得所欲而止"。此论"君人之术"。

第二层，讲"处其实，不居其华"（《老子·三十八章》）。即从"实谷不华"至"核中必有意"。此论为人之道。

第三层,讲君主应该顺应自然规律。此论因任之道。

本段有两个问题很突出。

(一)本段多处使用谚语作为比况,此为"称"之一大特色。

(二)雷车、云马之喻及"丰隆"一词的使用,当为楚俗、楚语。

· 宫室過度,上帝所亞(惡);爲者弗居,唯(雖)居必路①。· 減衣衾,泊(薄)棺椁,禁也,疾役可;發澤,禁也,草蓯可;淺林,禁也,聚□□;②隋(墮)高增下,禁也,大水至而可也③。· 毋先天成,毋非時而榮④。先天成則毀,非時而榮則不果⑤。· 日爲明,月爲晦;昏而休,明而起⑥。毋失天極,廄(究)數而止⑦。· 強則令,弱則聽,敵則循繩而爭⑧。· 行曾(憎)而索愛,父弗得子;行母(侮)而索敬,君弗得臣⑨。· 有宗將興,如伐於[川];有宗將壞,如伐於山⑩。貞良而亡,先人餘央(殃);商(獍)闕(獗)而栝(活),先人之連(烈)⑪。· 埤(卑)而正者增,高而倚者傰(崩)⑫。

【注释】

①为者弗居,虽居必路:"为",做,指大肆兴建宫室。"者",表示停顿,无义。"路",过路,指暂时居住。《周礼·地官·遗人》:"凡国野之道,十里有庐,庐有饮食;三十里有宿,宿有路室,路室有委"。"路室",指客舍、旅店。《管子·四时》:"国家乃路",注:"路,谓失其常居也",即是过路、路室之引申。此二句是说修建了宫室也不能居住,即便居住了也不会长久。

②减衣衾,泊(薄)棺椁,禁也,疾役可;发泽,禁也,草苁可;浅林,禁

也,聚□□:此从张纯先生断句。"衣衾",指殓葬死者的衣被以及祭品。"椁",棺外的套棺。"役",读作"疫"。"疾疫可",谓国家遇到严重的流行疾疫时,殓葬的礼数方可从减(也可能是说患流行疾疫死掉的人殓葬的礼数可以从减)。"发泽",发掘泽沼。"苁"读"丛",杂草丛生。"浅"读"残",斩伐。"聚□□"当作"聚[众][可]",谓聚众兴兵之时,可以斩伐山林以备军用。

③堕高增下,禁也,大水至而可也:《淮南子·本经》:"侈苑囿之大……大厦增加……残高增下……"即此"堕高增下"。这几句是说:为了多建宫室,而掘低高地、填平低洼,这是地道所禁止的;然而时逢洪水暴雨成灾,则挖高填低以疏导大水是可以的。

④毋先天成,毋非时而荣:"天",指植物生长成熟的自然规律。"荣",指开花、茂盛。这是说植物不能违背自然规律而提前成熟,也不能不适时地开花茂盛。"先天"强调后,"非时"强调适时。此二句以植物应适时生长成熟来取譬人事。"非时而荣"为阴阳五行灾异论所常常论及,如《吕氏春秋》论四季、《礼记·月令》、《京房易》、《春秋繁露》及史书中的"五行志"等等。

⑤不果:不会有好的结果。此"不果"正双关植物和人事。

⑥昏而休,明而起:后世所谓"日出而作,日入而息"。

⑦毋失天极,究数而止:"失",当读为"佚",失、佚古通。《庄子·养生主》:"秦失吊之",《释文》:"失,本又作佚"。《汉书·主父偃传》:"内有淫失之行",颜师古注:"失,读曰佚"。"佚",过也(《公羊传·宣公十二年》注:"佚犹过也")。《国语·越语下》作"无过天极,究数而止"可证本句当作"无佚天极"。"天极",指天道的准度。"究",达到。"数",度、准度。这是说君主兴兵伐国不要超过天道的准度,达到这个准度就应及时罢手。《国语·越语下》:"范蠡曰:臣闻古之善用兵者,赢缩以为常,四时以为纪,无

过天极,究数而止"、《管子·势》:"成功之道,赢缩为宝,毋亡天极,究数而止"。按:有两点可以证明《国语·越语下》与《黄帝四经》更为接近、《管子》则相去稍远。第一,《四经》作"无失(佚)天极",《越语下》作"无过天极";《管子》虽一字之差("无亡天极"),而文意已远隔。第二,《经法·国次》:"过极失(佚)当"是就用兵征国而言,本文"过极失(佚)当"应该也是就用兵而言,《越语下》也说"善用兵者……无过天极";《管子》则"无亡天极"似是泛指。

⑧强则令,弱则听,敌则循绳而争:"令",号令指挥别国。"听",听命于别国。"敌",势力均等。"循绳",按照规矩。"争"当读为"静",指各安本分。这是说强大的国家可以命令对方,弱小的国家就要听命于对方,势力均等的国家就会按照规矩各安本分。

⑨行憎而索爱,父弗得子;行侮而索敬,君弗得臣:"憎"谓恶劣,"侮"指邪逆。这几句的句式应该是:父行憎而索(要求)子爱,弗得(做不到);君行侮而索臣敬,弗得。意思是说做父亲的行为恶劣,要想得到儿子的敬爱是不可能的;作为君主举止邪逆,要想得到臣下的敬爱也是不可能的。"父父子子,君君臣臣",有儒家的味道。然"父子"列于君臣前,且要求父君做表率,"爱敬"也不视为绝对,则"子为父隐"之"君臣父子"绝对论已被扬弃。《经法·君正》:"无父之行,不得子之用;无母之德,不能尽民之力",与此说相表里。

⑩有宗将兴,如伐于[川];有宗将坏,如伐于山:"宗",宗族、氏族、种族、民族,在此似指国家、部落。"伐",败、崩溃(《广雅·释诂》:"伐,败也")。"于",之(《经传释词》:"于,犹之也")。"川"字原缺,今补。"川"为文部字,"山"为元部字,文、元合韵。《诗·天保》:"天保定尔,以莫不兴……如川之方至,以莫不增"。《诗》以川至喻兴与此以川溃喻兴,其理一也。"如伐于(之)川"、"如

伐于山"，即如川之伐、如山之伐。这是说，当一个国家将要兴起的时候，其势如川泽之溃决；而当一个国家将要败亡的时候，其势如山峰之崩坍。一个国家的兴坏有其必然规律、势不可阻。正所谓"禹汤罪己，其兴也勃焉；桀纣罪人，其亡也忽焉"(《左传·庄公十一年》)。

⑪贞良而亡，先人余殃；猖獗而活，先人之连(烈)：《说苑·谈丛》作"贞良而亡，先人余殃；猖獗而活，先人余烈"。本文"连"为"烈"之声假。"连"在元部，"烈"在月部，元、月为阳入对转。通行本《老子》："天毋以清将恐裂"，帛书《老子》乙本"裂"作"莲"。"烈"即功业、功德。这是说正直善良的人早逝，是因为祖上积累下祸殃；猖獗邪僻的人长寿，是因为祖上积累下功德。按：《十大经·雌雄节》说持雌节为积德、积福，其身长寿、子孙蕃盛；持雄节为积殃、积祸，其身短命、后代衰败。《周易》也说："积善之家必有余庆，积不善之家必有余殃"。亡活即祸福，与"积"有密切关系，即〈雌雄节〉所谓："观其所积，乃知祸福之向"。这是对兴坏存亡有其必然规律和内在原因的一种极为绝决的解释。贞良者虽夭而修德则后代有余庆，猖獗者虽寿而散德则后世有余殃；有余庆者虽寿而散德则后代夭，有余殃者虽夭而积德则后代寿。如此循环不已，即是黄老关于积德积恶、福祸寿夭的理论。

⑫卑而正者增，高而倚者崩："卑"谓谦退，谓雌节；"高"则指骄溢，指雄节。"倚"，不正。"崩"，倾覆。〈行守〉所谓："高而不已，天[将]厥(蹶)之"。《说苑·谈丛》作："卑而正者可增，高而倚者且崩"。

【今译】

　　广修宫室，穷奢极欲，为上天所不容；大肆兴建了宫室也不能居住,即便居住了也不会长久。随意减少葬埋死者的衣被、祭品的数量和棺椁的厚度,这是被禁止的,但遇逢疾疫则葬礼可以从减。发掘川泽,这是被禁止的,杂草丛生时是可以的。砍伐山林,是被禁止的,聚众兴兵时可伐木以备军需。为了多建宫室而掘低高地、填平低洼,是被禁止的;然而时逢洪水暴雨成灾,则为疏导大水而挖高填低是可以的。植物不能违背自然生长规律而提前成熟,也不能不适时地开花茂盛。提前成熟会毁败,不适时地开花茂盛也不会有好的结果。太阳出来就是白天,月亮升起就是夜晚;夜晚人要休息,白天人要劳作。君主兴兵伐国不要超过天道所规定的准度,达到了这个准度就应及时罢手。强大的国家可以命令对方,弱小的国家要听命于对方,势力均等的国家之间才会按照规矩各安本分。做父亲的行为恶劣,要想得到儿子的敬爱是不可能的;作为君主举止邪逆,要想得到臣下的敬爱也是不可能的。当一个国家将要兴起的时候,其势如川泽之溃决;而当一个国家要灭亡的时候,其势如山峰之崩塌。正直善良的人夭折,是因为祖上积累下了祸殃;猖獗邪僻的人长寿,是因为祖上积累下了功德。其势低卑而根基平正的会不断增高,其势高峻而根基歪斜的早晚要倾覆。

【阐述】

本段讲了如下几个问题：

第一，天禁、神禁、地禁。"宫室过度"云云是为"天禁"。"减衣衾，薄棺椁"是为"神禁"。"疾役可（伏）发（废）泽"云云是为"地禁"。

第二，一切行事要遵循自然法则。"毋先天成……究数而止"。

第三，一报还一报的观点。一个国家的强弱，决定了或"令"或"听"；父、君的行为善恶，决定了子、臣的孝、忠与否；前代的积恶积善，决定了后代的或夭或寿；根正根倚，决定了或增或崩。所谓物物有因、事事有源。

第四，国家兴坏，有其必然规律，势不可挡。

本段有几个明显的问题应该注意：

（一）"减衣衾，薄棺椁，禁也"。这很可能是针对墨子的"节葬"说而言的；倘如此，则黄老的尊尚鬼神与墨家的尊尚鬼神应该也是有区别的。黄老的尊尚鬼神倾向于天道，墨家的尊尚鬼神倾向于平等。反对"减衣衾，薄棺椁"与儒家之说相合；而儒家此说偏重在宗法等级制度上，黄老似乎是向"祥于鬼神"——尊崇天道倾斜（《四经》中未见关于丧葬等级规定方面的论述）。

（二）"毋失（佚）天极"典型词句例举，知《四经》与《国语·越语》更为接近，《管子》则稍远。

· 山有木，其實屯屯①。虎狼爲孟（猛）可揗，昆弟相居，不能相順②。同則不肯，離則不能，傷國之神③。〔神胡不〕來，胡不來相教順弟兄兹④；昆弟之親，尚可易戈

(哉)⑤。·天下有參(三)死：忿不量力死，耆(嗜)欲無窮死，寡不辟(避)衆死⑥。·毋籍(藉)賊兵，毋裹盜量(糧)⑦。籍(藉)賊兵，裹盜量(糧)，短者長，弱者強；贏絀變化，後將反囩(施)⑧。·弗同而同，舉而爲同；弗異而異，舉而爲異⑨；弗爲而自成，因而建事⑩。

【注释】

①山有木，其实屯屯："屯屯"，谓果实饱满盛多（《广雅·释诂》："屯，满也"、《后汉书·班彪传》注："屯，众也"）。按："山有木，其实屯屯"与下面的"虎狼"、"昆弟"在意思上无任何关系，可见它是一种"韵脚起兴"的手法，只是为了用"屯屯"这两个字来领起下文的文部韵。这十分显然吸收了《诗经》"兴"的手法。《诗经》中，用"山有……"的句式做韵脚起兴的例子极多，如《郑风·山有扶苏》等等。又如南北朝乐府"门前一株枣，岁岁不知老"之类。

②虎狼为猛可揗，昆弟相居，不能相顺："为"通"惟"，虽也（《诗·天保》："为馈"，《周礼·秋官·蜡氏》郑注引作"惟馈"。《书·康诰》："乃惟眚灾"，《孔丛子·刑论》引"惟"作"为"）。"揗"，驯顺（《广雅·释诂》："揗，顺也"）。"昆弟"，兄弟。"顺"，和顺、和睦。

③同则不肯，离则不能，伤国之神："国"通"域"（"国"、"域"皆从"或"声。《说文》："国，邦也"、"域，邦也"）。《广雅·释诂》："域，国也"。"域"，家族的墓地。《广雅·释邱》："域，葬地也"。《诗·葛生》毛传："域，茔域也"。《周礼·典祀》注："域，兆表之茔域。""神"，指祖先的神灵。《文选·东京赋》注："神，谓先神"。《礼记·乐记》注："鬼神，谓先圣先贤"。《史记·五帝纪》正义：

"鬼之灵曰神"。"国神"即"域神",指死去的先人。这几句是说：
既不愿意和睦共处,又不能远离别居,真是让死去的先人伤心。

④〔神胡不〕来,胡不来相教顺弟兄兹:"神胡不"三字原缺,以意补。
这种"顶箴法"(即上句末字或末几字做下句首字或开头几字)为
《四经》所习用。如《经法·国次》:"生必动,动有害……动有事,
事有害……事必有言,言有害"、"见知之道,唯虚无有;虚无有,
秋毫成之,必有刑名;刑名已立……"、〈君正〉:"赋敛有度则民
富,民富则有耻,有耻则号令成俗而刑罚不犯,号令成俗而刑罚
不犯则……"、〈论〉:"反此之谓顺,顺之所在,谓之生国,生国养
之"等等,不胜枚举。"神胡不来"句,上承"神"字,下启"胡不
来",是《四经》顶箴法的典型例句。"胡",何。"顺"同"训"(《诗·
周颂·烈文》:"四方其训之",《左传·哀公二十六年》引"训"作
"顺"。《国语·周语上》:"先王之训也",《史记·周本纪》"训"作
"顺")。"兹"通"哉"(《诗·大雅·下武》:"昭兹来许",《后汉
书·祭祀志》引谢沈书"兹"作"哉")。兹与哉,同为精母之部字。

⑤易:改变。谓由于都是血缘亲属,弟兄之间这种不和睦的现象还
是可以改变的。

⑥天下有三死,忿不量力死,嗜欲无穷死,寡不避众死:这三种死亡
现象,即是《老子》所说的"人之生,动之于死地,亦十有三"(《老
子·五十章》。杨兴顺解释说:"老子认为,人类社会上有三分之
一的人走向生的自然繁荣,有三分之一的人走向自然死亡,还有
三分之一的人由于违背了自然性,即违背了'道'的法则,去做力
所不逮的事,因而过早死亡了")。《说苑·杂言》认为这三种死
亡现象是"非命也,人自取之"。《杂言》具体描述这三种死亡时
说:"寝处不时,饮食不节,佚劳过度者,疾共杀之。居下位而上
忤其君,嗜欲无穷而求不止者,刑共杀之。少以犯众,弱以侮强,

忿不量力者,兵共杀之"。所以《易·损》说:"君子以惩忿窒欲"。

⑦毋借贼兵,毋里盗粮:"藉",借,借给。"兵",武器。"里",读为
"賚",《尔雅·释诂》:"賚,予也"("里"、"来",同为来母之部字,
"里"声"来"声之字古多通用。《史记·殷本纪》:"予其大理",
《尚书·汤誓》本作"予其大賚",孔传:"賚,与也",郑注:"賚,赐
也"。《史记·殷本纪》注:"理、賚声相近。《诗》'厘尔圭瓒',郑
康成引作'賚'。厘、理义亦通也")。《战国策·秦策三》:"此所
谓借贼兵而赍盗食者也"("賚",给予)。此文亦见于《荀子·大
略》、李斯《谏逐客书》、《史记·范雎蔡泽列传》。

⑧短者长,弱者强;赢绌变化,后将反咆(施):"赢绌",增减、长消。
"反施",反过来对自己施加伤害。这是说帮助贼盗的结果,会使
短者变长、弱者变强,这种力量消长变化的结果,会反过来对自
己施加伤害。《国语·越语下》:"赢缩转化,后将悔之",《鹖冠
子·世兵》:"早晚赢绌,反相殖生,变化无穷,何可胜言",皆与本
文相近。此是以天道喻人道。帛书《缪和》:"凡天之道,一阴一
阳,一短一长,一晦一明,夫人道则之"。

⑨弗同而同,举而为同;弗异而异,举而为异:"举"同"与"(《周礼·
师氏》注:"故书举为与。"杜子春云:"当为与")。"与",因顺(《国
语·齐语》注:"与,从也"。《淮南子·地形》注:"与,犹随也"。
《诗·旄邱》疏:"与者,从彼于我之称")。这是说:不相同却相同
了,这是因为因顺的结果;不相异却相异了,这也是因顺的结果。
老子所谓:"和其光,同其尘"也。《庄子·德充符》也说:"自其异
者视之,肝胆楚越也;自其同者视之,万物皆一也"。

⑩弗为而自成,因而建事:无所作为却建立了事功,这仍然是因顺
的结果。

【今译】

山上种有树木,果实饱满盛多。虎狼虽凶犹可驯顺,兄弟至亲却不和睦。他们既不能和睦共处,又不能远离别居,真是让死去的先人们伤心。死去的先人们为何不来,为何不来教诲他们呢? 都是血缘亲属,不和睦的现象会改变的。天下有三种人为的死亡现象,一种是因为逞怒斗狠不自量力,二种是穷奢极侈欲壑难平,三种是以寡敌众不识时务。不要把武器借给贼人,不要把粮食给予强盗。倘使武器借给贼人,粮食给予强盗,就会造成短者变长、弱者变强的结果;这种力量消长变化的结果,是会反过来给自己施以伤害的。不相同却相同了,这是由于因顺的结果;不相异却相异了,这也是因顺的结果;无所作为却建成了事功,这仍然是因顺的结果。

【阐述】

本段含有四个墨点,包含四层意思:

第一,谈家教。第二,谈处世规则。第三,谈不要扶植邪恶势力。第四,谈因顺。

《四经》谈家教仅此一处,吸收儒家思想。

《诗经》韵脚起兴手法的运用,也很突出。

"伤国之神"、"神胡不来,胡不来相教顺弟兄兹",二"神"字指鬼神。此是《四经》尊尚鬼神之又一例证,这与墨家思想相合。

·　陽親而陰亞（惡），胃（謂）外其膚而內其勮①。不有內亂，必有外客②。膚既爲膚，勮即爲勮；內亂不至，外客乃卻③。·　得焉者不受其賜，亡者不怨大□④。·　［夫］天有明⑤而不憂民之晦也，［百］姓辟（闢）其戶牖而各取昭焉⑥；天無事焉。地有［財］而不憂民之貧也，百姓斬木刈（荆）新（薪）⑦而各取富焉；地亦無事焉。·　諸侯有亂，正亂者失其理，亂國反行焉⑧；其時未能也，至其子孫必行焉。故曰：制人而失其理，反制焉⑨。

【注释】

①阳亲而阴恶，谓外其肤而内其剧："亲"，和善（《太玄·玄冲》："亲亲乎善"）。"肤"，美（训见《广雅·释诂》）。"剧"，在此当指丑恶。《太玄·玄冲》："剧，恶不息"。"剧"又声通"籭"，《诗·新台》："籭篨不鲜"、"籭篨不殄"（郑笺训"鲜"、"殄"为"善"），"籭篨"谓病丑之貌。"剧"音又声转为"苴"、为"粗"。《礼记·间传》："苴，恶貌也"。"粗"亦谓粗恶。此谓表面和善而内里却险恶，这便称作用表面的美善来掩盖内在的丑恶。"外其肤而内其剧"者，金玉其外败絮其中也。

②不有内乱，必有外客："外客"，指外乱、外来的敌人。《周礼·大宗伯》："哀寇乱"注："兵作于外为寇，作于内为乱"。

③肤既为肤，剧既为剧；内乱不至，外客乃却："却"，谓不至。这是说美的就是美的，丑的就是丑的，正视现实，实事求是，则内乱不生，外敌不至。

④得焉者不受其赐，亡者不怨大□："亡者不怨大□"疑当作"亡焉

者不怨其□"。脱一"焉"字,"其"讹为"大",帛书"其"字作亓,与
"大"形极相近。下面所缺之字未明,疑是"非"字。"得焉者不受
其赐,亡焉者不怨其非",是说人们在运用"道"的时候,有所得但
不认为是接受了"道"的赏赐,有所失但也不会去埋怨它的不是。
《淮南子·原道》:"得以利者不能誉,用而败者不能非",颇似由
此二句化出。

⑤[夫]天有明:"夫"字原缺,以意补。

⑥辟:开。牖:窗。昭:明,光明。

⑦刈薪:割取柴草。《慎子·威德》:"天有明,不忧人之暗也。地有
财,不忧人之贫也。……天虽不忧人之暗也,辟户牖必取己明
也,则天无事也。地虽不忧人之贫也,伐木刈草必取己富焉,则
地无事也"。亦见于《文子·符言》、《淮南子·诠言》。

⑧诸侯有乱,正乱者失其理,乱国反行焉:"正乱",平定叛乱。"失
其理",不合乎天道。这里的"失其理",起码有这样几层含义:其
一,叛乱者正在势头上的时候,自己便轻举妄动(经云:"逆节始
生,慎毋谌正")。其二,征剿的力度未达到天道所规定的准度
(经云:"不尽天极,衰者复昌;诛禁不当,反受其殃")。其三,征
伐的力度超过了天道所规定的准度(经云:"过极佚当,天将降
殃"、"毋佚天极,究数而止")。"反行",反过来施行报复。

⑨制人:制服人。反制:反被对方制服。

【今译】

　　表面和善而内里却险恶,这便称作用表面的美善来
掩盖内在的丑恶。这样的话,即使没有内乱,也会有外敌
侵侮。美的就是美的,丑的就是丑的,正视现实,实事求

是,则内乱不生,外敌不至。运用"道"的人,虽有所得,但不必认为是接受了"道"的赏赐,虽有所失,但也不必埋怨它的不是。天有光明所以不忧虑百姓生活在黑暗之中,百姓自可以开凿窗户来取得光亮;天不需要有所作为。地有财富所以不忧虑百姓生活在贫困之中,百姓自可以伐树割柴来取得财货;地是不需要有所作为的。诸侯国中有发动叛乱的,那么兴兵去平定叛乱如果不合乎天道,则叛乱者反而会施行报复的,即使当时报复不能得手,他们的后代也必然会报复的。所以说,要制服人却不合天道,反而要被对方所制服。

【阐述】

本段论述了这样几个问题。

一个是反对表里不一致。掩盖矛盾、粉饰现实是不可取的。有勇气正视现实,才有可能改变现实。

一个是天地不需作为。百姓自会因任自然而取得所需。这里的"天"、"地"很像是比况君主、统治者。

一个是平定叛乱(逆节),必须合于天道。否则的话,不有近祸,必有远患。

· 生人有居,[死]人有墓。令不得與死者從事①。· 惑而極(亟)反(返),[失]道不遠②。· 臣有兩位者,其國必危③;國若不危,君與④存也。失君必危,失君不危者,

臣故趾(佐)也⑤。子有两位者,家必亂⑥;家若不亂,親⑦
與存也。[失親必]危,失親不亂,子故趾(佐)也⑧。· 不
用輔佐之助,不聽聖慧之慮,而侍(恃)其城郭之固,古
(怙)其勇力之禦⑨,是胃(謂)身薄⑩;身薄則貸(殆)⑪,以
守不固,以單(戰)不克。· 兩虎相爭,奴(駑)犬制其
餘⑫。

【注释】

①从事:处置、对待。这几句是说房屋用来居住活着的人,而墓穴
　用来葬埋死去的人;不能将活人的房屋与死人的葬穴同等对待。

②惑而亟返,[失]道不远:"惑",迷惑。"亟返",赶快省悟往回走。
　"失"字原缺,以意补。"道",指大"道"。《经法·四度》:"失主
　道,离人理,处狂惑之位而不悟,身必有戮",正释此二句。《易·
　乾》象辞:"君子攸行,先迷失道,后顺得常",也是这个意思(迷而
　失道,悟而急返,故顺而得常)。

③臣有两位者,其国必危:"两位",指大臣身为臣子,却行使了君主
　的权力,也即《经法·六分》及〈亡论〉的"大臣主"。又解:"两
　位",指身在本国,心在他邦,所谓"身在曹营心在汉"。此即《经
　法·六分》:"谋臣在外位者,其国不安"、〈亡论〉:"谋臣[外]其
　志"、帛书《缪和》:"群臣虚位皆有外志"。

④與:读为"犹"。與、犹,同为喻母字。與在侯部,犹在幽部,旁转
　得通。《慎子》"與"即作"犹"。

⑤臣故佐也:"故",犹,还(训见《诗词曲语辞汇释》)。与上文"犹"
　字互文。"佐",辅弼、支撑、发挥作用。

⑥子有两位者,家必乱:"两位",指身为儿子却行使父亲的权力。

此即《经法·六分》及〈亡论〉的"嫡子父"。

⑦亲：父亲。

⑧子故佐也：以上这段话，也见于《慎子·德立》："故臣有两位者，国必乱。臣有两位而国不乱者，君犹在也，恃君而不乱，失君必乱。子有两位者，家必乱。子两位而家不乱者，亲犹在也，恃亲而不乱，失亲必乱"。证之于《慎子》，则此处似当作"失亲必乱"。"危"涉上文而误。另外，本段文字，可与《经法·六分》及〈亡论〉互相参读。

⑨恃其城郭之固，怙其勇力之御："怙"，义同"恃"，依仗。"勇力"，指兵力、势力。"御"通"圉"，强。这是说依赖城池的坚固，倚仗兵力的强盛。〈亡论〉所谓："守国而恃其地险者削，用国而恃其强者弱"也。"固"与"险"、"圉"与"强"义正相对；"守国"即本文的"守"、"用国"即本文的"战"。又解："之"通"以"（《礼记·儒行》："优游之法"，《孔子家语·儒行解》"之"作"以"）。译为依靠城郭来固守，倚赖勇力来防御。

⑩身薄：势单力薄。虽有"城郭之固"、"勇力之圉"而仍谓之单薄者，"不用辅佐之助，不听圣慧之虑"也。帛书小组佚书本读"薄"为"迫"，促迫。然下文有"殆"，则"薄"字可如字解释。

⑪贷（殆）："贷"读为"殆"（详见前注），危险。

⑫两虎相争，驽犬制其余："驽"，劣。"制"，疑为"利"之形讹。《庄子·庚桑楚》："寻常之沟，巨鱼无所还其体，而鲵鳅为之制；步仞之丘，巨兽无所隐其躯，而孽狐为之祥"。奚侗云："按：'制'当作'利'，形近而讹。《说文》：'祥，福也'。言寻常之沟，为鲵鳅之利；步仞之丘陵，为孽狐之福也"。"余"，指二虎争斗疲弊之余。这是说，二虎争斗疲弊之时，劣犬会从中获利。《战国策·秦策四》："两虎相斗而驽犬受其弊"。"受其弊"，即得到其疲弊时的

利处。此乃当时民谚。

【今译】

  房屋用来居住活着的人,而墓穴用来葬埋死去的人。不能将活人的房屋与死人的墓穴同等对待。有所迷惑,觉悟以后赶快回转,这样的话迷失大"道"就不会太远。大臣身为臣子,却行使了君主的权力,国家必然危险;国家如不危亡,那是由于君主还存在。如果失去了君主,国家必然危险;国家如不危亡,那是由于大臣还在尽力起着辅弼的作用。身为儿子却行使了父亲的权力,这个家庭就会混乱;家庭如果没有混乱,这是因为父亲还存在。失去父亲,家庭必然混乱;如果没有混乱,那是由于儿子还在那里尽力支撑着。如果不用贤良的辅佐,不听取开明聪慧者的谋虑,只知道依赖于城池的险固和倚仗兵力的强盛,这便叫作势单力薄;势单力薄就很危险,防守不会稳固,攻战不会取胜。二虎争斗疲弊时,劣犬便会从中获利。

【阐述】

  本段含五个墨点,有五层意思。其一,生死、居墓不当混淆。其二,亡羊补牢,犹未为晚。其三,君臣、父子各尽职守。其四,治国当尊贤而不恃勇。其五,鹬蚌相争,渔翁得利。

  关于君臣、父子各尽职守,在《经法·六分》中已出现,《亡论》中也论及过,在此重出。

・善爲國者,大(太)上無刑,其[次]□□,[其]下鬥
果訟果,大(太)下不鬥不訟有(又)不果①。□大(太)上爭
於□,其次爭於明,其下救(救)患禍②。・寒時而獨暑,
暑時而獨寒,其生危,以其逆也③。・敬朕(勝)怠④,敢朕
(勝)疑⑤。[・]亡國之禍□□□□□□□□□□□□□□
□□□□□□□□□□□□□□□□□□□□□□□□
不信其□而不信其可也,不可矣;而不信其□□□□□
□□□□□□□□□□□□□□□□□□□□□□□□
□□□□□□□□□□□□□□□□□□□□⑥　蒐前□
以知反⑦。故□□蒐今之曲直,審其名,以稱斷之⑧。積者
積而居,胥時而用⑨。蒐主樹以知與治,合積化以知時;
□□□正貴□存亡⑩。

【注释】

①太上无刑,其[次]□□,"其"下斗果讼果,太下不斗不讼又不果:
"太上",最理想、最高的境界。"其[次]□□",疑当做"其[次正
法]"。意思是治理国家,最理想的是没有刑罚,其次是正定法
律。无刑,谓遵天刑、天稽也。《经法・君政》及〈五政篇〉、《称》
等都有刑与法共文或对文的例子。《淮南子・主术》:"昔者神农
之治天下也……刑错(措)而不用,法省而不烦,故其化如神"。
"刑措不用",即此"太上无刑"。又《淮南子・泰族》:"利赏而劝
善,畏刑而不为非,法令正于上而百姓服于下,此治之末也",又
是刑、法互用;且谓"正法"为"末"也。〈泰族〉又明云:"治身,太

上养神,其次养形。治国,太上养化,其次正法"。"养化"即"刑措而不用,法省而不烦",也即"太上无刑"。"其次正法",当是完全袭录本文。《荀子·正论》:"治古无肉刑而有象刑"、同书〈大略〉:"此邪行之所以起、刑罚之所以多也";此释"太上无刑"。《荀子·性恶》:"礼仪法度者,是生于圣人之伪"、《庄子·天道》:"法之无所用也,子独不知至德之世乎";此释"其次正法"。"斗",争、竞争。"果",果决、果断。"讼",指断狱、断案(《左传·文公十四年》注:"讼,理之"。《淮南子·俶真》注:"讼,争是非也")。"不斗不讼又不果",谓"不斗果又不讼果",变换句式而已。这几句是说:善于治理国家的,最理想的是不设刑罚,其次才是正定法度,再其次便是在参与天下的竞争和处理国内的狱讼时,态度和行动坚决果断(《十大经·五政》:"今天下大争,时至矣,后能慎勿争乎……作争者凶,不争亦无以成功,何不可矣"),最次的便是竞争、断案都不能坚决果断。

②□太上争于□,其次争于明,其下救患祸:"□太上争于□",疑当作"[夫]太上争于[化]"。"化"与"祸",协歌部韵。此三句是申释前面三句的"无刑"、"正法"、"斗果讼果"的。"太上无刑",意在"争于化";"其次正法",意在"争于明";"其下斗果讼果",意在"救患祸"也。"化",谓转移人心使迁于善。《淮南子·泰族》:"太上养化"即此"太上争于化"。"无刑"而"争于化",即《淮南子·主术》:"刑措而不用……故其化如神"。"明",谓审明曲直。"正法"而"争于明",即《经法·道法》:"法者,引得失以绳,而明曲直者也"。"斗果"是为了解救天下的灾患;"讼果",是止息国内的祸乱(《周礼·大司徒》注:"救,救凶灾也"。《说文》:"救,止也"。《吕览·劝学》注:"救,治也")。

③寒时而独暑,暑时而独寒,其生危,以其逆也:"独",转折连词,

却，偏偏、单单。"其生"，泛指一切动植物的生命。"逆"，违反自然规律。这是说，该寒冷的时候却偏偏热起来，而该热的时候却偏偏冷起来，这对于动植物的生命是有危害的，因为这是违反自然规律的。这几句应与前文的"天制寒暑，地制高下，人制取予。取予当，立为〔圣〕王。取与不当，流之死亡"、"毋先天成，毋非时而荣。先天成则毁，非时而荣则不果"联系起来看。这都是以自然规律比况人事规律的。《吕览·慎人》注："寒暑，阴阳也"。寒暑，即阴阳、静动（下文"夏阳冬阴"、"有事阳而无事阴"）、屈伸（下文"伸者阳而屈者阴"）。而屈伸静动如寒暑一样，该屈、静时就要屈、静，该伸、动时就要伸、动；屈伸动静按照一定的规律循环交替。遵循这个规律，则安、则存；违反了这个规律，则危、则亡。遵循就是"顺"，违反就是"逆"。

④敬胜怠：谦恭胜过怠慢。

⑤敢胜疑：坚决、果断胜过优柔寡断。"敢"即"断"，"疑"即"不断"。

⑥亡国之祸……不信其□而不信其可也，不可矣；而不信其……·此处残缺约九十字。文意不联贯，缺字未能明。然有几个问题是可以明确的。其一，从"亡国之祸"至"贵□存亡"都是论述国家的治乱、存亡、祸福的。其二，中间没有墨点。其三，"亡国之祸"至"而不信其……"专论"祸"之所由生。此下至"蒐前□以知反"专论"福"之所由生。"不信其□而不信其可也，不可矣；而不信其……"，这几句似应作"不信其是而不信其可也，不可矣；而不信其非而不信其不可也，可矣"。"其"可能代指"道"。这是说：不相信"道"所肯定和认可的东西，这是不可以的；而不相信"道"所否定和不认可的东西，这才是正确的态度。这个句式有点像《庄子》："人不忘其所望而忘其所不忘，此谓诚志"。

⑦蒐前□以知反：此句中间似不缺字，"□"当是抄误之字涂抹未

尽。"蒵"为"观"之异体,为从"见"、"雚"省声。"观",考察。
"反"即"返",《公羊传·僖公二年》注:"还复往,故言返"。这里
指循环往复的规律。《列子·说符》:"是故圣人见出以知入,观
往以知来,此之所以先知之理也",与此文相近。"观前以知反"
句前,疑为"观治以知乱"。二句相俪偶,"乱"、"反"协元部韵。
意谓考察国家治理的原因也就能懂得为什么会混乱。按:本段
及下段的"观"、"论"可与《经法·论》相比较。《经法·论》说:
"观则知死生之国,论则知存亡兴坏之所在……枋则不失蹯非之
[分]……"。前文"不信其是而不信其可也,不可矣;而不信其非
而不信其不可也,可矣",即"枋则不失蹯(是)非之[分]"。此处
"观治以知乱,观前以知返"即"观则知死生之国"。下文"凡论
必……"即"论则知存亡兴坏之所在"。

⑧故□□蒵(观)今之曲直,审其名,以称断之:"称",权衡、衡量。
这是说考察眼前的是非曲直现象,审核它们的名称,来加以权衡
判断。

⑨积者积而居,胥时而用:"积而居",即"囤积居奇",谓适时地囤积
货物而适时地高价售出。"胥时",等待适当的时机。"用",应
用、使用,指售出获利。

⑩蒵(观)主树以知与治,合积化以知时,□□□正贵□存亡:"主",
君主。"树",树立、启用。"与治",参与政治。"合",合乎。
"化",读为货。"□□□正贵□存亡",疑当作[以明奇]正贵
[贱]存亡"。这是说:审知君主启用什么人才能够参与政治,合
乎囤积货物的规律才能够懂得天时,这样也才能真正明了奇正、
贵贱、存亡的道理。"观主树"可知奇正、贵贱;"合积化"可明贵
贱、存亡(囤、售不合时,则贱、则亡;囤、售合时,则贵、则存)。
"合积化以知时",是取譬的手法。当囤、当售而不囤、不售,不当

囤、不当售而妄囤、妄售,都是不合时宜的;以此取喻人的动静进退应顺应天时、把握捕捉时机。又按:"治"字疑形近"合"而误衍。"观主树以知与(党与、朋友),合积化以知时"文正相对。"与",鱼部,与阳部之"亡"字为鱼、阳合韵。这是说:观察君主重用什么人,便可以知道应交接什么样的朋友;合于囤积货物的规律,便可以懂得如何把握天时。

【今译】

善于治理国家的,最理想的是不设刑罚,其次才是正定法律,再其次便是在参与天下的竞争和处理国内的狱讼时,态度和行动坚决果断,最次的便是竞争、断案都不能坚决果断。不设刑罚,是说要争取做到转移人心使迁于善;正定法度,是说要争取做到审明是非曲直;竞争断案坚决果断,是说要解救天下的灾患、止息国内的祸乱。该寒冷的时候却偏偏热起来,而该热的时候却偏偏寒冷起来,这种现象对动植物的生命是有危害的,因为这是违反自然规律的。谦恭胜过怠慢,坚决果断胜过优柔寡断。国家灭亡的祸患(是由于)……不相信"道"所肯定和认可的东西,这是不可以的;而不相信"道"所否定和不认可的东西,这才是正确的态度。(国家生存的福吉,是源于)……考察国家治理的原因,也就会明白国家混乱的缘故;考察历史,就会懂得循环往复的规律。所以,要通过考察眼前的是非曲直现象,审核它们的性质,来加以权衡判断。所谓的"积",指的是囤积居奇,等待适当的时机售出获利。能够审知君主启用什么人,才能够去参与政治;合乎囤积货物的规律,才能够懂得如何把握天时;这样,也才能够真正明了奇正、贵贱、存亡的道理。

【阐述】

本段应该是含有四个墨点,共有四层含义。

其一,论治国的三个境界:太上无刑——其次正法——再次斗果讼果。而黄老治国的三部曲是逆推上去的,即:斗果讼果——正法——无刑;也即有为——无为。这一点,我们在《经法》中已经讲过。

其二,乖于自然规律,则"其生危"。"寒时而独暑,暑时而独寒",这在后来的五行灾异论中经常可以见到。但黄老是以天道比况人事,而五行家们则是用人事附会天意。两者的取向是不同的。

其三,"敬胜怠,敢胜疑"。对偶、协韵整齐,盖为当时的谚语、铭箴。

其四,以下很长一段文字,中间缺字很多,但可以肯定,其中没有墨点分开(与下面整整一大段直至结尾没有墨点一样)。主要论述国家祸福、乱治、亡存的道理,是《经法·论》中"槫"(专)、"观"的展开。

另外,还可以推出这样一个公式,即:帝、无刑、太上——王、正法、其次——霸、斗果讼果、其下。

凡論必以陰陽□大義^①。天陽地陰，春陽秋陰，夏陽
冬陰，晝陽夜陰^②。大國陽，小國陰；重國陽，輕國陰^③。有
事陽而無事陰，信（伸）者陽而屈者陰^④。主陽臣陰，上陽
下陰，男陽〔女陰，父〕陽〔子〕陰，兄陽弟陰，長陽少〔陰〕，
貴〔陽〕賤陰，達陽窮陰^⑤。取（娶）婦姓（生）子陽，有喪
陰^⑥。制人者陽，制於人者陰^⑦。客陽主人陰^⑧。師陽役
陰^⑨。言陽黑（默）陰。予陽受陰^⑩。諸陽者法天，天貴正；
過正曰詭，□□□□祭乃反^⑪。諸陰者法地，地〔之〕德安
徐正靜，柔節先定，善予不爭^⑫。此地之度而雌之節也^⑬。

【注释】

① 凡论必以阴阳□大义：所缺之字，帛书小组经法本补为"明"。
按：缺字也可能是"之"字。"以"，采用。"大义"，大的道理、总的
原则。这是说研讨一切问题，都要从"阴阳"这个总原则出发。
自此至结尾，都是关于"阴阳"之"论"的。

② 天阳地阴，春阳秋阴，夏阳冬阴，昼阳夜阴：此论天地、四时、昼夜
之阴阳。

③ 大国阳，小国阴；重国阳，轻国阴：此论国家之阴阳。

④ 有事阳而无事阴，伸者阳而屈者阴：第二句帛书原误作"伸者阴
者屈者阴"，据正。此论动静、伸屈之阴阳。

⑤ 主阳臣阴……达阳穷阴："达"，显达。"穷"，困穷。此处主要论
主、辅之阴阳。

⑥ 娶妇生子阳，有丧阴：婚娶、生子这样的喜事属阳，死丧之事属
阴。

⑦制人者阳,制于人者阴:第二句原衍"制人者"三字,据删。

⑧客阳主人阴:"客",举兵伐人者(训见《礼记·月令》疏)。"主",被伐之国。主动来伐故曰阳,被动静守故曰阴。

⑨师阳役阴:"师"、"役"可以分别有三种解释。1."师",军队,指征战之事。"役",指田役、野役,即农事(帛书小组经法本说)。然"役"也指兵役、戍役。则"师"、"役"义复。此说似未允。2."师",老师。"役",弟子。《列子·仲尼》注:"役,犹弟子"(余明光《黄帝四经今注今译》)。3.我们认为,上句与军队战争相关,此句盖与彼相近。因此,"师役",应指官兵。《广雅·释诂四》:"师,官也"。《周礼·地官·序官》注:"师之言帅也"。《书·洪范》郑注:"师,掌军旅之官"。《诗·渐渐之石》郑笺:"役,士卒也"。"师阳役阴",谓长官为阳,士兵为阴。

⑩予阳受阴:主动给予故为阳,被动接受故为阴。

⑪天贵正,过正曰诡□□□□祭乃反:"正",正常的准度。"诡",邪僻。"祭"读为"际",边际、极端。"祭"上所缺当作"过","过祭(际)乃反",是说超越了极度就会走向反面。

⑫地[之]德安徐正静,柔节先定,善予不争:"善予不争",擅长于给予却不去争夺。《十大经·果童》:"地俗(育)德以静,而天正名以作";〈顺道〉:"安徐正静,柔节先定"。

⑬此地之度而雌之节也:"此",指代"诸阴者法地"数句文意。这是说,这便是地道的准度和谦退柔弱的"雌节"。

【今译】

　　研讨一切问题,都要从"阴阳"这个总原则出发。天属阳而地属阴,春属阳而秋属阴,夏属阳而冬属阴,白天属阳而黑夜属阴。大国属阳而小国属阴,强国属阳而弱国属阴。做事属阳而无为属阴,伸展属阳而屈缩属阴。君主属阳而大臣属阴,居上位属阳而居下位属阴,男属阳而女属阴,父为阳而子为阴,兄为阳而弟为阴,年长者为阳而年少者为阴,高贵者为阳而卑贱者为阴,显达为阳而困穷为阴。婚娶、生子这样的喜事属阳而死丧之事属阴。统治者属阳而被统治者属阴。主动来伐者属阳而被动静守者属阴。长官为阳而士兵为阴。说话属阳而沉默属阴。给予为阳而接受为阴。凡属阳的都是取法天道,而天道最讲究正常的准度;跨过这个正常的准度就称作邪僻……超越了极度就会走向反面。凡属阴者都是取法地道,地道的特点便是安然舒迟正定静默,以雌柔来正定天下,擅长于给予却不去争夺。这便是地道的准度和谦退柔弱的“雌节”。

【阐述】

本段专论“阴阳[之]大义”,是阴阳学说的专论。

在阴、阳这两个大范畴领属下,有若干个小范畴;自然、社会的一切现象都被纳入这个庞大的阴阳体系中。它与《四经》中五行说、灾异论的滥觞一样,都被后来的邹衍所继承,并最终形成完整的阴阳五行理论。

“天阳地阴”、“天尊地卑”似乎一目了然地把尊尚倾斜于主、上、贵、父等等。但作者又强调“天贵正”,如果“过正”便是“诡”;如果"过际",就会走向反面。作者的最终倾向,还在于娴熟于"道"的基础上的"柔节先定"的"雌节"。

这种崇尚"阴柔"(与老子尚有区别,我们前面已经讲过)的学说,似乎是经过邹衍阴阳五行的过渡,便发展为汉代的绝对崇阳了(董仲舒《春秋繁露·阳尊阴卑》);阴阳的观念,也完全从哲学的领域世俗化为社会学的领域了。法国伊·巴丹特尔《男女论》中说:"雄性在拉丁文中是 VIY,源自 VIYTUS,亦即力量、正直之意。雌性 MULIER,源于 MOLLITIA,意为柔弱、顺从、躲躲闪闪"。西方的这种阴阳雌雄观,似乎已与汉代同步了。

本大段及上文的一大段,中间都没有墨点,谚语亦少见,似为《称》之体例的变异。

值得注意的是:《经法》以"名理"收尾,《十大经》以"名刑"收尾,《称》以"阴阳"收尾。可见三者的地位很重要,仅次于"道"。而事实上,这三者即是"道"的具现。

最后要说的是本经名为《称》,取经中"审其名,以称断之"。"称"即权衡之义,通过对正反两方面的权衡来选择出最正确、最有效的治国修身的方法。《经法·道法》:"应化之道,平衡而正,轻重不称,是谓失道",《管子·霸言》:"夫神圣视天下之形,知动静之时,视先后之称,知祸福之门",都强调了"称"的重要性。

第四篇 《道原》

　　《道原》是古佚书《黄帝四经》的第四篇,不分小节。

　　"道原",就是对"道"的本体和功用进行探源。

　　"道"是既无始又有始、既无名又有名、既隐微又显明、既小而无内又大而无外、既不可企及又可以企及、既虚又实、既运动变化又静止恒定……这种"道"的二重组合就构成了"道"的既不可感知又可以感知的本体论。

　　由于"道"的这种二重组合,就使得"道"具备了可阴可阳、可柔可刚、可损可益、可无为可有为、可退可进、可屈可伸等等一系列特质。

　　掌握了二重组合的"道",自然可以"握少以知多";自然可以通过审分定名的无为的手段,达到"万民不争"、"万物自定"的无不为的目的;从而复归到"恒无之初,迥同太虚"的真正无为的最高理想境界。这即是"道"的功用所在。

　　经末"观之太古,周其所以;索之未无,得之所以"四句,是对"道"的本体与功用的最高概括。

恆無之初,迵同大(太)虛①。虛同爲一,恆一而止②。濕濕夢夢③,未有明晦,神微周盈,精靜不配(熙)④。古(故)未有以,萬物莫以⑤。古(故)無有刑(形),大迵無名⑥。天弗能覆,地弗能載⑦。小以成小,大以成大⑧。盈四海之內,又包其外⑨。在陰不腐,在陽不焦⑩。一度不變,能適規(蚑)僥(蟯)⑪。鳥得而蜚(飛),魚得而流(游),獸得而走⑫。萬物得之以生,百事得之以成⑬。人皆以之,莫知其名⑭,人皆用之,莫見其刑(形)。

【注释】

①恒无之初,迵同太虚:"恒无",一切皆无。"迵同",即洞同、混同。"太虚",指宇宙、天地。这是说,在最初一切皆无的渺茫时代,宇宙天地还处于混同浑沌的状态。此即《淮南子·诠言训》:"洞同天地,浑沌为朴"。

②虚同为一,恒一而止:"一",指先天一气,实即"道"。"而止"即"而已"。《孟子·公孙丑上》:"可以止则止",《论衡·知实》引作"可以已则已"。《十大经·成法》:"下道一言而止"的"而止"同此。这是说空虚混同而形成为先天一气,除此恒定的一气之外,别无他物。

③湿湿梦梦:这是形容先天一气混混沌沌的状态。"湿湿",涌动聚合貌。"梦梦",混聚不分。

④神微周盈,精静不熙:"熙",光明、显耀。这是说先天一气神妙微奥周密充盈,精细宁静而不显耀。

⑤故未有以,万物莫以:上"以"通"之",下"以"训用、倚赖。这是

说,所以它好像并不存在,万物似乎也并不依赖于它。

⑥故无有形,大迵无名:"大迵",即大同,茫然混同。这是说这先天
一气没有固定的形态,茫然混同没有名称。

⑦天弗能覆,地弗能载:这两句话在道家典籍中经常出现,又可表
述为"覆天载地"、"天覆地载"、"包裹天地"、"覆载天地"等。从
发生学角度看,先天一气(道)创生于天地之前;从大小、位置上
看,它包裹天地,处于天地内、外。所以说天不能覆盖它,地不能
承载它。

⑧小以成小,大以成大:这是说"道"可以精微纤细成就小物,也可
以广大浩渺成就大物。小与大,是"道"的双重特性。下文"精微
之所不能至,稽极之所不能过"即是此二句文意,又《淮南子·原
道》:"舒之幎于六合,卷之而不盈于一握"、"纤微而不可勤"都是
这个意思。《管子》的"其大无外,其小无内"也是这个意思。

⑨盈四海之内,又包其外:《老子》:"吾不知其名,强字之曰'道',强
为之名曰'大'……故'道'大、天大、地大、人亦大。域中有四
大……"(二十五章)。河上公注:"强曰大者,高而无上,罗而无
外,无不包容,故曰大也"。河上公之注,当本于此二句,因老子
只说:"域中"之大,未言域外也。《管子·心术上》:"道在天地之
间,其大无外,其小无内"。虽说"无外",却在"天地之间",不合
本经之旨。"覆载天地"即是"包其外"的意思。此说对邹衍阴阳
五行学说关于四海九州大一统格局的勾勒有直接影响,《淮南
子》:"包裹天地"、"上通九天,下贯九野,员不中规,方不中矩,大
浑而为一,叶累而无根,怀囊天地,为道关门"(〈原道〉)等论述,
乃并得黄老学说、邹衍五行之旨。

⑩在阴不腐,在阳不焦:"道"可以创生阴、阳,也可以和合阴、阳。
所以说它在阴地不会朽腐,在阳地也不会焦毁。此亦为河上公

注《老子》（二十五章）所称引，其云："道通行天地，无所不入。在阳不焦，托阴不腐，无不贯穿而不危殆"。"道"可如此，得道者亦可如此，《庄子·大宗师》云："入水不濡，入火不热，是知之能登假于道者也若此"、《淮南子·原道》也说："是故得道者……入火不焦，入水不濡"。

⑪ 一度不变，能适蚑蛲："一"，动词，专一、持衡。"一度"，持之以衡、贯彻其准度。"能适蚑蛲"，能使各种大小动物适宜地生存。《淮南子·原道》："是故圣人一度循轨，不变其宜"，与此义近。

⑫ 鸟得而飞，鱼得而游，兽得而走："走"，奔跑。《淮南子·原道》："夫道者……山以之高，渊以之深，兽以之走，鸟以之飞"。

⑬ 万物得之以生，百事得之以成：《管子·内业》："道也者……人之所失以死，所得以生也。事之所失以败，所得以成也"、《淮南子·原道》："万物弗得不生，百事不得不成"，皆由此化出。

⑭ 人皆以之，莫知其名："以"，用。《管子·白心》："道……民之所以，知者寡"，同书《内业》："道满天下，普在民所，民不能知也。"

【今译】

在最初一切皆无的原始洪荒时代，宇宙天地还处于混同浑沌的状态，空虚混同成为先天一气，除此恒定的一气（道）之外，别无他物。先天一气涌动聚合混聚不分，没有白天，也没有黑夜。先天一气神妙微奥周密充盈，精细宁静而不显耀。所以它好像并不存在，万物似乎也并不依赖于它。它没有固定的形态，茫然混同没有名称。天不能覆盖它，地不能承载它。它可以精微纤细成就小物，也可以广大浩渺成就大物。它充满于四海之内，而且可以涵盖四海以外的一切世界。它在阴地不会腐朽,在阳地也不会焦毁。它恒定持正永不改变,能使各种大小动物都适宜地生存。在它的作用下,鸟儿可以自由地飞翔,鱼儿可以自在地游动,野兽可以欢快地奔驰。万物依赖于它得以生存,百事依靠它得以成就。人们都在运用着它,但却看不见它的形状。

【阐述】

本段论述"道"的特质,在总体上描述"道"。

值得注意的是"盈四海之内,又包其外"。战国前的诸子书中皆无"又包其外"类似的表述。只有曾游学于稷下、受过齐地海滨潮汐洗礼过的学者方能出是语。这对邹衍阴阳五行学说对四海九州大一统格局的构筑有直接影响。"道"的广大已超越老子的"域中",此开放式的格局显然已出于老子道家之右。

一者其號也①,虛其舍也②,無爲其素也③,和其用也④。是故上道高而不可察也,深而不可則(測)也⑤。顯明弗能爲名,廣大弗能爲刑(形)⑥。獨立不偶,萬物莫之能令⑦。天地陰陽,[四]時日月,星辰雲氣,規(蚑)行僥(蟯)重(動)⑧,戴根之徒⑨,皆取生,道弗爲益少;皆反焉,道弗爲益多⑩。堅強而不撌,柔弱而不可化⑪。精微之所不能至,稽極之所不能過⑫。

【注释】

①一者其号也:"一",指"道"。《韩非子·扬权》:"道无双,故曰一"。"号",名号、名称。《淮南子·原道》:"所谓无形者,一之谓也"。"一"和"道"一样,都是哲学的最高范畴。"一"只是"道"的一种变言,并非"道"的具体名称;因为有形必有名,而"道"是无形的("无形者,一之谓也"),所以,原则上讲,它也没有名称。无论是"一"还是"道",都只是为称呼方便而已,所以《老子》说:"强字之曰道"。为其无名、无形,所以也没有处所("虚其舍也")。也正因为这一点,所以它可大可小、可隐可显、可出无入有、可在阳居阴、神秘莫测、化变万端。

②虚其舍也:虚无是"道"的处所。《淮南子·诠言》:"虚者,道之舍也"、〈原道〉:"虚无者,道之舍也"。

③无为其素也:"素",根本、本体,与下文"用"相对举。《淮南子·诠言》:"无为者,道之体也"。

④和其用也:和合是"道"的作用。"道"生阴、阳二气,又生阴、阳之和气,又生万物。所以"和其用也"者,谓"道"和合阴阳而化生万物。上言"无为",下言"无不为"也。以"无为"为"体",方有"无不为"之"用"。此正《老子》:"无之以为用"(十一章)。

⑤是故上道高而不可察也,深而不可测也:"察"和"测"都是探究其源的意思。《淮南子·原道》:"夫道者……高不可际,深不可测"。"上"疑"夫"字之误。

⑥显明弗能为名,广大弗能为形:"道"或小或大、或隐或显(《淮南子·原道》:"约而能张,幽而能明"),都无法确定其名目、描摹其形状。

⑦独立不偶,万物莫之能令:"独立不偶",独一无二。"令"疑"离"之声假。《史记·齐太公世家》:"离枝孤竹",集解:"地理志曰:

令枝县有竹城。疑离枝即令支也。令、离声相近”。“万物莫之
能离”,即“万物弗得不生,百事不得不成”的意思。

⑧蚑行蛲动:泛指各种动物(详见《经法·论》注上)。

⑨戴根之徒:根茎植物。这里泛指一切植物。《新语·道基》:“蚑
行喘息、蜎飞蠕动之类,水生陆行、根著叶长之属”。

⑩皆取生,道弗为益少;皆反焉,道弗为益多:“皆取生”疑当作“皆
取之”,与“皆反焉”相为偶句。“皆取之,道弗为益少”即《庄子·
知北游》:“万物皆往资焉而不匮”,“资”,取也(训见《广雅·释
诂》)。“反”,指反过来给“道”(《汉书·董仲舒传》:“反之于天”,
注:“反,谓还归之也”)。这是说天地阴阳、四时日月以及各种动
植物化育生存的资源都是取之于“道”的,而“道”本身却并不因
之而减少;如果反过来把这些资源再返还给“道”,“道”本身也并
不因之而增多。《庄子》中有类似的说法,如〈秋水〉:“禹之时,十
年九潦,而水弗为加益;汤之时,八年七旱,而岸不为加损。夫不
为顷久推移,不以多少进退者,此亦东海之大乐也”(此处“东海”
似即取譬“道”)。又《知北游》:“天不得不高(不得“道”则不高),
地不得不广,日月不得不行,万物不得不昌;此其道与? ……若
夫益之而不加益,损之而不加损者,圣人之所保也”。二者在文
句、文义甚至语言环境上也都完全一样。《管子·白心》:“道者,
一人用之,不闻有余;天下行之,不闻不足”,与此亦相近。《淮南
子·原道》:“收聚高积而不加富,布施禀授而不益贫……益之而
不众,损之而不寡”也是这个意思。然从字句上看,很像是对《四
经》和《庄子》的杂糅。

⑪坚强而不掼,柔弱而不可化:“坚强”,刚直强硬。“掼”同“贑”,折
断、毁折。“柔弱”,柔韧软弱。“化”,改变。这是说,“道”的特质
是刚直强硬但却不能毁折它,柔韧软弱但却不能改变它。“坚

强"、"柔弱"之说承于老子,但能刚能柔、刚柔并济的观点却是对老子学说的一种发展;而此说也为《淮南子》所继承。《老子》说:"坚强者死之徒,柔弱者生之徒……木强则折"(七十六章),又说:"揣(当读为'端',直、刚直)而锐之,不可长保"(九章)。这种只强调"柔弱"的一面显然不为黄老所认同,因此"坚强而不折"当即是对老子"木强则折"的一种谠正。"坚强而不㤥,柔弱而不化"与前面的可隐可显、可小可大、出阴入阳等说法是一致的;它一方面是对"道"的特质进行表述,同时也是黄老"雌节"的一种具化。《淮南子·原道》:"坚强而不鞼"(高诱注:"鞼,折也")、"弱而能强,柔而能刚"即是这个意思。

⑫精微之所不能至,稽极之所不能过:"稽",至(《庄子·逍遥游》〈释文〉引司马注:"稽,至也"),这是说再精微的东西也达不到"道"的境界,再至极的东西也不能超过"道"。

【今译】

"一"是"道"的名号,虚无是"道"的处所,无为是"道"的根本,和合是"道"的作用。所以,"道"是高深莫测不可探究的。它朗朗显著却无法称呼,浩浩广大却不能形容。它独一无二,万物都离不开它。天地阴阳、四时日月、星辰云气以及各种动、植物化育生存的资源都取之于"道",而它本身却并不因之而减少;如果反过来把这些资源都还给"道",它本身也并不因之而增多。它刚直强硬却不能毁折它,柔韧软弱却无法改变它。再精微的东西也达不到"道"的境界,再至极的东西也不能超过"道"。

【阐述】

本段是对"道"的特质作具体的描述。

分别从称号、居所、本体、作用、高深、名形、增损多寡、刚柔强弱等角度去论述"道"的特质。有一点是极为清楚的,那便是作者从二律背反的角度,也即矛盾对立的角度去观察和论述"道"的双重组合的特性,即:"道"既无名又有名、既无形又有形、既无始又有始、既大而无外又小而无内、既隐微难寻又明显可见、既刚直强硬又柔韧软弱、既属阳又属阴……可见"道"这个最高的哲学范畴在黄老哲学体系中得到了最完整的表述。

故唯聖人能察無刑(形),能聽無[聲]①。知虛之實,後能大虛②;乃通天地之精,通同而無間,周襲而不盈③。服此道者,是胃(謂)能精④。明者固能察極⑤,知人之所不能知,服人之所不能得⑥。是胃(謂)察稽知極⑦。聖王用此⑧,天下服。

【注释】

①唯圣人能察无形,能听无[声]:"无形"、"无声",皆指"道"。《经法·道法》:"虚无形,其裻(寂)冥冥",也是指"道",与此正相同。《庄子·天地》:"夫王德之人……视乎冥冥,听乎无声"同此。《管子·内业》以"不见其形,不闻其音"来形容"道",当本于此(详见《经法·道法》注)。《淮南子·说林》:"视于无形,则得其所见矣;听于无声,则得其所闻矣"、《邓析子·转辞》:"视于无有则得其所见,听于无声则得其所闻。故无形者有形之本,无声者

有声之母"都是申释此说的。此二句是说:只有圣人,才能察知、体悟无形、无声的"道"。

②知虚之实,后能大虚:"虚",指"道"的本体,"实",指"道"的功用。《老子》"当其无('虚'),有室之用('实')"、上文"无为其素也('虚'),和其用也('实')",即是此"虚"、"实"的含义。"大虚",虚静至极,指"道"的最高境界。这是说,懂得虚静无为的实际内涵,才能达到虚静至极的境界。

③乃通天地之精,通同而无间,周袭而不盈:"精",精妙神明。《易传·系辞》:"以体天地之撰,以通神明之德"、《荀子·儒效》:"通于神明,参于天地"。"精",很近似于"神明"。"通同"疑当作"迵同",指混同万物、和同万物。"周袭",即周匝、周还(《释名·释丧制》:"袭,匝也"。《文选·哀永逝文》注引《国语》贾注:"袭,还也")。"盈"同"赢",弛懈、懈怠(《礼记·月令》:"孟秋之月……天地始肃,不可以赢",郑玄注:"赢,解也"。陈奇猷《吕氏春秋校释》云:"解,即今之懈字。《玉篇》:'赢,缓也',缓与懈义近")。"周袭(还)而不盈(懈)"与《老子·二十五章》:"周行而不殆(怠)"义近。这是说,圣人能够融通天地的神明,和同万物而无有间隙,运转进退而永无懈怠。

④服此道者,是谓能精:"服",掌握、执持(《国语·吴语》注:"服,执也"。《论语·为政》皇侃疏:"服,谓执持也")。

⑤明者固能察极:"明",复上文之"精",指精明者。"固",自。"察极",即下文的"察稽知极"。"极",至极。"大而无外"、"稽极之所不能过"是广大之"极","小而无内"、"精微之所不能至"是细小之"极"。"高不可察"是高之"极","深不可测"是深之"极"。总之,这里的"极"指一切现象界的至极。

⑥知人之所不能知,服人之所不能得:"服"上原衍"人"字,据删。

"服",得(《老子》:"是谓早服",河上公注:"服,得也")。

⑦察稽知极:即"察知稽极"。"稽极",即"至极"。"稽"、"极"同义,都是至、至极的意思。此复上"察极"一语。上文"稽极之所不能过","稽极"即至极。《十大经·成法》:"何以知[一]之至,远近之稽","至"与"稽"正相互文,"稽"即"至"也(《庄子·逍遥游》〈释文〉引司马注:"稽,至也")。

⑧用:行、施行(《方言六》:"用,行也")。

【今译】

所以,只有圣人才能察知、体悟无形、无声的"道"。懂得虚静无为的实际内涵,才能达到虚静至极的境界;才能融通天地的神明,和同万物而无有间隙,运转进退而永无懈怠。掌握了这个"道",就称得上是精明。精明的人自能察知一切现象界至为幽微、至为深广的底蕴,他能认知人们所不能认知的东西,把握人们所不能把握的东西。这便称为察知一切事物的至极。圣王施行此"道",所以天下归服。

【阐述】

本段从"圣王"之所以为"圣"的角度阐述"道"的特质及其作用。

"道"是无形、无声的,这是它的不可感知的一面;而圣王又可以察知一切现象界的至极,又是它的可感知的一面。"通天地之精,通同而无间,周袭而不盈"、"天下服",便是掌握并施行"道"的功用。

　　無好無亞(惡)①,上用□□而民不麋(迷)惑②。上虛下靜而道得其正③。信能無欲,可爲民命④;上信無事,則萬物周扁⑤:分之以其分,而萬民不爭;授之以其名,而萬物自定⑥。不爲治勸,不爲亂解(懈)⑦。廣大,弗務及也;深微,弗索得也⑧。夫爲一而不化⑨:得道之本,握少以知多;得事之要,操正以政(正)畸(奇)⑩。前知大(太)古,後[能]精明⑪。抱道執度,天下可一也⑫,觀之大(太)古,周其所以;索之未無,得之所以⑬。

【注释】

①无好无恶:"好",读去声(hào 号),喜好、赞许、肯定。"恶",音务(wù),厌恶、否定。这大概是《论语》:"无适无莫"、"无可无不可"的意思。

②上用□□而民不迷惑:"用"读为"以",如也(《礼记·明堂位》:"加以璧散璧角",《周礼·春官·司尊彝》郑注引"以"作"用")。所缺二字疑为"察极",复上之"察极"。上文"察极"的"明者",似即指"圣王"及此"上"(君主)。"而",则。此言君主如能察知最为广大深微的东西则百姓就不会迷惑。

③上虚下静而道得其正:"上",指君主。"下",指百姓。"虚",谓以无为御下。"静",谓安静听上。"虚"与"静"的结合,就使"道"得到了正位。《管子·心术上》:"天之道虚,地之道静,虚则不屈,静则不变,不变则无过",《韩非子·主道》:"虚则知实之情,静则知动者正"。"虚"即下文的"无欲"、"无事","静"即下文的"不

争"、"自定"。

④信能无欲，可为民命："信"，真正、确实。"欲"，贪欲。"为民命"，使百姓安身立命。《经法·论》："人主者，……[为民]之命也"、"天之所以为物命也"可与此参读（详见《经法·论》注）。

⑤上信无事，则万物周扁："信"，真正、确实。"无事"，无为。"上信无事"，疑当作"信能无事"，与上文文例相同。"扁"，帛书小组读为"遍"，谓万物普遍会得到无为的好处（余明光译）。按："周"，即周遍、普遍的意思（《诗·崧高》郑笺："周，遍也"）。"扁"疑读为"便"，安也。"扁"声"便"声之字古多相通。如：《说文》："鯿，又作鳊"。《论语·季氏》"友便佞"，《说文·言部》引"便"作"谝"。《史记·司马相如列传》："媥姺"，《汉书·司马相如传》引"媥"作"便"。《说文》："便，安也"。"万物周便"，言万物各安其性。此当即《新语·道基》之"宁其心而安其性"。下文"分之以其分"、"授之以其名"即说此"上信无事"；"万民不争"、"万物自定"，即说此"万物周便"。

⑥分之以其分，而万民不争；授之以其名，而万物自定：上"分"为动词，确定职分。下"分"为名词，名分。这是说，按照人们各自的名分来确定他们适当的职分，人民就不会再相争了；按照事物各自的名称给予正确的界定，一切也就都安然静定了。"分之以其分"、"授之以其名"即是上文的"无事"（无为）。"万民不争"、"万物自定"，即是各安其性（"万物周便"）。《尸子·发蒙》："若夫名分，圣人之所审也……审名分，群臣莫敢不尽力竭智矣。天下之可治，分成也；是非之可辨，名定也"、《尹文子·大道上》："名定则物不竞，分明则私不行"，并是申释、推衍此说。

⑦不为治劝，不为乱懈：不因为国家治理而忘乎所以执意努力，也不因国家有乱而茫然无措存心怠惰。此处的"劝"谓妄为妄作，

违背"无事"(无为)的原则。此处的"懈"谓一切荒废、"名分"不审。《庄子·逍遥游》:"举世而誉之而不加劝,举世而非之而不加沮",在文法上与此相近。

⑧广大,弗务及也;深微,弗索得也:"弗务及也"、"弗索得也",即"弗务可及也"、"弗索可得也"。"务",趋行(《国话·晋语》注:"务,犹趋也")。"及",企及。这是说"道"虽广大无边,但不需趋行即可企及;虽精深隐微,但不需求索即可得到。这仍然是谈"道"的两重性。一方面深广,一方面又浅近;一方面隐微,一方面又显明。深广隐微,说其不可感知;浅近显明,说其可以感知。此如同《周易》对"易"的阐释:它一方面变化莫测不可感知,一方面又简易明了可以感知。得其"本"(把握了它的精髓),即可感知;不得其"本",即茫然难寻。以下数句,即说此理。

⑨为一而不化:"道"是"一以贯之"而永恒不变的。"道"既是流动常变的,又是静止恒定的。流动常变,决定了它能创育化生;静止恒定,决定了人们可以认知和把握它。此句是强调它的静止恒定的一面;因此,也才能够"得"、"握"、"操"。苏轼《赤壁赋》中对江水和月亮的描述深得此旨,其云:"客亦知夫水与月乎?逝者如斯(运动变化),而未尝往也(静止不变);盈虚者如彼(变),而卒莫消长(不变)。盖将自其变者而观之,则天地曾不能以一瞬;自其不变者而观之,则物与我皆无尽也。"

⑩得道之本,握少以知多;得事之要,操正以正奇:把握"道"的精髓,就能起到提纲挈领的作用;把握住事物的关键,就能够秉持正道以矫正邪道(参《十大经·成法》注)。前面从认识的角度谈"道"之易,此处从应用的角度谈"道"之易;上言其"体",此言其"用"。

⑪前知太古,后[能]精明:"太古",远古。"能"字原缺,以意补。前文"知虚之实,后能大虚"、"服此道者,是谓能精,明者固能察

极……”，皆是此辞例。这是说上知太古以来的社会发展规律，才能够不断精明起来。《称》“观前以知反”、《列子》：“观往以知来”皆是此义。

⑫一：统一，实现天下大一统。

⑬观之太古，周其所以；索之未无，得之所以："周"，周知，尽知。"未无"，指天地万物未生前的洪荒时代。"所以"，怎么样、怎么回事。上"所以"，就"道"的作用而言；下"所以"，就"道"的本体而说。这四句是说：如果对远古以来的社会发展史进行观察的话，就会完全了解"道"的功用是怎么样的了；如果对天地万物未生前的洪荒时代进行探究的话，就会懂得"道"的本体是怎么回事了。这答案便是：其功用大而无边，其本体茫然难觅。又按："得之所以"，疑当作"得其所以"。

【今译】

不凭主观意志去肯定什么或否定什么。作为君主如能察知最为广大深微的东西百姓就不会迷惑。君主以无为驭下，百姓安静听上，二者结合，"道"便得其所哉。作为君主，真正做到了毫无贪欲，才能够帮助百姓安身立命；真正做到了无为，才能够使万物各安其性：具体讲，那便是按照人们各自的名分来确定他们适当的职分，人民就不会再相争了；根据事物各自的名称而给予正确的界定，一切也就都安然静定了。不要因为国家治理而忘乎所以执意努力，也不要因为国家有乱而茫然无措存心怠惰。"道"虽然浩广博大，但不需趋行即可企及；虽然精深

臣故駈（佐）也⑤。子有两位者,家必亂⑥;家若不亂,親⑦
叟存也。[失親必]危,失親不亂,子故駈（佐）也⑧。· 不
用輔佐之助,不聽聖慧之慮,而恃（恃）其城郭之固,古
（怙）其勇力之禦⑨,是胄（謂）身薄⑩;身薄則貸（殆）⑪,以
守不固,以單（戰）不克。· 两虎相争,奴（駑）犬制其
餘⑫。